新・歯科衛生士教育マニュアル

Microbiology
微生物学

編集

上西秀則　福岡歯科大学名誉教授

井上博雅　九州歯科大学名誉教授

山中武志　大阪歯科大学医療保健学部准教授

クインテッセンス出版株式会社　2012

Tokyo, Berlin, Chicago, London, Paris, Barcelona, Istanbul, Milano, São Paulo, Moscow, Prague, Warsaw,
Delhi, Beijing, Bukarest, and Singapore

執筆者一覧（五十音順）

有吉　渉　　　九州歯科大学教授
井上博雅　　　九州歯科大学名誉教授
今吉理恵子　　元福岡歯科大学講師
沖永敏則　　　大阪歯科大学歯学部教授
上西秀則　　　福岡歯科大学名誉教授
辻澤利行　　　九州歯科大学准教授
永尾潤一　　　福岡歯科大学講師
山中武志　　　大阪歯科大学医療保健学部准教授
山根一芳　　　広島市 K's デンタル院長

序　文

　我が国における歯科衛生士教育は戦後間もなく始まって以来，はや60年を過ぎようとしている．この間，歯科衛生士の免許が都道府県知事免許から厚生労働大臣免許へと格上げされた．このことは歯科衛生士による口腔疾患に関する予防処置や保健指導の重要性が強く認識され，高度な専門知識と技術を有する職業人の育成が国民から望まれてきたからである．

　口腔疾患は歯周病やう蝕症，ウイルスによる疾患などのさまざまな感染性疾患が大半を占めていることから，関係する微生物の性状やそれによる感染症発症のメカニズムについては，当然ながら十分な知識が求められる．

　ところで，微生物は地球上のあらゆる生物の中でもっとも古くから生き続けている生物であり，その生態はまだまだ十分に解明されていない．また，微生物は我々の肉眼では直接見ることができないミクロの世界の住人であるため，微生物が原因の「事件」つまり感染症や伝染病は突然に起こることが普通である．

　歯科医療の最前線で業務に携わる歯科衛生士は突然の事件に遭遇する機会も皆無ではない．もちろん，う蝕症や国民病とも言われる歯周病には日常茶飯的に接することになるであろう．したがって，国民の人生や生活の質(QOL)向上に，そして国民の「生活の医療」に携わる歯科衛生士は以下の項目を系統立てて理解する必要がある．

1．微生物のプロフィールを知る・・・相手の姿，形は？
2．微生物による疾患を知る・・・微生物の攻撃手段と感染症の種類．
3．微生物の攻撃に立ち向かう術(すべ)を知る・・・免疫，ワクチン，化学療法．
4．微生物を制御し，封じ込める・・・滅菌，消毒．
5．感染から身を守る・・・患者と仲間と自身のために．

　微生物学・免疫学は「目に見えない」相手を念頭に，いろいろな姿や現象，反応をイメージしながら学ぶことになり，少々難解な学問領域であるが，本書はできる限り平易な表現とイラストを多用し，学生が理解しやすい内容・体裁になるよう心がけた．本書の執筆に際して，我々の最大の目標は，学生が微生物学を身近なものとして受け止め，興味を持って理解するようになることである．本文の欄外には専門用語の解説や微生物学にまつわるさまざまなエピソードを紹介している．そこから何かが得られたなら，望外の幸せである．

　最後に，本書の企画・制作にご尽力いただいたクインテッセンス出版株式会社小野克弘編集長に心から感謝申し上げます．また，本書発刊の第1回編集会議は，奇しくも2011・3・11・PM2：00～3：00であったことをここに記しておきたい．

平成23年12月

著者一同

CONTENTS

chapter 1 微生物学への扉 ... 12
1-1 微生物と人間のかかわりあい ... 12
1-2 微生物学の過去・現在・未来 ... 12
1-3 歯科衛生士と微生物のかかわり ... 15

chapter 2 微生物のプロフィール ... 16
2-1 細菌の一般性状 ... 16
1）細菌の形と大きさ ... 16
2）細菌の観察 ... 17
3）細菌の構造 ... 18
4）細菌の増殖 ... 21
5）細菌の培養 ... 23
6）細菌の遺伝 ... 24
2-2 ウイルスの一般性状 ... 25
1）ウイルスとは ... 25
2）ウイルスの構造 ... 26
3）ウイルスの増殖 ... 27
4）ウイルスの培養 ... 29
5）ウイルスの増殖抑制 ... 30
6）ウイルス感染細胞の結末 ... 30
7）抗ウイルス薬 ... 30
2-3 真菌の一般性状 ... 30
1）真菌とは ... 30
2）真菌の構造 ... 31
3）真菌の培養と増殖 ... 31
4）真菌症 ... 31
5）真菌が原因の中毒 ... 32
6）真菌感染症に対する化学療法薬 ... 32

復習しよう！ ... 33

chapter 3 感染と発症 ... 34
3-1 微生物による感染 ... 34
1）感染とは ... 34
2）感染の伝播様式 ... 34
3）感染源 ... 36

4）感染経路 36
　　　5）その他の感染の種類 37
　3-2　**微生物感染から発症へ** 37
　　　1）感染成立の条件 38
　　　2）微生物感染による発病のメカニズム ... 38
　3-3　**感染と発病にかかわる微生物の要因** ... 38
　　　1）細菌毒素 38
　　　2）酵素 39
　　　3）菌体表面の構造物 39
　3-4　**感染と発病にかかわる宿主の要因** 40
　　　1）皮膚と粘膜 40
　　　2）液性防御因子 40
　　　3）細胞性防御因子 40
　　　4）常在微生物叢 40
　　　5）免疫による防御 41
　復習しよう！ 41

chapter 4　免疫　42

　4-1　**免疫とは** 42
　　　1）自然免疫系と獲得免疫系 42
　4-2　**自然免疫とは** 43
　　　1）感染を防ぐための障壁 43
　　　2）感染後の防御機序 43
　4-3　**獲得免疫とは** 45
　　　1）免疫系の組織と細胞 45
　　　2）抗体 48
　　　3）液性免疫の反応 49
　　　4）細胞性免疫 50
　4-4　**免疫病と免疫寛容** 51
　　　1）アレルギー 51
　　　2）自己免疫病 52
　　　3）免疫寛容 52
　　　4）免疫不全症候群 52
　　　5）免疫による感染予防 52
　復習しよう！ 54

chapter 5　滅菌と消毒　　55

- 5-1　感染予防の概念　　55
- 5-2　滅菌　　55
  - 1）熱による滅菌　　55
  - 2）放射線滅菌　　56
  - 3）紫外線滅菌　　57
  - 4）ろ過滅菌　　57
  - 5）ガス滅菌　　58
  - 6）低温プラズマ滅菌　　58
- 5-3　消毒　　58
  - 1）物理的消毒法　　58
  - 2）薬剤による消毒法　　59
- 5-4　歯科臨床における感染防止策　　62
- 復習しよう！　　62

chapter 6　化学療法　　63

- 6-1　化学療法の定義　　63
- 6-2　選択毒性・化学療法指数　　63
- 6-3　静菌作用と殺菌作用　　64
- 6-4　薬物感受性試験　　64
- 6-5　抗菌スペクトル　　65
- 6-6　化学療法の作用機序　　65
  - 1）細胞壁に作用する薬剤　　65
  - 2）細胞膜に傷害を与える薬剤　　66
  - 3）核酸合成に作用する薬剤　　66
  - 4）タンパク質合成に作用する薬剤　　66
  - 5）その他の薬剤　　68
- 6-8　抗結核薬　　68
- 6-9　薬物耐性の定義　　68
  - 1）薬物耐性化機序　　69
  - 2）薬物耐性獲得の機序　　70
- 6-10　化学療法薬の使用にあたって　　71
  - 1）化学療法薬の選択　　71
  - 2）副作用　　71
- 6-11　ウイルスや真菌に対する化学療法　　73
- 復習しよう！　　73

chapter 7 さまざまな病原微生物 ... 74

7-1 真核生物に属する微生物 ... 74
1）原虫 ... 74
2）真菌 ... 75

7-2 真正細菌 ... 77
1）グラム陽性球菌 ... 77
2）グラム陽性桿菌 ... 81
3）グラム陰性球菌 ... 87
4）グラム陰性桿菌 ... 88
5）らせん菌 ... 93
6）その他の細菌 ... 94

7-3 ウイルス ... 94
1）DNA ウイルス ... 95
2）RNA ウイルス ... 97

7-4 プリオン ... 100

復習しよう！ ... 100

chapter 8 微生物感染によるさまざまな疾患 ... 101

8-1 呼吸器に病気をもたらすもの ... 101
1）細菌が原因となるもの ... 102
2）ウイルスが原因となるもの ... 102
3）真菌が原因となるもの ... 102

8-2 消化器（胃，腸）に病気をもたらすもの ... 102
1）胃炎 ... 102
2）腸炎 ... 102

8-3 皮膚，粘膜，泌尿・生殖器に病気をもたらすもの ... 103
1）皮膚，粘膜に病気をもたらす感染症 ... 103
2）泌尿・生殖器の感染症 ... 103
3）性行為感染症 ... 104

8-4 神経組織に病気をもたらすもの ... 104
1）細菌性髄膜炎 ... 104
2）新生児髄膜炎 ... 104
3）無菌性髄膜炎 ... 104
4）急性灰白髄炎（小児麻痺） ... 104
5）脳炎 ... 105

8-5 食中毒をもたらすもの ... 105

1）細菌による食中毒　　　　　　　　　　　　　　　　105
　　　2）ウイルスによる食中毒　　　　　　　　　　　　　　106
　8-6　がんを引き起こすもの　　　　　　　　　　　　　107
復習しよう！　　　　　　　　　　　　　　　　　　　　　107

chapter 9　体液や血液を介する感染症　　　　　　　　108
　9-1　B型肝炎　　　　　　　　　　　　　　　　　　　108
　　　1）B型肝炎ウイルスの性状　　　　　　　　　　　　108
　　　2）B型肝炎の症状　　　　　　　　　　　　　　　　109
　　　3）無症候性キャリアの存在　　　　　　　　　　　　109
　　　4）感染経路と治療，予防　　　　　　　　　　　　　109
　9-2　C型肝炎　　　　　　　　　　　　　　　　　　　109
　　　1）C型肝炎ウイルスの性状　　　　　　　　　　　　109
　　　2）C型肝炎の症状　　　　　　　　　　　　　　　　110
　　　3）C型肝炎ウイルスキャリアの存在　　　　　　　　110
　　　4）感染経路と予防　　　　　　　　　　　　　　　　110
　9-3　後天性免疫不全症候群（エイズ／AIDS）　　　　110
　　　1）ヒト免疫不全ウイルス（HIV）の性状　　　　　　110
　　　2）エイズの症状　　　　　　　　　　　　　　　　　111
　　　3）感染経路と予防　　　　　　　　　　　　　　　　112
　9-4　成人T細胞白血病（ATL）　　　　　　　　　　　113
　　　1）ヒトTリンパ球向性ウイルス（HTLV-1）の性状　113
　　　2）成人T細胞白血病の症状　　　　　　　　　　　　113
　　　3）感染経路と予防　　　　　　　　　　　　　　　　113
復習しよう！　　　　　　　　　　　　　　　　　　　　　114

chapter 10　口腔環境と常在微生物　　　　　　　　　　115
　10-1　口腔環境　　　　　　　　　　　　　　　　　　115
　　　1）解剖学的特徴　　　　　　　　　　　　　　　　　115
　　　2）栄養学的特徴　　　　　　　　　　　　　　　　　115
　　　3）生理学的特徴　　　　　　　　　　　　　　　　　116
　　　4）免疫学的特徴　　　　　　　　　　　　　　　　　116
　10-2　口腔常在微生物　　　　　　　　　　　　　　　119
　　　1）口腔の微生物叢　　　　　　　　　　　　　　　　120
　　　2）口腔常在菌叢の変動　　　　　　　　　　　　　　121
　10-3　口腔常在微生物叢を構成する微生物　　　　　　122

1）真核生物 122
　　　2）真正細菌 123
　　　3）古細菌 130
　復習しよう！ 131

chapter 11 バイオフィルム・・・プラーク 132

11-1 プラークの形成過程 132
　　　1）細菌の歯面への付着 132
　　　2）シュクロース依存性の多糖産生 133
　　　3）レイトコロナイザーの定着 134
　　　4）プラークの成熟 134
11-2 プラークの種類 135
　　　1）形成されてからの時間経過による分類 135
　　　2）形成される場所による分類 135
11-3 バイオフィルム 135
　　　1）バイオフィルムとは 135
　　　2）バイオフィルムの臨床的特徴 135
　　　3）プラークとバイオフィルム 137
　復習しよう！ 138

chapter 12 う蝕症と微生物 139

12-1 う蝕の定義 139
12-2 ミュータンスレンサ球菌のう蝕原性 141
　　　1）エナメル質表面への接着 141
　　　2）不溶性の菌体外多糖産生 141
　　　3）乳酸産生性 141
　　　4）耐酸性 142
12-3 その他のプラーク細菌のう蝕原性 142
12-4 う蝕の継発症 142
　復習しよう！ 143

chapter 13 歯周病と微生物 144

13-1 歯周病の病型と歯周病原細菌 144
13-2 細菌が歯周病を起こす仕組み 145
　　　1）内因感染症としての歯周病 145
　　　2）歯周組織の破壊 145

13-3 歯周ポケット内細菌の病原性 ……………… 146
- 1）付着・定着性 ……………… 146
- 2）組織侵襲性 ……………… 146
- 3）酵素産生性 ……………… 148
- 4）菌体成分 ……………… 148
- 5）代謝産物 ……………… 148

13-4 歯周病の細菌学的検査法 ……………… 148
- 1）顕微鏡によるポケット内細菌の観察 ……………… 148
- 2）培養法 ……………… 149
- 3）酵素活性の測定 ……………… 149
- 4）細菌DNAの検出 ……………… 149

13-5 歯周病と全身疾患 ……………… 149
- 1）細菌のリザーバーとしての働き ……………… 150
- 2）慢性炎症による影響 ……………… 151

13-6 歯周病とインプラント周囲炎 ……………… 151

復習しよう！ ……………… 152

chapter 14 口腔とその周辺部に病変が出現する主な疾患 ……………… 153

14-1 単純疱疹ウイルス感染症 ……………… 153
- 1）疱疹性（ヘルペス性）歯肉口内炎 ……………… 153
- 2）口唇疱疹（口唇ヘルペス） ……………… 153

14-2 帯状疱疹 ……………… 154
- 1）水痘および帯状疱疹 ……………… 154
- 2）ラムゼイ・ハント（Ramsay Hunt）症候群 ……………… 155

14-3 ヘルパンギーナ ……………… 156

14-4 手足口病 ……………… 156

14-5 麻疹（コプリック斑） ……………… 157

14-6 壊死性潰瘍性歯肉口内炎（ワンサン口内炎） ……………… 157

14-7 壊疽性口内炎 ……………… 158

14-8 口腔カンジダ症 ……………… 158
- 1）急性偽膜性カンジダ症（鵞口瘡） ……………… 159
- 2）慢性肥厚性カンジダ症 ……………… 159
- 3）萎縮（紅斑）性カンジダ症 ……………… 159

復習しよう！ ……………… 159

chapter 15 歯科衛生士の業務と感染症予防 ……………………… 160
　1) 歯科診療所待合室と感染症 ……………………… 160
　2) 歯科診療室と感染症 ……………………… 160
　3) 歯科衛生士の業務と口腔および全身感染症とのかかわり ……………………… 161
　4) 歯科衛生士による感染症対策 ……………………… 161

巻末付録　微生物・免疫学実習 ……………………… 162
微生物学実習 ……………………… 162
　1) 細菌のグラム染色 ……………………… 164
　2) 細菌・真菌の熱抵抗性試験 ……………………… 165
　3) 消毒効果の判定 ……………………… 166
　4) 細菌の抗菌薬感受性 ……………………… 168
　5) プラークの顕微鏡観察 ……………………… 170
　6) 人工プラーク形成試験 ……………………… 171
　7) ブラッシング前後での唾液中の細菌数測定 ……………………… 172
　8) 手指消毒効果の判定 ……………………… 174
　9) 空中微生物の捕捉 ……………………… 174
　10) ABO式血液型判定（血球凝集反応） ……………………… 175

索引 ……………………… 176

＜執筆分担＞

chapter 1 ……上西秀則／井上博雅	chapter 9 ……山中武志
chapter 2 ……上西秀則／今吉理恵子	chapter10……山根一芳
chapter 3 ……上西秀則／永尾潤一	chapter11……山根一芳
chapter 4 ……井上博雅	chapter12……山中武志
chapter 5 ……井上博雅／有吉　渉	chapter13……山根一芳
chapter 6 ……井上博雅／沖永敏則	chapter14……上西秀則
chapter 7 ……山中武志	chapter15……井上博雅
chapter 8 ……井上博雅／辻澤利行	巻末付録 ……山中武志

chapter 1　微生物学への扉

学習目標
- □ 微生物と人類が共存してきたことを知り，その大切さを理解する．
- □ 微生物の中には私たちの生活を脅かすものもあれば，生活を豊かにしてくれるものもあることを説明できる．
- □ 微生物の脅威に対して人類は立ち向かってきたことを説明できる．

1-1　微生物と人間のかかわりあい

　ビッグバン(Big Bang)で宇宙が誕生したのがおよそ137億年前，地球が生まれたのがおよそ45億年前，そして地球上に生物が最初に出現したのがおよそ35億年前で，それが微生物たちだった．微生物は誕生以来，長い時間をかけて進化し，生き続けるためのさまざまな方法を獲得して今日に至っている．彼らが生息する場所は，自然界はもとより，動植物，鳥類，魚類などあらゆる生き物の体の内外にまで及んでいる．

　私たち人類の先祖は今からおよそ450～500万年前にアフリカの地で誕生した．人類は誕生以来，環境の先住者つまり微生物とともに生きることが運命付けられ，長い時間をかけて目には見えない相手と共存する方法を身につけてきた．

　地球上に生息する微生物は私たち人類に有益なもの，有害なものあるいはどちらでもないものに分類される．パン，ビールなどの酒類，ヨーグルト，漬物など食生活を豊かにしてくれる微生物や，下水を浄化してくれる微生物などは有益な例の代表である．これに対して食品を腐敗させ，種々の病気を引き起こす微生物も数多く存在する．自然界に生息する微生物の多くは環境の掃除係として不可欠な存在である．

1-2　微生物学の過去・現在・未来

　微生物感染が原因で人間が病気になるということがわかったのは今から100年と少し前のことで，それまでは，病気の原因は悪魔の仕業，神の怒り，悪い空気などと信じられてきた．中世のヨーロッパでは疫病が流行するたびに罪もない人が「魔女」に仕立てられて，犠牲になった．

　およそ340年前，オランダのレーウェンフック(Antoni van Leeuwenhoek)は顕微鏡を考案し，これでさまざまなものを観察した．すると，これまで

ビッグバン(Big Bang)
宇宙はおよそ170億年前に爆発のような膨張で生まれ，現在もなお広がり続けているという考え方．

ミトコンドリア・イブ
現代人のミトコンドリアDNAの遺伝子配列を調べた結果，人類のルーツは300～400万年前のアフリカのたった一人の女性にたどり着くという学説．

魔女・魔女狩り
中世末期から近世にかけてヨーロッパと北米で「害悪をもたらす魔術をあやつる人物」を魔女とよび，キリスト教の教義からして許されない行為であるとして，現代では到底考えられない無実の人々に対して追及や刑罰を科した．伝染病も魔女のせいだと信じられていた．

に見たこともない小さな生き物が顕微鏡の下でうごめいていることを発見した．彼は肉眼では見ることのできないこの小さな生き物を「微生物」と名付けた．しかし，この小さな生き物たちが多くの病気の原因となっていることがわかるようになるまで長い時が流れた．

今から150年前，19世紀の後半になってフランスのパスツール(Louis Pasteur)は物を腐敗させる原因は微生物であることを発見した．同じ頃，ドイツのコッホ(Robert Koch)は結核という病気が結核菌という細菌が原因であることを証明した．これらの発見以来，微生物はさまざまな病気を起こすことがわかってきた．

パスツール，コッホにやや遅れてハンガリーの産科医ゼンメルワイス(Ignarz Philipp Semmelweis)とイギリスの外科医リスター(Joseph Lister)は医療現場に消毒という概念を導入することにより，術後感染を劇的に減少させることに成功した．リスターは石炭酸を消毒薬として使用した．これ以来，現在に至るまで感染防止の手段として消毒は不可欠のものになっている(図1-1)．

コッホはゼラチンや寒天などを用いた固形培地を開発して細菌の孤立コ

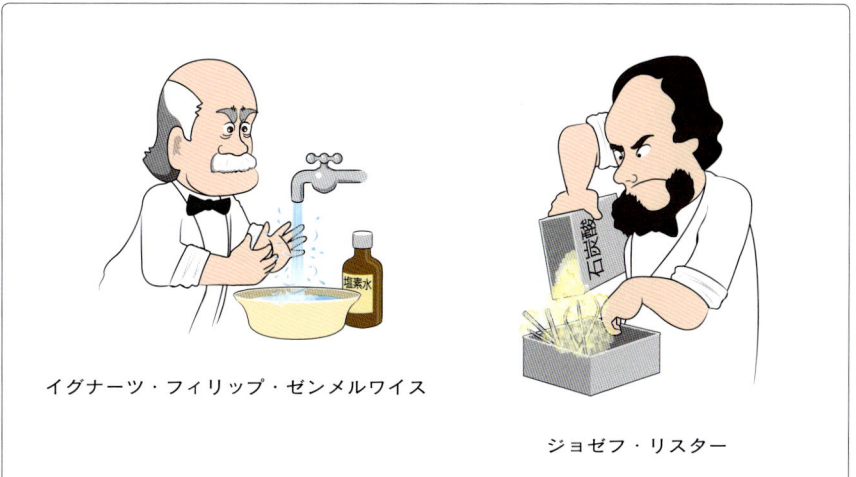

図1-1　消毒の概念を導入した二人の偉業
イグナーツ・フィリップ・ゼンメルワイス：ハンガリーの産科医師．19世紀半ば，産後に頻発していた産褥熱を防止するため，徹底的な「手洗い」を指導した結果，産褥熱による妊産婦の死亡率は激減した．
ジョゼフ・リスター：イギリスの外科医．19世紀後半，術後の創傷の化膿は細菌感染が原因と考え，これを防止するために術野や手術器材をフェノール(石炭酸)で消毒することを考案した．この結果，術後感染は激減し，以後，安全な手術を行うことができるようになった．これが現在の消毒の原点である．

アントニ・ファン・レーウェンフック
17世紀のオランダの商人．手先が器用であったことから試行錯誤の末に倍率がおよそ200倍の顕微鏡を作り，1675年にミクロの世界に生きる微生物を発見した．当時はまだ細菌，真菌，原虫，藻類などの分類はなされていなかった．

ルイ・パスツール
19世紀，微生物学の礎を築いたフランスの科学者．物が腐敗するのはそこ(それ)に侵入・混入した微生物の作用によるものであることを証明し，それまで科学の世界では常識とされていた下等生物の自然発生説を否定した．後年，狂犬病ワクチンの開発に成功し，人類の幸福に大いに貢献した．

ローベルト・コッホ
パスツールとほぼ同時代のドイツの細菌学者で，パスツールとともに近代細菌学の学問体系を確立させた．結核菌をはじめ多くの病原細菌を発見し，結核菌が結核という疾患を起こすことを動物実験で証明した．コッホの下で研究生活を送っていた北里柴三郎は1889年に破傷風菌の純粋培養に成功し，また，ジフテリアの血清療法を発見した．

表1-1 主な病原細菌の発見と化学療法の発達の歴史

西暦	発見者	事項
1675	レーウェンフック	顕微鏡を発明
1859	パスツール	生命の自然発生説を否定
1865	リスター	石炭酸を消毒薬として応用した無菌外科手術の開拓
1867	パスツール	パスツリゼーション(加熱殺菌法)の確立
1876	コッホ	炭疽菌を発見
1878	コッホ	ブドウ球菌を発見
1882	コッホ	結核菌を発見
1884	レフレル	ジフテリア菌を発見
1889	北里	破傷風菌を発見
1894	北里,エルシン	ペスト菌を発見
1898	志賀	赤痢菌を発見
1906	ボルデー,ジャング	百日咳菌を発見
1909	リケッツ,プロワツェッキー	リケッチアを発見
1910	秦,エールリッヒ	サルバルサン(梅毒治療薬)の開発
1929	フレミング	ペニシリンの発見
1944	ワックスマン	ストレプトマイシンの発見
1982	マーシャル,ワレン	胃がん病巣からヘリコバクター・ピロリを検出

魔法の弾丸

細菌を殺す薬は人間の細胞にも悪影響を及ぼす.しかし,人間の細胞は健康なままで,細菌だけ狙い撃ちできる薬があればこの上ない幸福.秦佐八郎とエールリッヒはこの思いを胸に,1910年に人類初の魔法の弾丸・梅毒治療薬「サルバルサン606号」を開発した.

ペニシリン

1929年にイギリスのアレクサンダー・フレミングが青カビから発見した世界最初の抗生物質.この偉業は偶然の発見であった.彼がブドウ球菌の培養試験をしていたとき,培地に混入して増殖した青カビがブドウ球菌の増殖を阻害していることを見て,「これだ!」.以来,実用化に至るまで10年の歳月を要したが,人類に感染症からの恐怖を大いに遠ざけることに成功した.ノーベル賞を受賞.

ワクチン

18世紀末,イギリスの医学者エドワード・ジェンナー(Edward Jenner)は,牛の乳搾りなどをして牛と接することによって自然に牛痘にかかった人間がその後,天然痘にかからないという伝えを参考にして,これが天然痘の予防に使えないかと考えた.多くの臨床試験を重ねた結果,1798年に天然痘予防ワクチンを発表した.ワクチンという名前はラテン語の「Vacca:雌牛」に由来する.

ロニーを作らせ,これから純培養を得るという画期的な方法を確立した.これにより,コッホの一門であるレフラー(F. Löeffler),ベーリング(Emil Adolf von Behring),北里柴三郎など多くの研究者により次々と病原細菌の発見と病原性の証明がなされ,今日の細菌学の基礎を築いた.コッホが活躍していた時期の後半に病気を起こす真菌や原虫などが発見され,20世紀初頭にはウイルスの存在も明らかにされた.

多くの微生物の発見の流れに沿うようにしてパスツールによるワクチンの開発や北里らにより血清療法が確立された.これらは今日の免疫学の出発点として重要な意義を持っている.

さらに,20世紀初頭には微生物による疾患に対する原因療法(化学療法)についてエールリッヒ(Paul Ehrlich),ドマーク(Gerhard Domark)らにより研究が開始された.1929年にはフレミング(Alexander Fleming)は青カビがペニシリンを産生することを発見した.これが今日の抗生物質による化学療法の原点であり,多くの感染症から人類を救う偉業をなした.ペニシリンの発見以降,実に多くの抗生物質が発見され医療には不可欠の存在になっている(表1-1).また,これにより人類の寿命は驚くほど長くなった.

分子生物学的手法による解析が進んできた現在,細菌やウイルスを「道

表1-2 主なウイルスの発見とウイルス学発達の歴史

西暦	発見者	事項
1798	ジェンナー	天然痘予防ワクチン(種痘)の開発
1885	パスツール	狂犬病ワクチンの開発
1901	リード	黄熱ウイルスの発見
1909	フレキシナー，レビス	ポリオウイルスの発見
1939	ルスカ	電子顕微鏡によるウイルス観察
1962	セイビン	ポリオ生ワクチンの開発
1965	ブルンバーグ	B型肝炎ウイルスの発見
1973	フェインストン	A型肝炎ウイルスの発見
1981	日沼	ヒトT細胞白血病ウイルスの発見
1983	モンタニエ	ヒト免疫不全ウイルス(HIV)の発見
1988	チュー，クオ	C型肝炎ウイルスの発見
1997	—	トリインフルエンザウイルス(H5N1)感染者の死亡確認
2002	—	SARS(重症急性呼吸器症候群)ウイルス出現
2009	—	新型インフルエンザウイルス(H1N1)出現

> **トリインフルエンザウイルス(その1)**
> 食材として日本に輸入される鶏肉の大部分は東南アジアからである．もし，この地域の鶏が感染して輸入がストップすると，一番困るのは「焼き鳥」の店長と客のサラリーマン．

> **トリインフルエンザウイルス(その2)**
> 毎年国内のどこかの養鶏農家で大規模な感染が発生している．莫大な被害を被っているが，ウイルスの「運び屋」は大陸から飛来する「渡り鳥」の可能性がきわめて高い．鶏以外に白鳥，雀，カラスなどほとんどの鳥類に感染する．

具」としてとらえ，ワクチンをはじめ多くの医薬品が開発され，さらには再生医療の現場でも「小さな生き物たち」は有用な働き手として活躍している．一方では赤痢，結核，マラリアなど古くから知られている病原微生物が依然として私たちの生活を脅かしていることも現実の問題である．さらには，MRSAなどの高度薬剤耐性菌や新型インフルエンザウイルス，ノロウイルス，腸管出血性大腸菌O157:H7，カンピロバクター，レジオネラ菌など新たに「厄介な」微生物たちも登場してきた(表1-2)．

1-3 歯科衛生士と微生物のかかわり

歯科診療所での歯科衛生士の業務を微生物学の観点から見直すと，多くの作業が口腔や全身の感染症と密接に関係している(⇒chapter15参照)．そもそも，う蝕や歯周病は口腔感染症であり，歯科診療所に訪れるのは大部分がこれらの患者である．歯科衛生士はこのような口腔感染症治療の補助，感染症予防のための処置さらに感染症予防の指導にあたる．加えてとくに重要なのが血液や唾液で汚染された歯科治療器具類の消毒や滅菌などの業務である．このような器具にはいくつもの重篤な感染症の危険性があることを理解したうえで，注意して取り扱う必要がある．したがって，歯科衛生士を目指す学生は「微生物学」を学習することを通じて，口腔感染症に対する全般的な知識を習得するだけでなく，全身を含めた感染症対策についての技能を日常的に実践できる必要がある．

> **ナイチンゲールの言葉**
> 「看護が感染を問題とするなら，それはただ感染を防止することのみにおいてである」

chapter 2 微生物のプロフィール

学習目標
- □ 各種微生物の大きさと構造を説明できる．
- □ 細菌の構造物が果たす役割を説明できる．
- □ 細菌の形態とグラム染色性について説明できる．
- □ 細菌の培養方法と増殖様式を説明できる．
- □ ウイルスは他の微生物とまったく異なる病原体であることを説明できる．
- □ ウイルスの培養方法と増殖様式を説明できる．
- □ 真菌の一般性状を説明できる．
- □ 真菌が原因の疾患を説明できる．

　微生物とは肉眼で見ることのできない微小な生き物の総称である．その仲間には細菌，真菌，リケッチア，クラミジア，原虫，ウイルスなどがある．なお，ウイルスは自己増殖する能力がないので，「生き物」として論じることはできないが，生きた細胞内でのみ増殖する「偏性細胞寄生性体」としてとらえられている．

2-1 細菌の一般性状

1）細菌の形と大きさ

　細菌は形の上から図2-1に示すように「球菌」，「桿菌」および「らせん菌」の3種に分類される．ブドウの房状に固まるものや，ネックレスのようにつながっているもの，ソーセージのような形のもの，細長く両端が尖っているもの，スプリングのようにねじれているものなど，個々の細菌は特徴ある形態を示す．

桿菌
細長い形をした細菌．もっとも大きな桿菌は炭疽菌（芽胞を持つ菌で家畜に致死的な感染を起こし，人が肺での感染を起こすと死亡する危険性が高い）．逆にもっとも小さな桿菌はセラチア菌．日和見感染や院内感染を起こす．

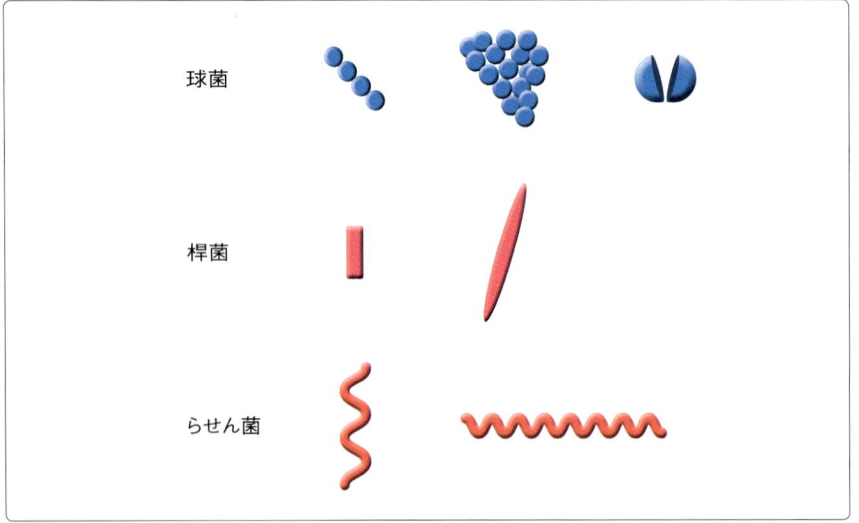

図2-1　細菌の形と大きさ

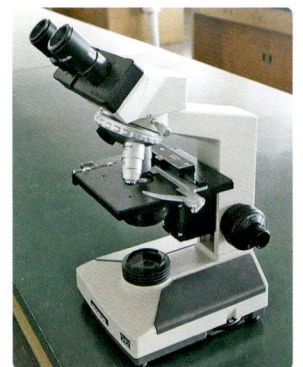

図2-2　光学顕微鏡

　これらの細菌の大きさはおよそ0.5〜10数マイクロメートル（μm）の大きさの中にあり，たとえばブドウ球菌は直径が1μm，大腸菌は0.5×3〜4μmである．1マイクロメートルは1000分の1ミリメートル（1/1000mm）で，とうてい肉眼で認識できる大きさではない．肉眼での識別限界・分解能はおよそ0.2mmである．このようにミクロの世界で生きる生物たちが時として私たちを苦しめる．

2）細菌の観察

　細菌を観察するためには顕微鏡（図2-2）が必要である．また，個々の細菌は無色であるため顕微鏡で観察するために染色をしなければならない．目的によっていろいろな染色方法が考案されている．単一の染色液で染色する単染色と，特殊な方法で染色する特殊染色がある．

（1）単染色

　細菌の大きさや形を観察するために行う．一般的にメチレンブルー（青色），クリスタルバイオレット（紫色），フクシン（赤色）などが用いられる．

（2）特殊染色

　代表的なものとしてグラム染色がある．この方法は細菌を2グループに分類するための基本的な染色法で，濃紫色に染まる細菌はグラム陽性菌，赤色に染まる菌はグラム陰性菌とよぶ．すべての細菌はグラム陽性か，グラム陰性に染め分けられるため，細菌の同定を行うときにもっとも重要な要素になる（図2-3）．

細菌は無色
個々の細菌は無色であるが，固形培地上で発育した菌の集落（コロニー）は菌が産生する色素によりさまざまな色調を呈する．黄色，ピンク，赤，黒，褐色，緑など．

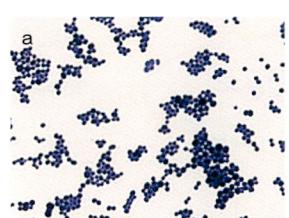 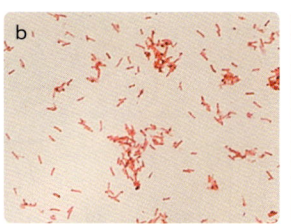 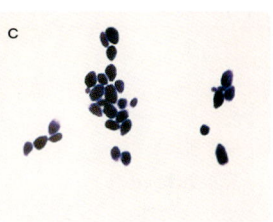

図2-3　a：グラム陽性球菌（黄色ブドウ球菌），b：グラム陰性桿菌（大腸菌），c：真菌（*Candida albicans*）グラム陽性

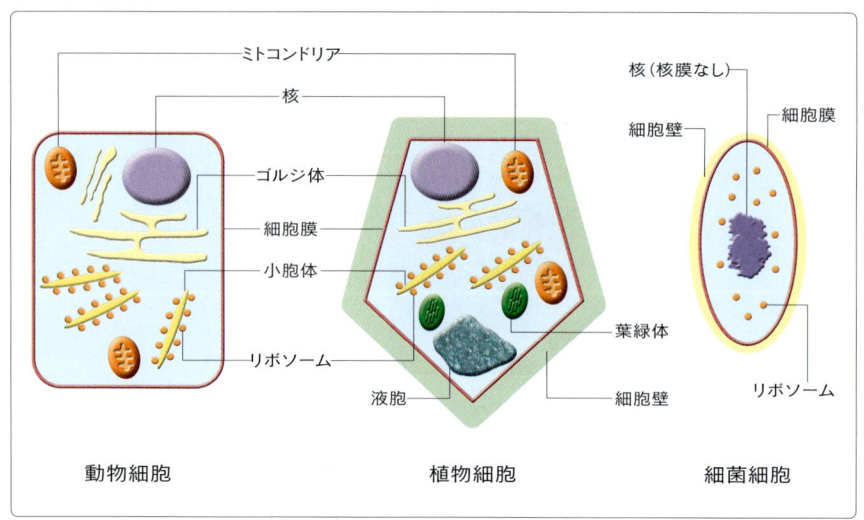

図 2-4　動物，植物および細菌の細胞構造の比較

（3）その他の特殊染色法

結核菌を染める抗酸菌染色法や，芽胞，莢膜，鞭毛，異染顆粒（小体）などを染める特殊染色法がある．

3） 細菌の構造

動物，植物および細菌の細胞構造の比較を図 2-4 に示す．細菌は 1 個の細胞でできている．外側には細胞壁とよばれる堅牢な構造物が細胞を包み，その内側には細胞膜に覆われた細胞質がある．その内部には核，リボソームなどが存在する．特殊な例として細胞内に芽胞とよばれる構造物や特殊な顆粒，プラスミドなどが存在する．すべての細菌に共通の構造と，細菌の種類によって存在が異なる構造がある（表 2-1）．細菌の構造を図 2-5 に示す．

表 2-1　細菌細胞の構造

すべての細菌に共通して存在する	菌の種類によって存在が異なる
細胞壁*	鞭　毛
細胞質膜	線　毛
核	莢　膜
リボソーム	芽　胞
	異染顆粒（小体）
	プラスミド

*マイコプラズマは例外で細胞壁はない．

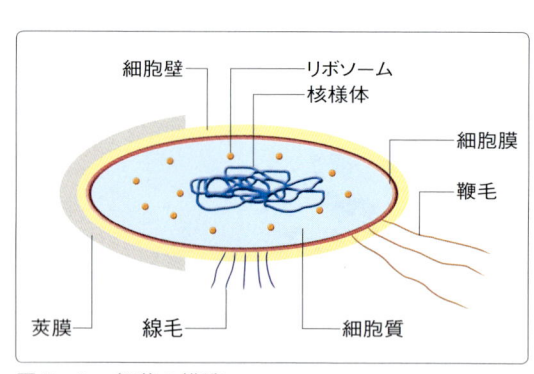

図 2-5　細菌の構造

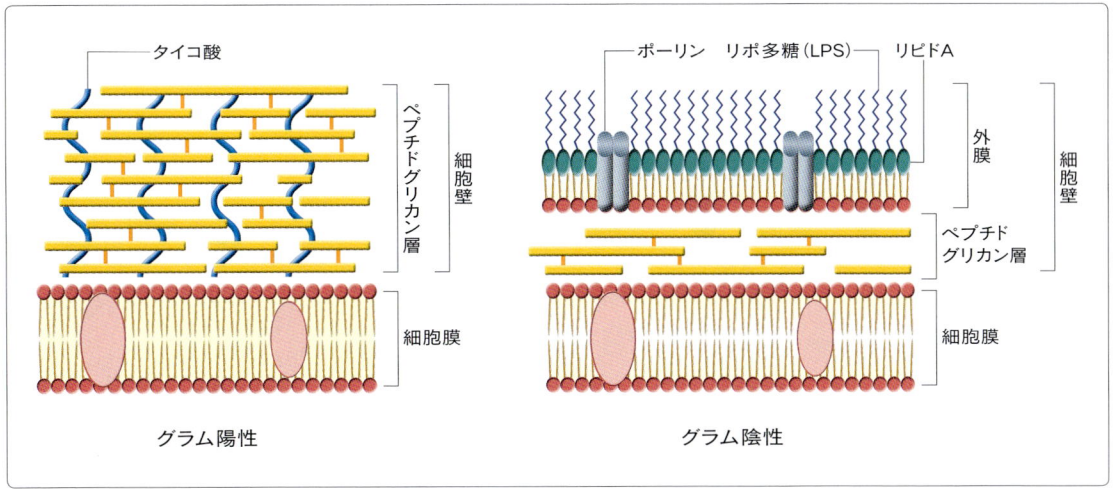

図2-6　細胞壁の構造

(1) 細胞壁

　細菌にそれぞれの形を与える強固な構造物．主成分はペプチドグリカンという網目状の構造物である．このペプチドグリカンは動植物細胞には存在しない．グラム陽性菌ではペプチドグリカンの層が厚く，グラム陰性菌ではペプチドグリカンの層は薄い．また，グラム陰性菌の細胞壁の最外層にはリポポリサッカライド（リポ多糖：LPS）とよばれる構造物が存在する．これが菌体内毒素の本体をなしている（図2-6）．

(2) 細胞質膜

　リン脂質からなる膜で，物質の菌体内への透過を制御している．また多くの酵素がここに集中して存在する．

(3) 核様体

　2重鎖のDNAが本体で，内部に遺伝子が組み込まれている．細菌細胞の核は真核生物のそれとは異なり，核膜で包まれることなく，DNAが裸のままで細胞質内に広がって存在する．細菌のDNAの長さはおよそ1mmである．

(4) リボソーム

　真核生物と同様に，タンパク質合成の場である．ある種の化学療法薬はこれを標的として作用する．

(5) 鞭毛

　細菌の運動器官と考えられている．鞭毛の付着部位や数は細菌の特定に有用である．鞭毛の付着部位と数の模式図を図2-7に示す．

(6) 線毛

　鞭毛よりも短く，細い構造物である．線毛には2つの機能が確認されており，1つは付着線毛とよばれ，宿主の粘膜表面に付着して感染成立に深く関与することと，もう1つは他の細菌にプラスミドを伝達するときの

リポ多糖(LPS)
⇒ p.39参照

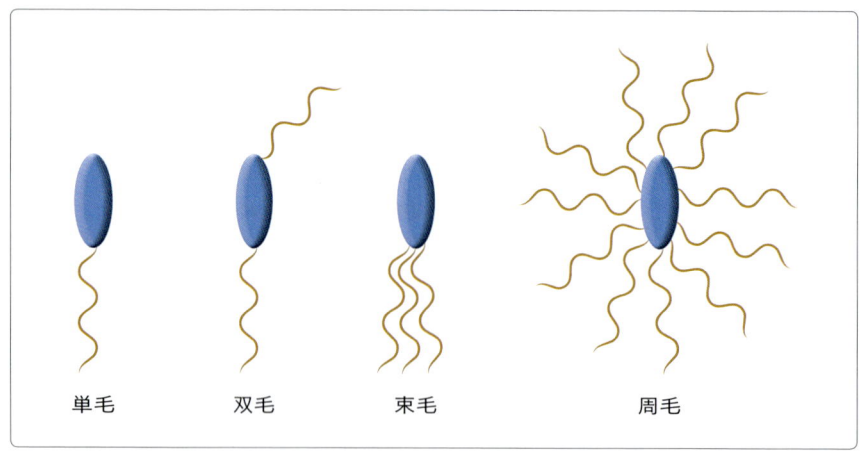

図2-7　鞭毛の付着部位と数の模式図

「パイプ役」として機能することである．
(7) 莢膜

　細菌によっては細胞壁の外側に多糖体を主成分とする粘稠な膜(層)を有するものがある．莢膜には2つの機能が確認されており，親水性を示すものは白血球の食作用から免れる(食べられにくい)．また，疎水性を示すものは宿主粘膜の表面に付着性を有している．したがって細菌が莢膜を有することは感染成立を効率よく進めることを意味し，莢膜保有菌は病原性が強いと考えられている．

(8) 芽胞

　芽胞はバシラス(バチルス)属の菌とクロストリジウム属の菌が菌体内に形成する構造物である．増殖環境が悪くなり細菌の代謝が止まり始めると細胞内に形成される．細菌の代謝は止まっていても芽胞内の生命は維持されており，生育環境が適切な条件になると，「種から発芽する」ようにふたたび元の細菌の形にもどり増殖を開始する．芽胞は熱や消毒薬などの物理・化学的刺激に対して非常に強く抵抗する．100℃，1時間の加熱に抵抗する．またアルコールなどの常用消毒薬は無効である．微生物の中で芽胞は最強の生命体であるため，これを殺滅することはすべての微生物を殺滅すること(滅菌という)になる．したがって芽胞の死滅は滅菌が完了したかどうかの確実な指標になっている．

(9) 異染顆粒(小体)

　ジフテリア菌の形態的な特徴としてメチレンブルーなどで染色すると，菌体の両端(あるいは一方)に濃く染まる小顆粒が観察される．結核菌などにおいても観察されることがある．

(10) プラスミド

　細菌によっては細胞質に染色体DNAとは異なる小さな環状のDNAが

芽胞は「殺しのライセンス」
生育サイクルで芽胞を形成するバシラス属とクロストリジウム属の菌で，感染した宿主を「殺す」ことが最終目的であるものがいくつか存在する．感染した動物がたおれ，やがて土に戻って行くときに豊富な栄養物を放出するが，有芽胞細菌はこの栄養を虎視眈々と狙っている．

存在する．これをプラスミドという．プラスミドは細菌そのものの生存や増殖には一切関与しないが，環状DNA上に薬剤耐性を支配する遺伝子(薬剤耐性因子)や細菌毒素産生を支配する遺伝子が存在する．プラスミドは他の細菌に伝達する性質があり，薬剤耐性菌の広がりに深く関与している．

4）細菌の増殖

細菌は基本的に二分裂で増殖する．分裂にかかる時間を「世代時間」あるいは「倍加時間」とよび，菌の種類によって長短がある．最適条件のとき，大腸菌の世代時間はおよそ20分であるが，結核菌のそれは24時間近くである．

(1) 温度

人に病原性を示す細菌の大部分は体温(37℃)近くの温度でもっとも良く増殖する．細菌の増殖にとってもっとも都合の良い温度を「増殖至適温度」という．この至適温度からはずれると増殖の効率や速度は落ちるが，一定の範囲内であれば細菌は増殖を続けることができる．このような温度域を「増殖可能温度」という(表2-2)．一方，4℃以下あるいは50℃以上の温度環境では細菌の増殖は極端に落ちる．したがって魚介類や食肉，牛乳，加工食品などを低温に保存するのは細菌の増殖を抑え，腐敗を防止するためである(冷蔵・冷凍庫)．

表2-2 細菌の増殖温度

菌種	増殖至適温度	増殖可能温度
レンサ球菌	35～37℃	20～40℃
ブドウ球菌	35～40℃	12～45℃
結核菌	37～38℃	30～38℃
コレラ菌	37℃	16～40℃

(2) 水分

動植物と同様に細菌の増殖に水分は必須の物質である．水分が十分にないと細菌は増殖できない．乾燥食品はこの性質を利用したもので，雑菌の増殖を抑えて腐敗を防止し，長期保存が可能になる(乾燥肉，魚の干物，乾燥野菜，ドライフルーツ)．

(3) pH(水素イオン濃度)

多くの病原細菌はpH7.0～7.2の環境で良好な増殖を行う．例外的に乳酸菌はやや酸性の環境(pH5.0付近)を好み，逆にコレラ菌はややアルカリ性の環境(pH8.0付近)を好んで増殖する．極端な酸性あるいはアルカリ性環境では細菌は増殖できない．

(4) 酸素

酸素は細菌の増殖や生存に大きく影響を及ぼす．増殖に酸素を必要とす

増殖温度
リステリア菌は人に害(不妊，流産)をもたらす細菌で，低温に強く，冷蔵庫の中でも平気で増殖する．この菌は自然界に広く生息し，野菜など食品に付着している．したがってとくに妊婦は「生食」を避け，加熱調理した食事を摂ることが大切．

るものを①好気性菌とよび，結核菌，百日咳菌，ナイセリアなどの菌がこれに属する．菌の増殖に酸素の有無は関係しないものを②通性嫌気性菌とよび，大腸菌，ブドウ球菌など多くの細菌がこれに属している．また，酸素の存在が細菌の増殖や生存に有害に作用し，無酸素状態でのみ増殖する菌を嫌気性菌(あるいは偏性嫌気性菌)とよび，フゾバクテリウム，ポルフィロモナス，プレボテラなどの歯周病原菌や破傷風菌などが，これに属する．

（5）栄養

ヒトと共生関係にある常在細菌や病原性細菌のほとんどは菌体外からさまざまな栄養物質を取り込んで増殖する．細菌の増殖に必要な栄養素には，①エネルギー源となる物質，②菌体の構成成分になる物質，③微量の無機塩類と発育因子がある．

①エネルギー源

ほとんどの細菌は有機物を酸化してエネルギーすなわち ATP(アデノシン3リン酸)を獲得する．ブドウ糖はもっとも効率よく利用されるエネルギー源である．ブドウ糖を利用する際，酸素のある条件では呼吸により ATP を産生する．酸素がない条件では発酵により ATP を産生してエネルギーを得る．偏性嫌気性菌は発酵でのみ ATP を産生してエネルギーを獲得する．呼吸と発酵の経路を図2-8に示す．

②菌体構成成分の材料

細菌の菌体成分はタンパク質，脂質，多糖類，核酸から成り立っている．これらの成分は炭素，窒素，リン酸などである．細菌は炭素源として各種の糖，脂肪酸，アミノ酸などを利用する．アミノ酸は窒素源としても重要であり，これによりタンパク質を合成する．

常在細菌
⇒ p.40参照

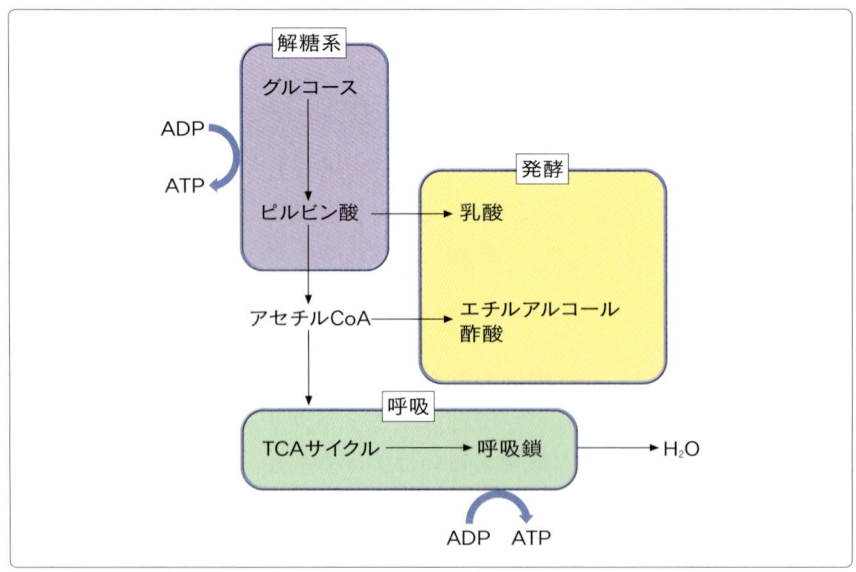

図2-8　呼吸と発酵の経路

③その他の栄養素

カルシウム，カリウム，ナトリウム，鉄，などの各種の微量のイオンを必要とする．このほかに，歯周病原細菌 *Porphyromonas gingivalis*（ポルフィロモナス・ジンジバリス）はビタミン K（メナジオン）を必要とするものもある．また同じく歯周病原細菌 *Prevotella intermedia*（プレボテラ・インターメディア）はエストロゲンやプロゲステロンなどの女性ホルモンにより菌の生育が促進される．

手指の細菌
a は手洗い前，b は手洗い後（イソジンパーム）を示す．

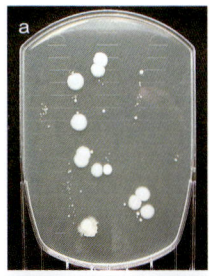
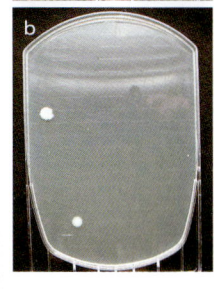

5）細菌の培養

細菌が増殖するのに必要な環境（温度，pH，栄養，酸素など）を整えて人工的に増殖させることを「培養」という．また，人工的に作られた増殖環境を「培地」という．培地は形状で固形培地と液体培地に分類される．

また，目的によりさまざまな分離培地や選択培地，確認培地などが開発されている．

細菌は二分裂で増殖する．多くの細菌は約30分で1回分裂するので，30分ごとに2nの割合で増加し，固形培地で培養すると，18～24時間後には肉眼でも観察できるくらいの大きさの菌の集団が培地の表面に形成される（図2-9）．これを細菌の集落（colony，コロニー）とよぶ．

コロニーの形や色は細菌によって特徴があるので，細菌の同定にも有用である．液体培地で培養すると，最初は透明な培養液が次第に濁り始め，その濁度は次第に増していくが，ある程度の濁度に達するとそれ以上増えることはない（図2-10）．この濁りこそ細菌の増加を示すもので，細菌数と濁りの程度は比例する．液体培地での細菌の増殖の例を図12-11に示す．

寒天培地
ドイツの細菌学者ローベルト・コッホ（⇒ p.13参照）が考案した．液体培地に東洋（日本）で採れる寒天を加えて加熱し，冷めると固くて均質な培地が完成した．これにより細菌学は飛躍的な発展を遂げた．

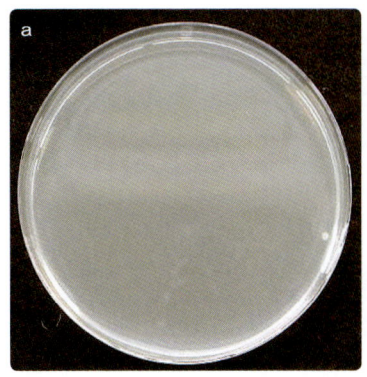
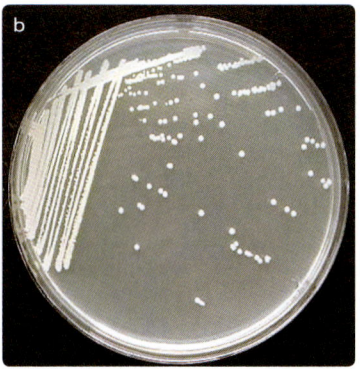
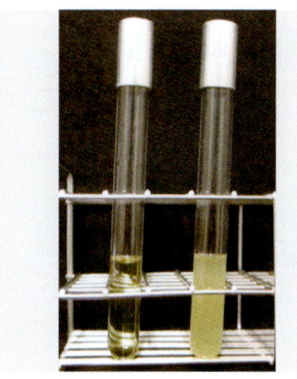

図2-9　a：寒天平板培地．b：寒天平板培地上の黄色ブドウ球菌のコロニー

図2-10　液体培地
左：培地のみ．右：細菌の増殖により培地が濁っている．

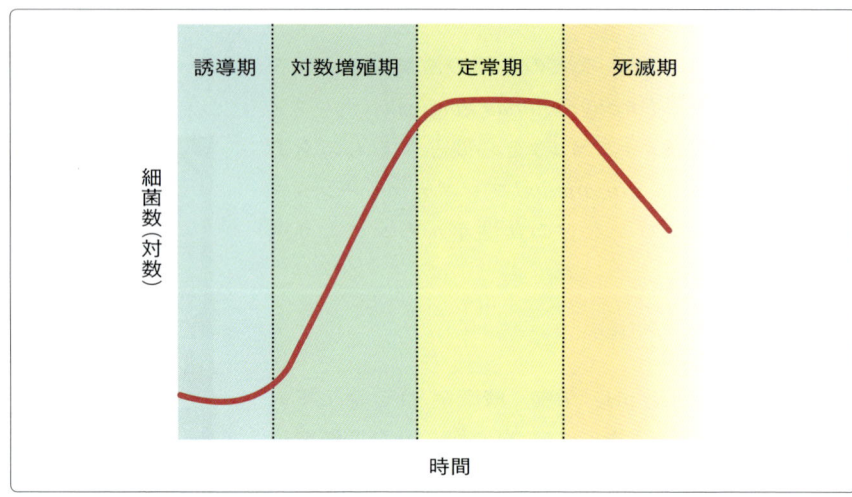

図2-11　液体培地での細菌の増殖の例

6）細菌の遺伝

親の形質が子孫へ伝わる現象を「遺伝」という．遺伝情報は細胞の核の中にあるDNAに組み込まれている．通常では遺伝情報は「親」から「子」へ伝えられるが，まれにその情報伝達が正しく行われず，親の形質とは異なったものが出現することがある．これを変異という．また，他の菌のDNAの一部が何らかの方法で組み込まれたり，プラスミドが伝達されたりすることによって菌の性質が変化することもある．

（1）変異

細菌の変異の例として，代表的なものとしてコロニーの性状が滑らかな

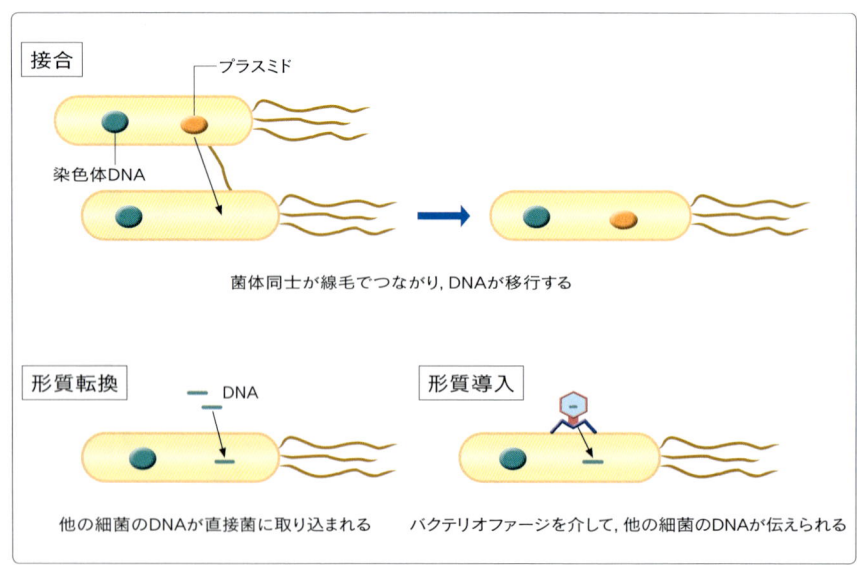

図2-12　DNAの伝達

ものから荒れたものへの変異(SR変異)がある．このほかに毒素産生性，栄養要求性，薬剤感受性などの変異がある．

(2) DNAの伝達

別な細菌からそのDNAが伝達(移入)された結果，細菌の遺伝形質が変化する．DNAが伝達される様式として，①接合，②形質転換，③形質導入，④ファージ変換の4つがある(図2-12)．

ファージ
細菌を宿主とするウイルス

(3) 遺伝子操作

上記の遺伝子の伝達を人工的に起こしてさまざまな分野で有用な技術として応用するのが遺伝子操作とよばれる．この技術により，ウイルス肝炎の治療に有効なインターフェロンの生産や，B型肝炎ウイルスワクチンの製造，インスリンの製造など人類に多くの幸せをもたらすことができるようになった．

2-2 ウイルスの一般性状

1) ウイルスとは

ウイルス(Virus)はラテン語で毒液を意味し，日本では「病毒」と翻訳されたが，現在ではウイルスと表現されている．細菌を通過させない細かな目(およそ0.25μm)のろ過フィルターをも通過する小さな病原体である．

ウイルスはDNAあるいはRNAのいずれか一方の核酸をタンパク質の殻で包んだ粒子である．殻の中には生命活動に必要な酵素や代謝系はまったくないので，それ自体では細菌のように自己増殖はできない．しかし，これが生きた細胞の中に入ると，ウイルスの核酸が持つ遺伝情報に従ってその細胞の代謝や機能を利用することによって自己と同じウイルス粒子を作ることができる．ウイルスは生きた細胞の中でのみ増殖する「偏性細胞寄生性体」である．

ウイルス
19世紀末，ロシアの植物学者であるドミトリー・イワノフスキー(D.I.Ivanovsky)がタバコの葉に感染して商品価値を落としてしまう病気の原因がウイルスであることを発見した．最初に発見されたウイルスで，これ以降，多くの病原ウイルスが次々と発見されてきた．

ウイルスの特徴を列記すると以下のようになる．

①細菌よりもはるかに小さく，光学顕微鏡では観察できない．
②ウイルスが持つ核酸はDNAかRNAのいずれか一方だけである．したがってウイルスはDNAウイルスとRNAウイルスの2種類に二分される．
③タンパク質合成系やエネルギー産生系もないので，人工培地などでは増殖できない．したがって生きた細胞内(宿主細胞)でのみ増殖が可能になる．
④増殖は二分裂でなく，自己と同じものを一度に大量に作る「複製」で増殖する．
⑤細菌感染に用いる化学療法薬はすべて無効である．

ウイルスは感染する宿主によって動物ウイルス，植物ウイルス，細菌ウイルス(バクテリオファージとよぶ)に分類されるが，ここでは主に動物ウ

表 2-3 ウイルスと細菌の性状比較

性状	細菌	ウイルス
核酸の存在	DNA & RNA	DNA or RNA
タンパク質合成系	+	-
エネルギー合成系	+	-
二分裂による増殖	+	-
人工培地での増殖	+	-
抗生物質の効果	+	-

イルスについて述べる．ウイルスと細菌の性状を比較したものを表 2-3 に示す．

2）ウイルスの構造

ウイルスの核酸がタンパク質の殻(カプシドという)で包まれているものをヌクレオシドカプシドとよぶ．ウイルスの種類によってはヌクレオシドカプシドの外側をエンベロープとよばれる膜で覆われているものもある（図 2-13, 14）．感染性を持った完全なウイルスをビリオンという(ウイルス粒子，単に粒子とよぶこともある)．

（1）核酸

ウイルスの設計図に相当する．ウイルスの種類によって DNA か RNA が決まっている．

（2）カプシド

タンパク質の殻で，ウイルスの核酸を保護する働きをしている．形態的にカプシドにはらせん対称とよばれるもの，立方対称とよばれるものに分けられる（図 2-13, 14）．

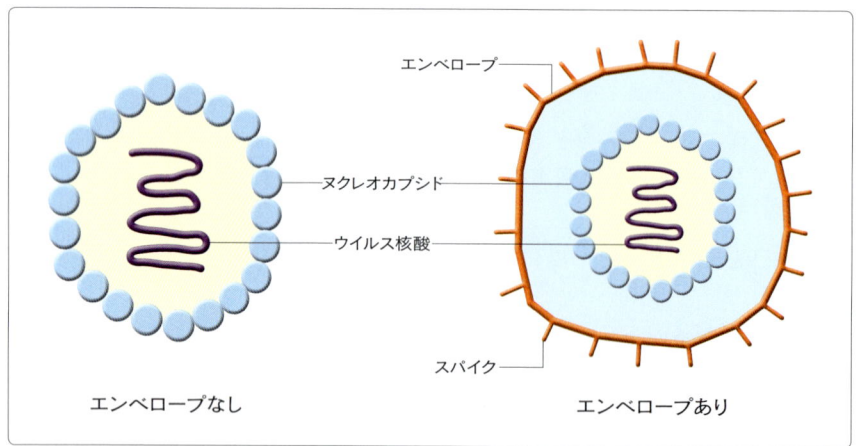

図 2-13 ウイルスの基本構造（正20面体ヌクレオカプシド）

千円札のモデル

日本が世界に誇る細菌学者は野口英世と北里柴三郎と志賀潔である．この中でお札のモデルになっているのが野口英世．野口博士はアフリカの人々を苦しめていた黄熱の研究のためアフリカ・ガーナに渡り，研究を開始したが，1928年，自身も黄熱に感染して客死．ガーナ国のアクラに記念碑が立てられ，博士の偉業が讃えられている．

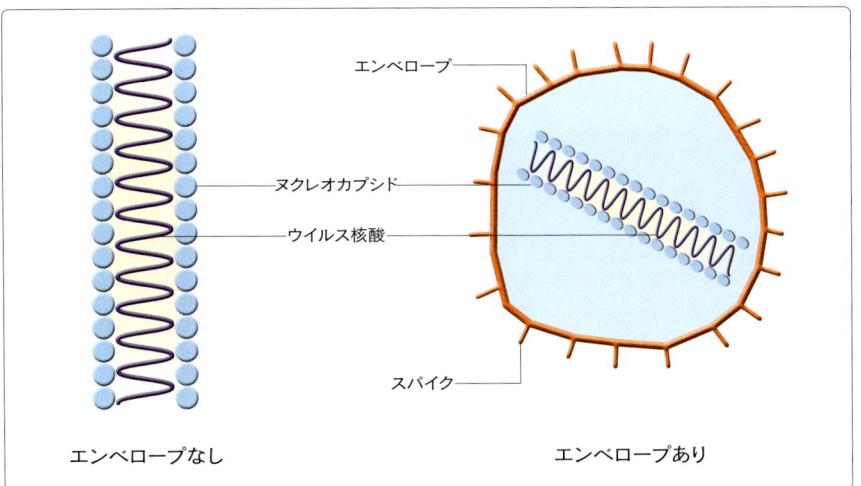

図 2-14 ウイルスの基本構造（棒状ヌクレオカプシド）

（3）エンベロープ
ウイルスの種類によって，感染細胞に由来する膜様構造物がヌクレオシドカプセルを覆っているものがある．

3）ウイルスの増殖

ウイルス自身はエネルギー産生系や代謝系などがないので，増殖は宿主細胞の機能を利用して行われる．ウイルスの増殖はまず宿主細胞の表面にあるレセプターと結合し，細胞内に侵入することから始まる．増殖は図2-15に示すような段階を経て進んでいく．ウイルスの増殖様式を図2-16に示す．

① ウイルスの吸着：ウイルス粒子と細胞表面との化学的な結合による．
② 細胞内への侵入：宿主細胞のエンドサイトーシス（細胞が細胞外の物質を取り込む現象），エンベロープを有するウイルスによる膜融合などによって侵入する．
③ 脱殻：細胞内に侵入したウイルス粒子がカプシドから核酸が出て行く過程をいう．
④ ウイルス素材の合成：脱殻により提示されたウイルスの核酸（遺伝情報）をもとに，子孫のウイルスの部品（核酸，カプシドタンパク質など）を作る過程をいう．
⑤ 組み立て（成熟粒子の形成）：核酸とタンパク質が組み合わされてウイルス粒子が形成されていく．
⑥ ウイルス粒子の放出：ウイルス粒子が感染細胞から細胞外に出て行く過程をいう．このとき，感染細胞を破壊しながら出て行く場合と，感染細胞にはほとんど傷害を及ぼさない場合とがある．

ウイルスは究極のパラサイト
ウイルスは生き続け，仲間を増やすための栄養やエネルギーを自分で探すことはしないで，感染した宿主細胞にすべてを依存する．これとは別に，最近，仕事に就かず，生活のすべてを親に頼って生きている生物も急激に増殖し始めている．

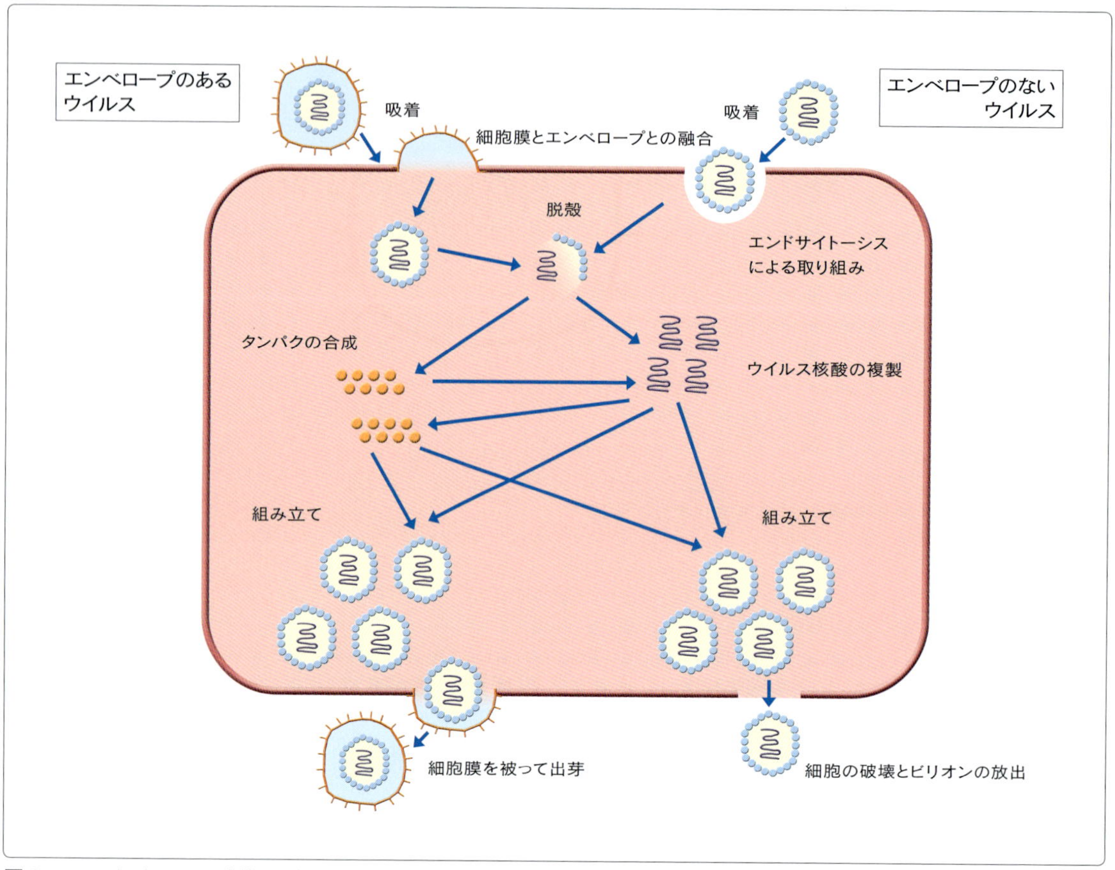

図2-15 ウイルスの感染と増殖過程の模式図

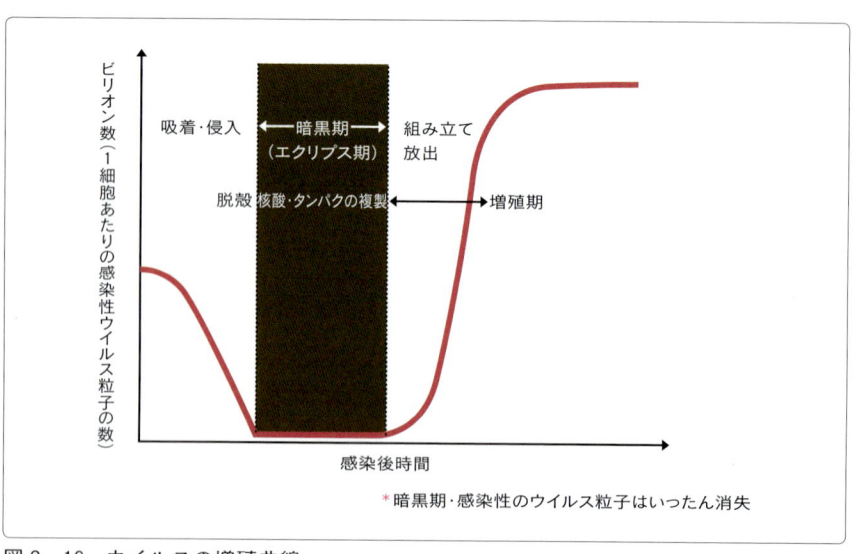

図2-16 ウイルスの増殖曲線

上記のように，細胞内に侵入したウイルスはいったん解体された後，遺伝情報を侵入した細胞に伝え，細胞の代謝系を利用してウイルスの部品を別々に合成し，組み立てられて，細胞外に出て行くというユニークな過程をたどる．二分裂で増殖する細菌とは様式がまったく異なっている．

4）ウイルスの培養

ウイルスは生きている細胞の中でしか増殖できない．ウイルスを培養するためには「生きている」状態の細胞が必要である．それには以下に示す3つの方法がある．

（1）動物個体への接種

実験動物にウイルスを直接接種する方法である．マウス，ラット，モルモット，ウサギ，サルなどが用いられる．ウイルスの増殖は動物の生死を指標にすることが多い．

（2）発育鶏卵への接種

ニワトリの受精卵を孵卵器で10日前後保温すると胎児が成育する．これにウイルスを接種する．インフルエンザワクチンはこの発育鶏卵を用いて大量にウイルスを培養して作製する．

（3）培養細胞への接種

動物から取り出した各種臓器，組織をトリプシン液で消化し，個々の細胞に分散させたものをプラスチック製のシャーレやボトルの中で培養し，これにウイルスを接種する方法である．細胞は正常な組織由来のもののほかに，がん組織由来の細胞も多く使用されている．培養細胞でウイルスが増殖すると，細胞の形態が変化するので，顕微鏡で容易に観察できる．ただし，この方法はウイルスそのものを観察するのではなく，ウイルス増殖の結果を観察するものである．

（4）ウイルス増殖による培養細胞の変化

①細胞変性効果（cytopathic effect：CPE）

ウイルスの種類により細胞が円形化したり，細胞融合が起こったりする．

②封入体形成

ヘルペスウイルスや麻疹ウイルスを培養すると，細胞の核や細胞質に染色性の異なる領域が観察される．これはウイルス感染により細胞の変性によるものである．

③赤血球吸着

インフルエンザウイルスを細胞に感染させると，細胞表面に動物の赤血球が吸着することが観察される．これはウイルスの増殖の指標になる．

④ウイルス抗原の出現

ウイルス感染細胞の表面に，正常では存在しない新たな表面抗原が出現する．

実験動物
⇒ p.139参照

5）ウイルスの増殖抑制

ウイルス感染を受けた細胞は，細胞内にウイルスの増殖を抑制する物質を作り始める．これをインターフェロン（interferon：IFN と略）とよぶ．IFN は直接的にウイルスに作用するのではなく，宿主の細胞に作用してウイルスの増殖を抑制するように働きかけるものである．

IFN には α，β，γ の 3 種類があり，IFN-α は C 型肝炎の治療にも応用されている．

6）ウイルス感染細胞の結末

ウイルス感染を受けた細胞の運命は 3 つに大別される．

（1）細胞の破壊・死

細胞は変性を起こして死ぬ．インフルエンザウイルスなど大部分のウイルスがこれを起こす．

（2）共存型感染

感染を受けた細胞は死ぬことなく，ウイルスを産生し続けながら生きていくもので，ウイルスと細胞の共存関係が成立しているものである．代表的な例としてレトロウイルスがある．

（3）不死化・悪性転換

ウイルスに感染した細胞が無限の増殖能を獲得して（不死化），無秩序な増殖を始めることがある（悪性転換：がん化）．

これには白血病ウイルスなど種々のがんウイルスがあり，これを起こすことが知られている．

7）抗ウイルス薬

ウイルス感染症に対して，細菌感染に用いられる抗菌薬はすべて無効である．また，ウイルスの特性から，増殖を効果的に抑制する薬物の開発は難しく，現在臨床現場で使用されている抗ウイルス薬は後述するように数，種類ともに少ない（表 6-2 参照）．

2-3　真菌の一般性状

1）真菌とは

真菌の種類は数100万ともいわれ，また，病原性を示すものは数100あまりとされているが，今なお実態は不明である．多くの菌は土壌中や水中に広汎に生息し，その一部はヒトや動物の常在菌として定着するものもある．大半の真菌は無害であるが，いくつかはヒトや動物に感染し，さまざまな症状を呈するようになる．真菌による感染症を真菌症とよぶ．

真菌は，原核生物である細菌よりも高度に進化した真核生物で，核膜で包まれた細胞核と複雑な細胞内小器官を有する微生物である．形状は細菌よりもはるかに大きく，酵母や糸状菌（カビ）に代表される（キノコ：茸も真

ウイルスが「がん」の原因?? いろいろあります！

- C 型，B 型肝炎ウイルス→肝臓がん．
- ヒトパピローマウイルス→子宮頸がん．
- ヒト T リンパ球向性ウイルス→成人 T 細胞白血病．
- EB ウイルス→上咽頭がん，バーキットリンパ腫．

新型インフルエンザウイルス

このウイルスは RNA ウイルスに分類されるが，変異を起こしやすく，2009年にまったく新しい型のウイルスが出現した．地球レベルでの大流行が懸念されている．マスク，手洗い，ワクチンは感染予防の第一歩．

抗ウイルス薬
⇒ p.73参照

菌の仲間である）．ヒトと同じ真核細胞であるため，代謝や細胞構造がヒトと似ており，感染すると診断や治療が困難で，しばしば重症化することがある．

　感染部位により表在性（粘膜，皮膚），深在性（肺，腎臓，肝臓など深部臓器），深部皮膚真菌症などに大別される．臓器移植，免疫抑制，菌交代現象などが誘因となって深部臓器に感染を起こす深在性真菌症は重篤であり，医療の高度化，先進化に伴って増加することから，先進諸国では深刻な問題となっている．

2）真菌の構造

　真菌は形態的に酵母と糸状菌に分類される（キノコ類は省略）．詳細な分類については専門書に譲るが，真核生物であるため，二重の核膜，核小体，ミトコンドリアなどを有している．細胞壁の組成は細菌とはまったく異なっており，多糖類のマンナンや（1-3）-β-Dグルカン，キチンなどからなっている．

　細胞膜には脂質としてエルゴステロールを保有する（細菌の細胞膜はホスファチジルエタノールアミンとホスファチジルグリセロールからなる．また，ヒトの細胞膜の脂質はコレステロールである）．

3）真菌の培養と増殖

　真菌は他から有機物を取り込み，これを栄養として生育・増殖する従属栄養菌である．増殖温度はおよそ10℃から40℃と幅広いが，ヒトに感染する真菌の多くは20℃から，体温付近でやや酸性（pH5〜6）の環境を好む．酸素に対しては好気性ないし通性嫌気性を示し，偏性嫌気性を示すものはない．臨床材料などからの真菌の培養・検出には一般的に「サブロー寒天培地」が用いられる．

　真菌の増殖様式は細菌にみられる「二分裂」とは異なっており，酵母で行われる「分芽」と糸状菌にみられる「分岐・枝分かれ」で増殖する．また，糸状菌の菌糸の先端に形成される胞子嚢から内生胞子が外部に放出・拡散され，それから新たな菌糸が形成されて増殖するものもある．

4）真菌症

　真菌が原因で起こるさまざまな疾患を表2-4に示す．真菌感染は健常なヒトに感染を起こすものもあるが，多くの場合はいわゆる「日和見感染」を起こすものの，重症化することは少ない．しかし，宿主の免疫力や抵抗力などが極度に低下し，全身の状況が悪い場合，たとえばがん患者やAIDS患者においては，致死的な感染に至ることもある．

酵母
真菌は酵母と糸状菌に分類される．その中で酵母は実に有難い微生物．酵母がなかったらワインやビールはこの世に存在しない．これぞ神の恵み．感謝！

糸状菌
日本人の多くが感染する「みずむし」の原因となる「真菌・かび」である．ホテルのスリッパ，プールやスーパー，銭湯などの「足ふきマット」は皮膚糸状菌の温床．くれぐれもご用心．足の裏，指間は乾燥と清潔が大切．

きのこ（茸）
食用のシイタケ，シメジ，松茸，舞茸，エリンギなど，これらはいずれも菌類で真菌の仲間．しかし，ワライタケ，ベニテングタケ，ツキヨタケなどの「毒きのこ」も多くあるのでご用心．

表 2-4 代表的な真菌と感染症

菌名・形態		形態	主な感染経路	主な感染病態	代表的な基礎疾患	備考
カンジダ（表在性感染）	図1	酵母	口腔の常在菌として粘膜から	口腔カンジダ症 食道カンジダ症	糖尿病，AIDSなどの免疫不全	AIDS患者でよくみられる
カンジダ（深在性感染）		酵母	皮膚（留置カテーテル）や腸管常在菌として	肝臓膿瘍 肺膿瘍 腎膿瘍 カンジダ血症	悪性腫瘍，白血病など，ステロイド長期服用	
クリプトコッカス	図2	酵母	大気中の胞子を吸入（鳩の糞に多く含まれている）	肺炎 髄膜炎	細胞性免疫不全，ステロイド長期服用	AIDS患者でよくみられる
アスペルギルス（表在性感染）	図3	糸状菌	体表から	角膜炎 外耳道炎	外傷など	
アスペルギルス（深在性感染）		糸状菌	大気中の胞子を吸入	肺アスペルギルス症 アレルギー性気管支肺炎 播種性アスペルギルス症	白血病，好中球減少症，ステロイド長期服用	播種性感染や肺炎は深刻
皮膚糸状菌	図4	糸状菌	接触	体部白癬 手白癬 足白癬 頭部白癬 爪白癬 股部白癬など		健常者でも感染，発症する

（写真は千葉大学真菌医学研究センターホームページ：目で見る真菌症シリーズ3，11，12―図1，2；田中玲子先生，図3；亀井克彦先生，渡邉　哲先生，図4；佐野文子先生より提供）

5）真菌が原因の中毒

　アスペルギルスなどある種の真菌は強力な菌体外毒素を産生する．真菌由来の毒素をマイコトキシンとよぶ．毒素で汚染された食品・食材（米，芋などの穀物や各種のナッツ類）を食べることにより深刻な肝臓障害や肝臓がんをもたらすものがある．

6）真菌感染症に対する化学療法薬

　真菌の構造，代謝は細菌のそれとまったく異なっているため，細菌感染の治療に用いられる抗菌薬はすべて無効であり，真菌専用の薬物を用いなければならない．これを抗真菌薬とよぶ．抗真菌薬の大半は真菌の脂質（エルゴステロール）代謝や合成を阻害するものであるが，真菌と同じく真核生物であるヒトの細胞膜脂質代謝との選択毒性が低いため，使用にあたって

は薬物の副作用に注意しなければならない(表6-3参照).このことが理由で抗真菌薬の開発はきわめて困難である.代表的な抗真菌薬であるアムホテリシンB(脂質合成阻害)の効果は強力であるが,副作用も強い.近年になって真菌の細胞壁合成を阻害する薬物が開発されたが,すべての真菌に有効ではなく,適応感染症について研究が続けられている.

復習しよう!

1 次の微生物でもっとも小さいのはどれか.
a ブドウ球菌
b インフルエンザウイルス
c 病原大腸菌 O157
d レンサ球菌

2 無酸素環境でのみ増殖するのはどれか.
a 結核菌
b 破傷風菌
c 病原大腸菌 O157
d レンサ球菌

3 細菌には存在しないのはどれか.
a リボソーム
b 鞭 毛
c 核 膜
d プラスミド

4 ウイルスの性質はどれか.
a 二分裂で増殖する.
b ウイルス粒子中にさまざまな酵素がある.
c 生きた細胞の中でのみ増殖する.
d 抗生物質(化学療法薬)は増殖を抑制する.

5 100℃の加熱に抵抗するのはどれか.
a ブドウ球菌
b 細菌の芽胞
c 病原大腸菌 O157
d インフルエンザウイルス

＜解答＞
1:b
2:b
3:c
4:c
5:b

chapter 3 感染と発症

学習目標
- □ 感染という概念を説明できる.
- □ 感染の広がり方と感染経路を説明できる.
- □ 感染の種類を説明できる.
- □ 微生物感染による発症のメカニズムを説明できる.
- □ 微生物の病原因子の種類を説明できる.
- □ 微生物に由来する毒素について説明できる.
- □ 微生物感染や発症に抵抗する宿主要因の種類を説明できる.

3-1 微生物による感染

1）感染とは

　何らかの手段と経路により微生物が宿主の体内に侵入し，定着して増殖する状態を感染が成立したという．微生物が器物の表面に付着しているだけの場合は汚染という．感染が成立したからといって，すべての場合で臨床症状が現れるとは限らない．多くの場合，宿主は感染に気付くことなく無症状で経過する．これを不顕性感染という．感染の結果，さまざまな症状が現れた場合を発症（あるいは発病）という．このように微生物が原因で起こる病気を感染症という．また，感染症でヒトからヒトへ伝染し，広がるものを伝染病という．

2）感染の伝播様式

　ある個体から別の個体に感染が伝わる様式には，水平感染と垂直感染がある．

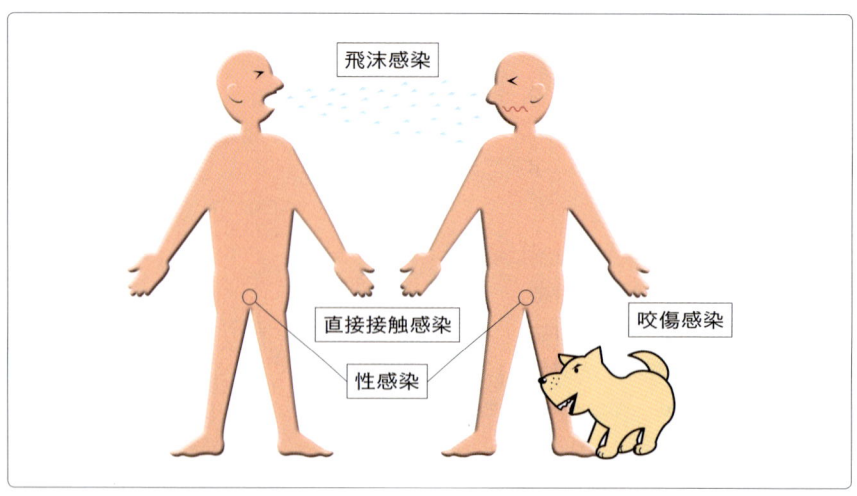

図3-1a　水平感染（直接感染）

AIDS
1981年に北米で同性愛者や薬物常用者の間で奇妙な病気が広まっていることが発端で，現在では全世界に広がっているウイルス性疾患．日本でもAIDS患者は増加の一途をたどっており，とくに若者の性に対する安全知識の欠如が心配されている．現在のところ，予防ワクチンや有効な抗ウイルス薬はなく，いずれも開発途上にある．

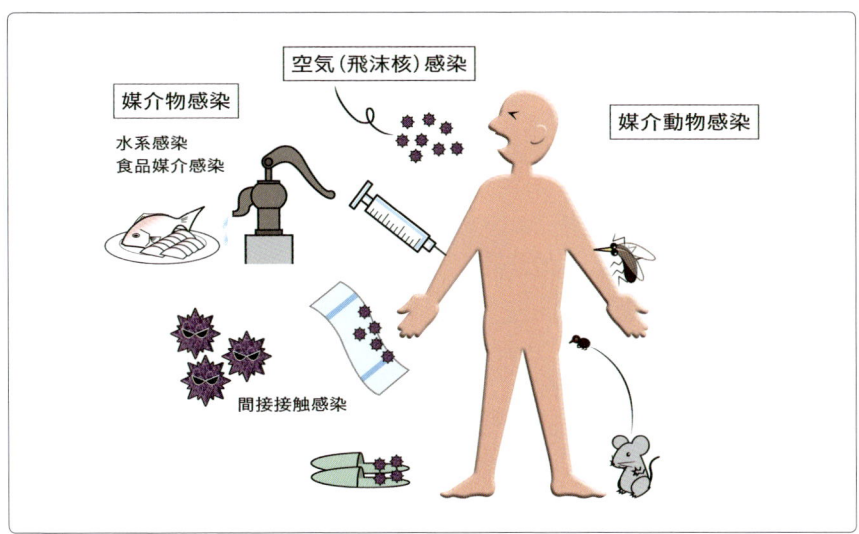

図3-1b 水平感染（間接感染）

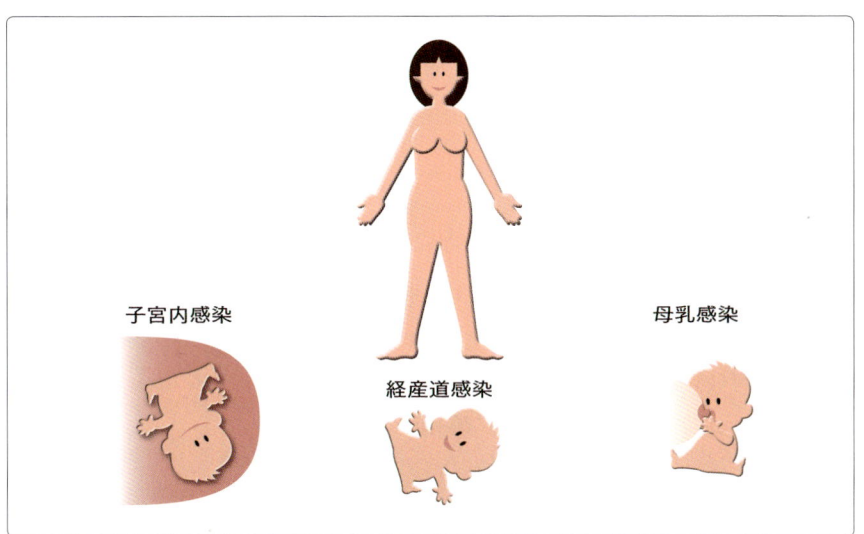

図3-2 垂直感染（母子感染）

（1）水平感染

単純にヒトからヒトへ，あるいは動物からヒトへ感染が広がるものをいう（インフルエンザ，麻疹，水痘など）（図3-1a, b）．

（2）垂直感染

母親から胎児または周産期の児へ感染が伝わることで，胎盤や母乳を介して感染する（梅毒，B型肝炎，成人T細胞白血病など）（図3-2）．

> **おたくのポチやタマは大丈夫？**
>
> ペットとともに暮らす生活は人生を豊かにしてくれる．しかし，イヌやネコの皮膚病（皮膚糸状菌症：白癬）は飼い主にも感染する．飼い主はペットを連れて皮膚科を受診しましょう．

表3-1 人獣共通感染症

病名	主な動物		病原体
結核	サル，ウシ	細菌	結核菌（ヒト型，ウシ型）
細菌性赤痢	サル		赤痢菌
炭疽	ヒツジ，ウシ，ウマなど		炭疽菌
カンピロバクター腸炎	家禽，ウシ，イヌなど		カンピロバクター
リステリア症	ウシ，ヤギなど		リステリア
サルモネラ症	イヌ，ネコ，カメなど		サルモネラ
レプトスピラ症（ワイル病）	ネズミ，イヌ，ネコ		レプトスピラ
ブルセラ症	ウシ，ブタ，ヒツジ		ブルセラ
Q熱	イヌ，ネコ，家畜		Q熱コクシエラ
オウム病	トリ類	クラミジア	オウム病クラミジア
日本脳炎	ブタ（カにより媒介）	ウイルス	日本脳炎ウイルス
狂犬病	イヌ，ネコ，コウモリなど		狂犬病ウイルス
高病原性トリインフルエンザ	トリ類		A型インフルエンザウイルス
クリプトコッカス症	トリ類	真菌	クリプトコッカス・ネオフォルマンス
皮膚糸状菌症（白癬）	イヌ，ネコ		皮膚糸状菌
アメーバ赤痢	イヌ，サル	原虫	赤痢アメーバ
トキソプラズマ症	ネコ，イヌ		トキソプラズマ

3）感染源

病原体を体外に排出しているヒトや動物，病原体で汚染されているもののすべてが感染源になる．健康保菌者（不顕性感染を起こしていて，病原体を排出しているヒト）や病後保菌者（感染症の回復後も病原体を排出しているヒト）も重要な感染源になる．ヒトと動物との間で互いに感染しうるものを人獣共通感染症という（表3-1）．

4）感染経路

病原体が感染源から次の個体に感染するまでの経路は直接感染と間接感染の2通りある（図3-1, 2）．

（1）直接感染

感染源であるヒトからヒトへ，動物からヒトへ直接感染するもので，性交やキッスの際の接触のほかに，咳，くしゃみ，唾液などの飛沫を吸い込む場合が挙げられる．

（2）間接感染

病原体が飲食物，器具，衣類などさまざまな「物」のほかに，動物，魚介類，蚊，ダニなどの生物を介して感染が伝達されるものをいう．

忍びよる恐怖
地球温暖化がこのまま進むと日本は100年以内に「亜熱帯地域」になる．平均気温が1～2℃上昇するとマラリアとデング熱を媒介する「熱帯シマ蚊」が日本に上陸し，病気を広める恐れがある．両者ともにワクチンと治療薬はまだ開発されていなく，感染すると死亡率も高い．

5）その他の感染の種類

（1）日和見感染
　健常な宿主に対しては病気を起こすことがない微生物が，がん，白血病，糖尿病，エイズなどを患っている宿主や高齢者，あるいは免疫抑制剤を投与されている臓器移植患者など基本的な抵抗力が低下している宿主に感染を起こすことがある．これを日和見感染という．上記の抵抗力が低下している宿主を易感染性宿主という．化学療法薬を長期間投与されている患者にみられる菌交代症もある意味では日和見感染に含まれる．

（2）内因感染
　感染症の原因となる微生物が外来性でなく，宿主の身体のどこかに定着している微生物（常在微生物）が原因となって起こるものをいう．う蝕症や歯周病，口腔カンジダ症，虫垂炎，扁桃炎などはこれに属する．

（3）院内感染
　病院で治療を受けている患者（多くは入院患者）が病院内で新たな感染を受けることをいう．病院内には化学療法薬に耐性を獲得した細菌が多く検出されると同時に，抵抗力の低下した患者がこれに感染すると治療に困難を来すことが多い．注意する微生物として，緑膿菌，カンジダ・アルビカンス，メチシリン耐性ブドウ球菌：MRSA，セラチア菌，呼吸器系に感染する各種ウイルスなどがある．最近では結核菌も指摘されている．

3-2　微生物感染から発症へ

　宿主に到達した病原体は体のどの部分から侵入するかは，病原体の種類によって異なる．侵入する場所を侵入門戸（図3-3）という．病原体の侵入門戸としては粘膜がもっとも多く，呼吸器感染症，消化器感染症，泌尿・生殖器感染症などはその代表的な例である．

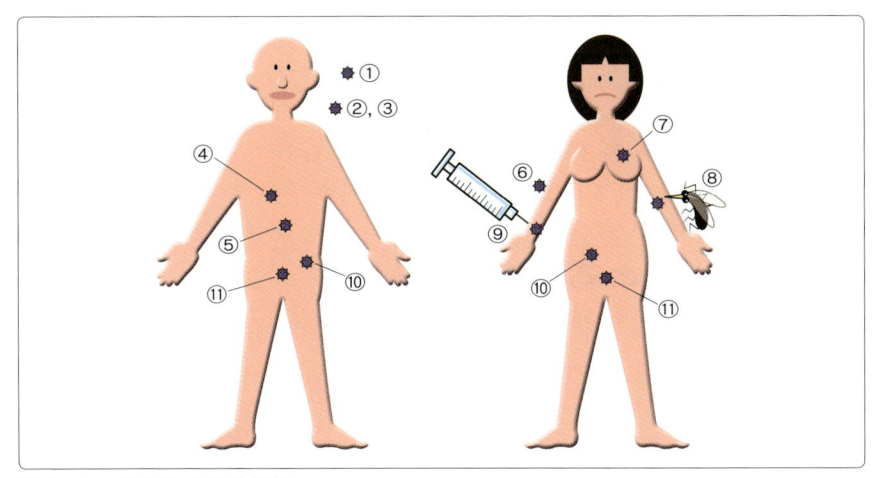

図3-3　微生物の侵入門戸

ゴーグルとマスク
歯科医師と歯科衛生士にとってゴーグルとマスクとゴム手袋は感染防止のための必須アイテム．自分はもちろん，家族を守るためにもしっかりしたゴーグルとマスクを準備しましょう．

血液
C型肝炎，B型肝炎，AIDS，梅毒などの深刻な疾患は血液を介して感染する．手術や処置で出血があった場合，素手で局所や器具に触れてはいけない．

微生物の侵入門戸
①眼結膜，②鼻腔，③口腔，④呼吸器，⑤消化器，⑥創傷，やけど，⑦乳房，⑧刺傷，⑨医療行為，⑩泌尿器，⑪生殖器．

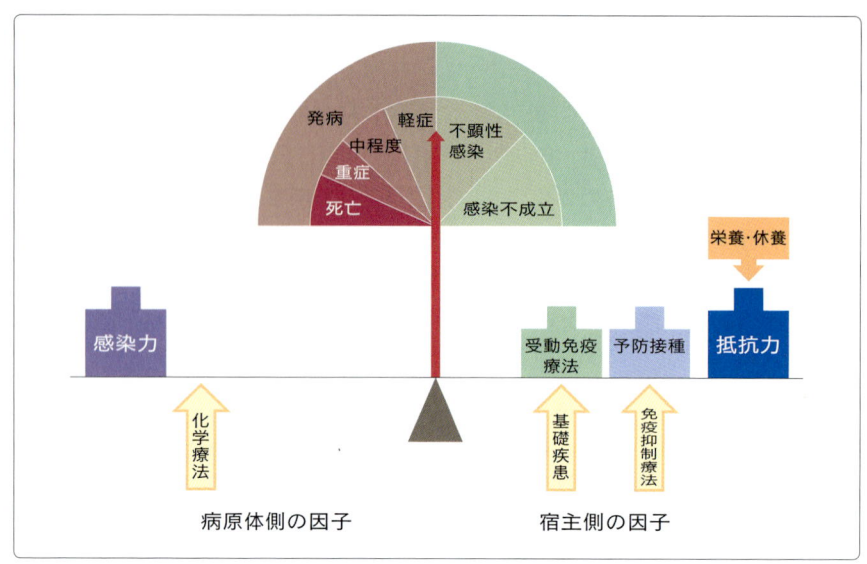

図3-4　感染成立の条件

受動免疫，予防接種
⇒ p.53参照

表3-2　微生物の感染による発病メカニズム

1. 微生物による直接の損傷
2. 微生物が産生する毒素による傷害
3. 炎症を介した間接的傷害(非特異的反応)
4. 免疫反応を介した間接的傷害(特異的反応)

1）感染成立の条件

微生物が感染して病気が起こるかどうかは微生物の病気を起こす力と，これに対抗する宿主の力の関係で決まる．前者が強ければ発病するし，後者が強ければ感染しないか，あるいは無症状のままに経過する（図3-4）．

2）微生物感染による発病のメカニズム

微生物のどのような作用で発病するのか表3-2にまとめた．表からわかるように細菌は実にさまざまな手段で宿主を攻撃する．

3-3　感染と発病にかかわる微生物の要因

簡単にいえば微生物が宿主を攻撃するときの武器で，専門的には病原因子とよばれるいくつかがある．

1）細菌毒素

これには菌体の外側に分泌される菌体外毒素とすべてのグラム陰性菌の

表3-3　外毒素・内毒素

	外毒素	内毒素
菌　種	特定の菌種(グラム陽性，陰性の区別はない)	グラム陰性菌のみ
成　分	タンパク質	リポ多糖(LPS)
抗原性	強いため，抗体が産生される	中等度〜弱いため，抗体が産生されにくい
抗毒素	できやすい	できにくい
ワクチン	ホルマリンでトキソイド化が可能	ワクチン化できない
熱抵抗性	易熱性	耐熱性
毒　性	強い(μgで作用する)	弱い(mgで作用する)
作　用	菌種によって多種多様	菌種にかかわらずほぼ同じ作用
産生と分泌	菌体内で合成されて，菌体外に分泌される	グラム陰性菌の外膜の構成成分で，主に菌体が壊れたときに放出される

細胞壁成分に組み込まれ，菌体が破壊・溶解したときに放出される菌体内毒素がある．菌体外毒素は強力で，致死的作用を示すものも多く知られている．

毒素の分類と作用を**表3-3**に示す．

2) 酵素

細菌が産生する酵素，とくにタンパク質分解酵素にはいくつかの役割がある．
①組織を破壊，分解して病巣の拡大を図る．
②病原菌を遠隔地に浸透，拡散させる．
③周囲の組織を分解して微生物の増殖に必要な栄養を供給する．

タンパク質分解酵素のほかに，う蝕病原菌の *Streptococcus mutans*(ストレプトコッカス・ミュータンス)が産生するグルコシルトランスフェラーゼ(GTF)はう蝕原因子である不溶性グルカンの合成に関与する．

3) 菌体表面の構造物

ある種の細菌の菌体表層に莢膜とよばれる構造物が形成される．これを有する菌は好中球などの食細胞からの貪食作用を回避することができる．いわば，細菌の「鎧」である．したがって莢膜保有菌は病原性が強く，感染症の程度は重い．肺炎球菌や肺炎桿菌，ある種の歯周病原菌などがこれを保有している．

さらに，菌体の周囲に線毛を有している細菌は宿主の粘膜への付着を容易にし，鞭毛を有している細菌は菌の移動に不可欠である(⇒ chapter2参照)．

細菌の武器
細菌は宿主を攻撃するための武器として，毒素と酵素がある．とくに毒素は強烈で，破傷風菌毒素1gはおよそ8,100万人，ボツリヌス菌毒素1gはおよそ2億人を殺傷する能力がある．

3-4　感染と発病にかかわる宿主の要因

　宿主の抵抗力の強弱は感染の排除能力や，感染からの回復に大きく影響する．抵抗力は宿主の年齢(小児・成人・高齢者)，性別，栄養状態，糖尿病などの基礎疾患の有無，がん，生活環境，精神的ストレスなどさまざまな要素が複雑に絡み合っているため一概に論じることはできないが，ここでは感染に対する基本的な抵抗因子について述べる．

1）皮膚と粘膜

　微生物の侵入に対して皮膚は物理的に強力な防護壁の役割をしている．また，粘膜も微生物の侵入を許さない．消化管や気道などの粘膜表面は粘液で覆われているが，これも微生物の侵入に強く抵抗する．胃では強酸性(pH2～3)の胃液が分泌されているため，例外を除いて，ここでの微生物の生存は難しい(例外として，胃炎，胃潰瘍，胃がんの原因となるヘリコバクター・ピロリ菌は胃粘膜で増殖する)．

2）液性防御因子

　血液や粘液，唾液などの体液中には抗菌物質が含まれている．代表的な例として，リゾチーム(細菌を溶解する酵素)，トランスフェリン(細菌の増殖抑制作用がある)，補体(殺菌性の複合体を形成する)，インターフェロン(抗ウイルス作用)などがある．

3）細胞性防御因子

　皮膚や粘膜を突破して，あるいは傷口から生体内に微生物が侵入してくると，直ちに好中球(多形核白血球)や単球，マクロファージなどの食作用を有した細胞が集まってきて，侵入微生物を貪食(細胞内に取り込むこと)して殺菌する．これらの細胞を食細胞という．細胞内に取り込まれた微生物は食細胞が有するデフェンシン(殺菌性ペプチド)，活性酸素，一酸化窒素(NO：強力な殺菌物質)などにより短時間のうちに殺菌され，リゾチーム，カテプシン(酵素の一種)などの作用で消化される．

4）常在微生物叢

　正常なヒトの粘膜(口腔，気道，消化管，女性性器など)や皮膚の表面には微生物の集団が定着しており，常在微生物叢あるいは常在細菌叢という．これを構成する微生物の多くはヒトと共生関係にあり，基本的に無害の微生物である．これらの微生物が形成する「社会」は外来性の微生物の侵入や定着を阻止する働きがある．したがって化学療法薬の長期投与により，常在微生物叢の乱れが生じると，新たな感染症を引き起こすことになる．

リゾチーム
⇒ p.116参照

補体
⇒ p.44参照

インターフェロン
⇒ p.45参照

5）免疫による防御

免疫には自然免疫と獲得免疫があるが，感染に対する防御のメカニズムについては「免疫」の項で詳しく述べる．

復習しよう！

1 日和見感染を起こす宿主要因にならないのはどれか．
a 性　別
b 栄養状態
c 年　齢
d 糖尿病

2 内因感染に分類されないのはどれか．2つ選べ．
a 虫垂炎
b 扁桃腺炎
c 細菌性食中毒
d C型肝炎

3 菌体外毒素の性質はどれか．
a 成分はリポ多糖である．
b 加熱に抵抗する．
c 毒性が強い．
d グラム陰性菌のみが産生する．

4 主に垂直感染で伝播するのはどれか．
a 成人T細胞白血病
b 結　核
c 細菌性食中毒
d インフルエンザ

5 真菌が原因の感染症はどれか．
a カンジダ症
b 単純疱疹
c マラリア
d 日本脳炎

＜解答＞
1：a
2：c, d
3：c
4：a
5：a

chapter 4 免疫

学習目標
- □自然免疫の特徴を説明できる．
- □食細胞，補体およびサイトカインについて説明できる．
- □獲得免疫に関係する組織と細胞を説明できる．
- □抗体の役割，種類および抗原との反応について説明できる．
- □細胞性免疫の機序と例を説明できる．
- □アレルギーの種類と機序を説明できる．
- □免疫寛容と自己免疫病および免疫不全について説明できる．
- □能動免疫，受動免疫およびそれらの応用例について説明できる．

4-1 免疫とは

ヒトは，微生物感染による生命の脅威につねにさらされている．このような危険な感染から，生命を守っているのが免疫系である．

1）自然免疫系と獲得免疫系

ヒトの免疫系は，自然免疫と獲得免疫からなっている．自然免疫は感染前から，また感染後も働く．感染後数日間経ても感染微生物が排除できない場合に，獲得免疫が働く．

感染の初期に働く自然免疫では，侵入病原体を大まかに識別して，つねに準備してある食細胞や液性の補体などにより感染を防御する．一方，獲得免疫では，リンパ球や抗体が，侵入病原体を個々に区別できる成分(抗原)と結合して排除にあたる．獲得免疫は，反応を開始するまでの準備に日数を要するが，排除できる効率が高く感染防御には非常に有効である．表4-1に自然免疫と獲得免疫にかかわる細胞や成分を示す．

表4-1 病原体と免疫機序

病原体	一般細菌 (細胞外寄生性)	ウイルス
自然免疫	非特異的 (細菌かウイルスかを識別してグループ別に対応)	
液性因子	補体 (オプソニン，走化性ほか)	インターフェロン-α (増殖阻害)
細胞性因子	食細胞[*] (貪食殺菌)	NK細胞 (感染細胞を破壊)
獲得免疫	特異的 (細菌やウイルスを個別に識別して個別に対応)	
液性免疫	抗体 (細菌と結合)	抗体 (ウイルスと結合)
細胞性免疫		活性化T細胞[**] (感染細胞をみつけて破壊)

[*]好中球，単球をさす．[**]感作T細胞ともよぶ．

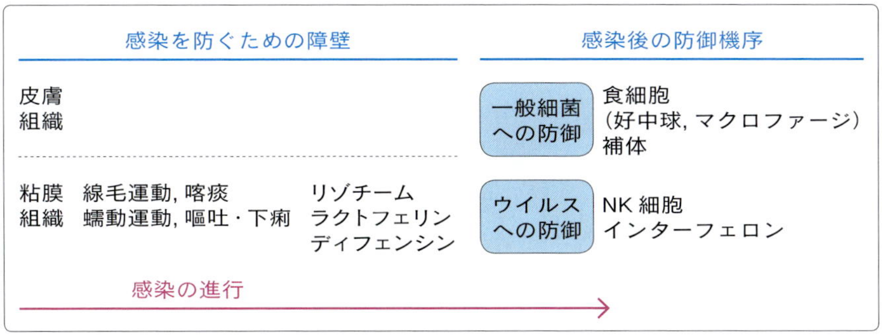

感染を防ぐための障壁	感染後の防御機序
皮膚組織	一般細菌への防御：食細胞（好中球，マクロファージ）補体
粘膜組織　線毛運動,喀痰　蠕動運動,嘔吐・下痢　リゾチーム　ラクトフェリン　ディフェンシン	ウイルスへの防御：NK細胞　インターフェロン

感染の進行 →

図4-1　自然免疫系による感染防御機序

4-2　自然免疫とは

自然免疫とは，ヒトが生まれながらに持っている感染に対する抵抗力をいう．自然免疫は，感染を防ぐための障壁と感染後の防護機序の両者からなる．

1）感染を防ぐための障壁

正常な組織構造を持つ皮膚から，通常微生物は侵入できない．一方，粘膜には表面に水分が多いため微生物の増殖に適している．そのため粘膜には，感染を防ぐための生理的な防御機序が備わっている（図4-1）．

2）感染後の防御機序

微生物が組織に定着し侵入（感染）した場合，侵入微生物に対する防御反応が生じる．自然免疫には，微生物専用の受容体があり，侵入微生物の種類やどのような部位に侵入しているのかを感知している．この結果，いずれかの細胞や成分が選ばれ，微生物の防御にあたる．

（1）一般細菌の感染に対する防御

細胞間で増殖する一般的な細菌の防御には，食細胞（好中球，単球またはマクロファージ，これらをまとめて白血球とよぶ場合もある）による貪食（菌体の取り込み）が効果的である．食細胞による食作用は，通常炎症反応を通してして効率的に行われる（図4-2）．炎症反応は，侵入部位周囲の細胞から炎症性サイトカインが放出されて開始される．サイトカインとは，種々の細胞が作る，生理作用を持つタンパク質である．一方，細菌の侵入に伴う組織や細胞の損傷刺激（ケミカルメディエーター）によっても炎症反応が誘導される．

＜炎症反応と食細胞＞

炎症反応では，最初に細菌侵入部位周囲の①血管透過性が増大する．次に，②白血球（好中球やマクロファージ）が血中から滲出して細菌の周囲に集まる．集まった白血球は，③侵入細菌を貪食して，細胞内で殺菌と分解をする（図4-3）．また，損傷した組織，細胞，さらに生体成分も除去さ

自然免疫の受容体

代表的な受容体としてはtoll様受容体（TLR）が知られている．この受容体は微生物に特有な成分を検出している．細胞外の感染は細胞表面の受容体で，細胞内の感染は細胞内の受容体で検出される．

炎症性サイトカイン

炎症を誘導するサイトカインには，インターロイキン1や腫瘍壊死因子αがある．炎症性サイトカインは，一方で，体温を高める作用も持っている．体温が上昇すると，一般的に微生物は増殖が抑制される．また，免疫系の細胞の増殖や分化が，促進される．

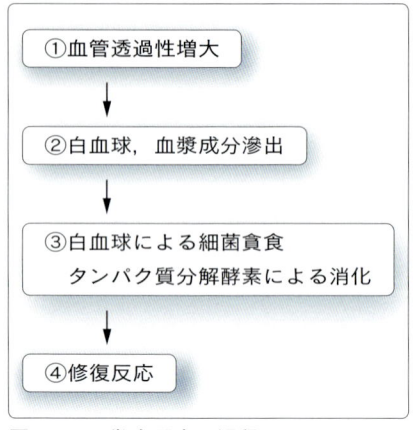

図4-2　炎症反応の過程

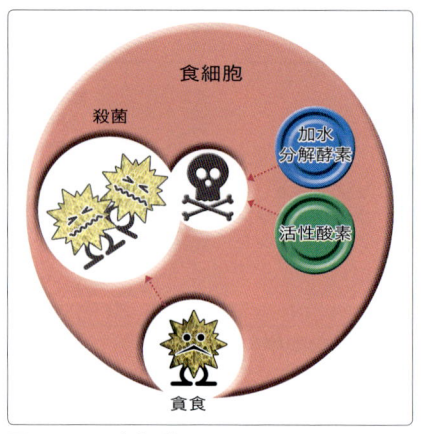

図4-3　食細胞(好中球とマクロファージ)による菌体の貪食と殺菌

れる．最後に，④組織の修復反応が行われ，一連の炎症反応は終了する(図4-2)．

＜補体による貪食促進＞

　補体系は食細胞による貪食を高める．補体は，正常な血清につねに含まれる一連のタンパク質群である．補体系は独自に微生物を検出することができ，この結果補体自らが活性化される(図4-4)．このほか，抗体と抗原が結合すること(獲得免疫)によっても補体系は働く．

　補体系の働きのうち重要なのが，①食細胞による貪食促進(オプソニン)作用である．そのために補体が活性化すると，血管壁の透過性を高める作用と，微生物がいる部位に食細胞を引き寄せる(走化性)作用も持っている．

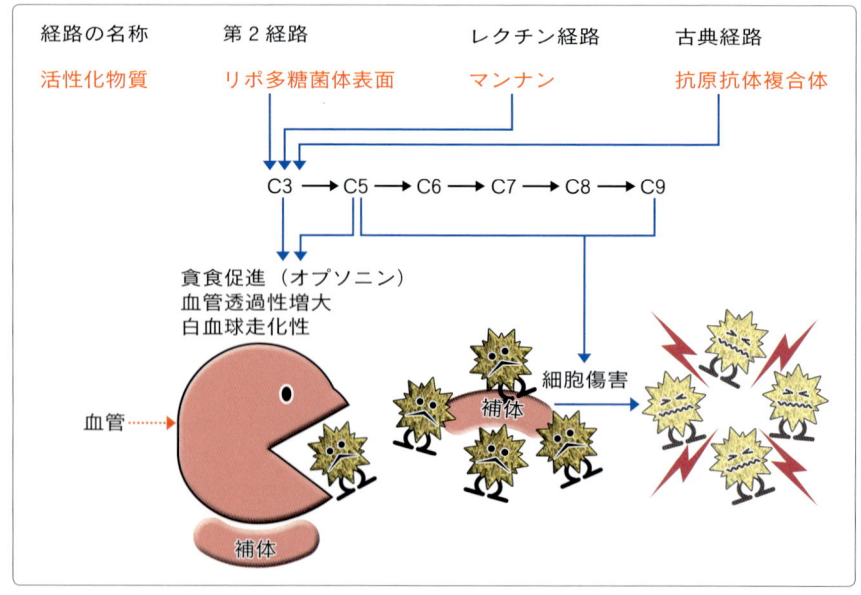

図4-4　補体の働き

補体の活性化経路

補体系の微生物検出法には，3種類知られている．1つめは第2経路とよばれており，細菌のリポ多糖や異物の表面を検出できる．2つめはレクチン経路とよばれており，主に微生物細胞壁多糖であるマンナンを検出する．3つめは古典経路とよばれ，抗体が結合することにより抗原を検出している．古典経路は，抗体がかかわることから厳密には獲得免疫系に分類される．

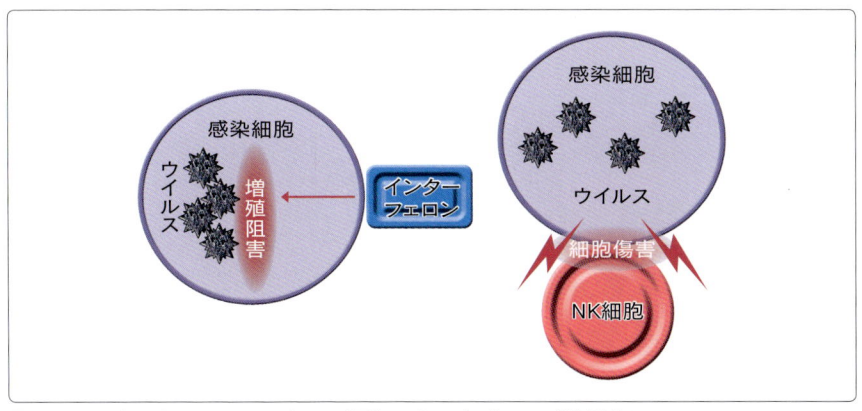

図4-5 インターフェロンとNK細胞によるウイルス感染防御

さらに，②微生物の細胞膜に穴を作り，細胞を破壊する作用(細胞傷害作用)も持っている(図4-4)．

(2) ウイルス感染に対する対策

ウイルス感染に対しては，インターフェロン-αやNK細胞が有効である．自然免疫の受容体を持つ細胞がウイルスの抗原を検出すると，サイトカインの一種のインターフェロン-αを放出する．インターフェロン-αは，ウイルス感染細胞に働いて，ウイルスの増殖を阻害する(図4-5)．一方，NK細胞は，血中につねに含まれており，ウイルスに感染した細胞を破壊して，ウイルスの増殖を防いでいる．

4-3 獲得免疫とは

自然免疫系では防ぐことができない微生物を排除するために，獲得免疫系が働く．獲得免疫系は，目的の病原体だけに対して非常に選択的に働く．そのため，自然免疫系と比べて，微生物を排除する効率が高い．

1) 免疫系の組織と細胞

(1) 免疫組織

獲得免疫に関係する組織には，①免疫細胞(リンパ球)の増殖と分化にかかわる組織と，実際の②感染防御免疫にかかわる組織がある(図4-6)．リンパ球の増殖と分化の大半の過程は，骨髄中で行われる．骨髄で造られたリンパ球のうち，一部の細胞は胸腺に運ばれる(図4-7)．胸腺では，自己成分と反応する細胞だけが除かれる(自己免疫寛容⇒p.52参照)．胸腺を経て機能できる状態となったリンパ球は，大量に血液中に蓄えられて感染防御に備えている．

(2) リンパ球

主要なリンパ球には，骨髄から血液中に直接運ばれるBリンパ球(B細胞)と，胸腺を経て血液中に運ばれるTリンパ球(T細胞)がある．血液中

免疫系組織
脾臓やリンパ節以外に多数のリンパ球が分布しているリンパ系の器官がある．小腸粘膜のパイエル板，口蓋扁桃，咽頭扁桃などである．これらの器官は，分泌型IgAによる感染防御に関係している．

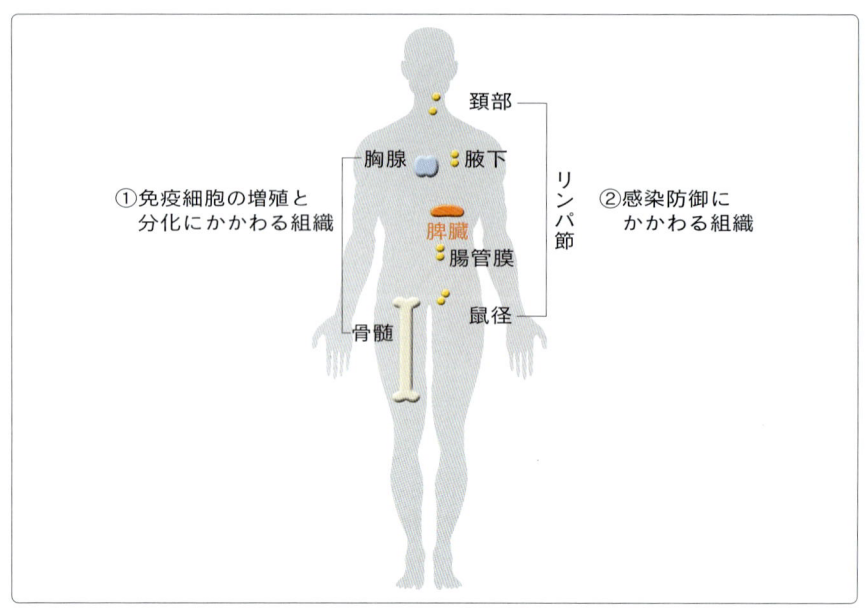

図4-6　免疫系組織の分布

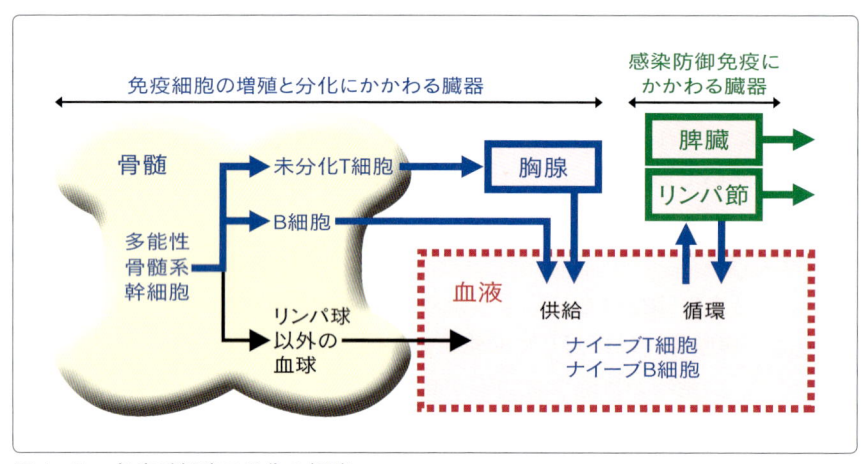

図4-7　免疫系細胞の分化の概略

に蓄えられているそれぞれのB細胞は，固有の抗原と反応できる抗体を作る能力がある．感染の際に，B細胞は，形質細胞に分化して抗体を作る（**表4-2**）．一方，T細胞には，ヘルパーT細胞とキラーT細胞の2種類がある．これらのそれぞれのT細胞は，固有の抗原と選択的に結合できる受容体（TCR）を持っている．T細胞は抗原提示をされると活性化T細胞となり種々の免疫反応を調節する．

（3）抗原

個々の微生物に含まれる特徴的なタンパク質を抗原とよんでいる．抗体は抗原を介して細菌やウイルスと結合する．抗原タンパク質に低分子化合

表4-2 免疫系の細胞

リンパ球		抗　原	活性化細胞名	機　能
B細胞		膜抗体	形質細胞	抗体を作る
T細胞			活性化(感作)T細胞	
	ヘルパーT細胞	CD4	(Th1)	細胞傷害性を補助
		CD4	(Tfh)	抗体産生を補助
	キラーT細胞	CD8	細胞傷害性T細胞	細胞を傷害(破壊)

物が付着した場合には，たとえば糖鎖やペニシリンなどに対して，抗体が作られる場合がある．

（4）抗原提示

体内に侵入した微生物はマクロファージに貪食される．リンパ節や脾臓では，マクロファージは貪食した微生物の特徴あるタンパク質を適当な大きさに分解して，抗原としてT細胞に示す．この過程を抗原提示とよんでいる．またこのような働きをする細胞を，抗原提示細胞（マクロファージほか）とよんでいる（図4-8）．

（5）リンパ球の活性化

抗原提示の結果，ヘルパーT細胞は活性化する．一部の活性化ヘルパーT細胞は，B細胞に働き，この細胞が形質細胞へ分化することを助け，抗体を分泌させる（図4-9）．

一方，ウイルス感染の場合，抗原提示の結果，キラーT細胞は細胞傷害性T細胞となる．細胞傷害性細胞は，ウイルス感染細胞を見つけだして細胞を破壊する．その際，別の活性化ヘルパーT細胞はウイルス感染細胞の破壊を助ける．このようにしてウイルスの増殖を抑える．

> **スーパー抗原**
> 抗原提示細胞は抗原と選択的に反応できる受容体を持つT細胞だけを活性化する．ある種の細菌成分は抗原提示細胞とT細胞を非特異的に結合させる．この結果，非常に多数のT細胞を活性化させる．このような菌体成分をスーパー抗原とよぶ．

> **MHC分子**
> 抗原提示を行う細胞は，MHC分子を持ち抗原情報をリンパ球に伝える．この分子はくぼんでおり，このくぼみに入る程度の大きさになるように抗原のタンパク質が切断される．

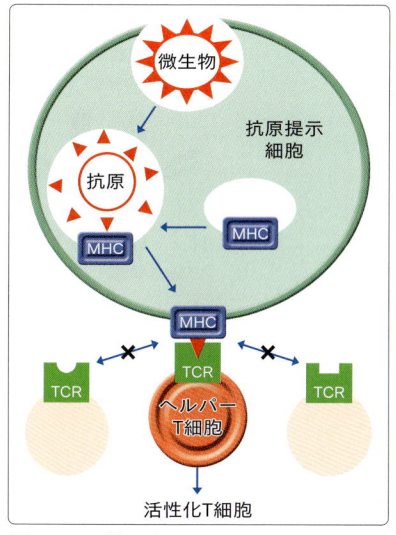

図4-8　抗原提示

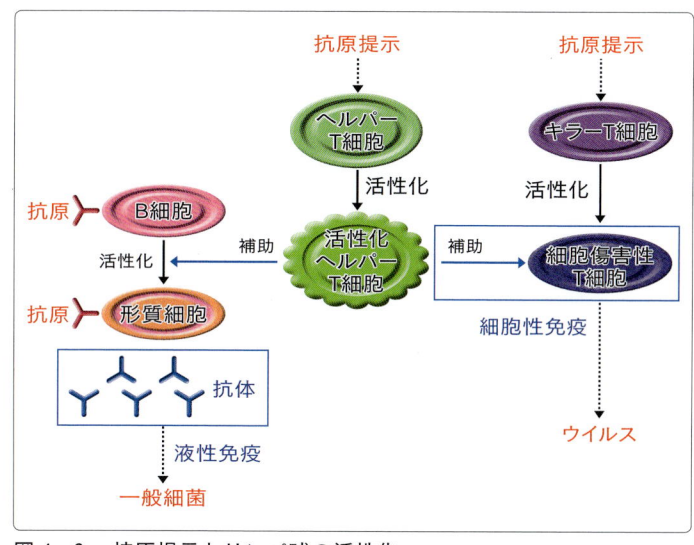

図4-9　抗原提示とリンパ球の活性化

獲得免疫の作用には，細胞（活性化T細胞および細胞傷害性T細胞）による場合と，液性成分の抗体による場合がある．前者を細胞性免疫，後者を液性免疫とよぶ．

2）抗体
（1）抗体の役割
抗体は，それぞれ目的の抗原とだけ結合する．抗体が抗原と結合することによって，抗原の作用を阻害する場合がある．この作用を中和反応とよんでいる．ウイルス粒子に抗体が結合した場合，ウイルスは，その感染力を失い，感染力が中和される．

（2）免疫グロブリンの基本構造
抗体タンパク質のことを，免疫グロブリンとよぶ．免疫グロブリンの基本構造は，それぞれ2本の長短のタンパク質鎖からなっている（図4-10）．抗体の基本構造内には，抗原と結合する部位が合計2か所ある．長鎖のタンパク質には5種類あり，IgG，IgM，IgA，IgD，IgEに分類されている．IgG抗体の長鎖タンパク質の末端部には食細胞に対する受容体がある．そのため，抗体と結合した菌体は，食細胞と結合して非常に効率よく貪食される（図4-10）．

図4-10　抗体の基本構造

（3）免疫グロブリンの種類と特徴
5種類の免疫グロブリンは，それぞれ特徴を持ち感染防御で異なる役割がある（表4-3）．

分泌型IgA（SIgA）
分泌型IgAは通常の免疫系とは別の経路で免疫刺激を受けて作られる．また，分泌される場所が粘膜面だということから粘膜免疫ともよばれている（図4-11）．

表4-3　免疫グロブリンの種類と特徴

種類	特徴	その他
IgG	血清中にもっとも多い，胎盤を通る	
IgM	免疫応答初期に作られる	
IgA	分泌型IgA（SIgA）は粘膜表面に多く分泌される	血清型IgAもある
IgE	血清中に微量存在，I型アレルギーを起こす	
IgD	感染防御での役割不明	

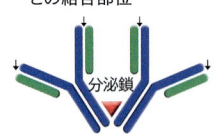

図4-11　分泌型IgAの基本構造

（4）抗体産生応答
はじめて出会う微生物が生体に侵入した場合，侵入の数日後に血清中に抗体が増加する．初期にIgM抗体が増大し，次第にIgG抗体に置き換わる．しばらく年月が経過した後にふたたび同じ微生物が侵入すると，はじめて出会った場合と比べて，短期間に大量の血清抗体が増加する．これを，二次免疫応答とよんでいる（図4-12）．初回の免疫反応誘導の後に，一部のリンパ球が壊されずに記憶細胞として残ったためである．このような機序があるために，ヒトは，一度感染した感染症に対して二度目には感染しないか，感染しにくくなる（病後免疫とよぶ）．

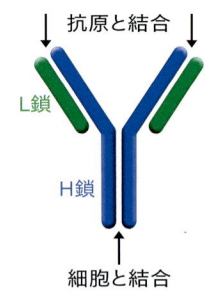

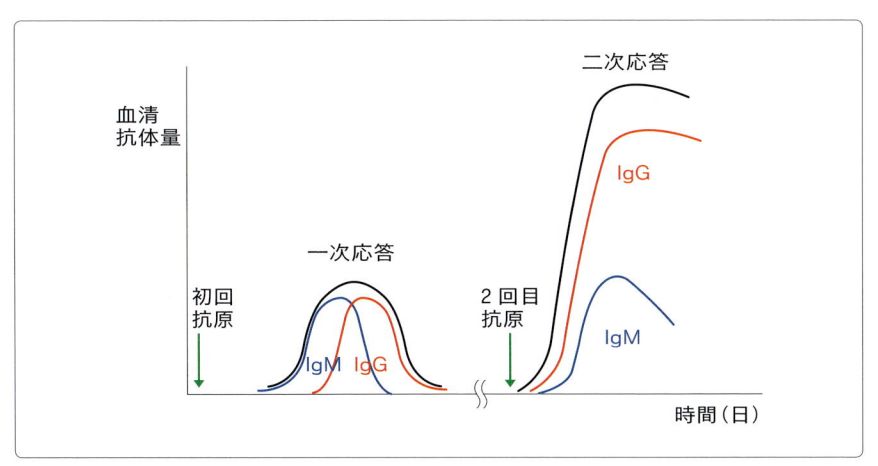

図 4-12 抗原刺激による抗体の作られ方

- 1回目の侵入
  IgG と IgM 濃度は同程度，数日後に作られる．
- 2回目の侵入
  IgG が短期間に，大量に作られる．

3）液性免疫の反応

血清中に含まれる抗体と抗原の反応が，種々の臨床検査に応用されている．

(1) 中和反応

抗体が抗原に結合した際に，抗原が持っている作用を阻害する作用を中和反応とよんでいる．また，毒素タンパク質に抗体が結合した場合，毒素作用が中和される（臨床検査例にジフテリアのシックテストがある）．

(2) 凝集反応と沈降反応

細菌や赤血球のような顆粒状の抗原が抗体と結合すると，抗原顆粒と抗

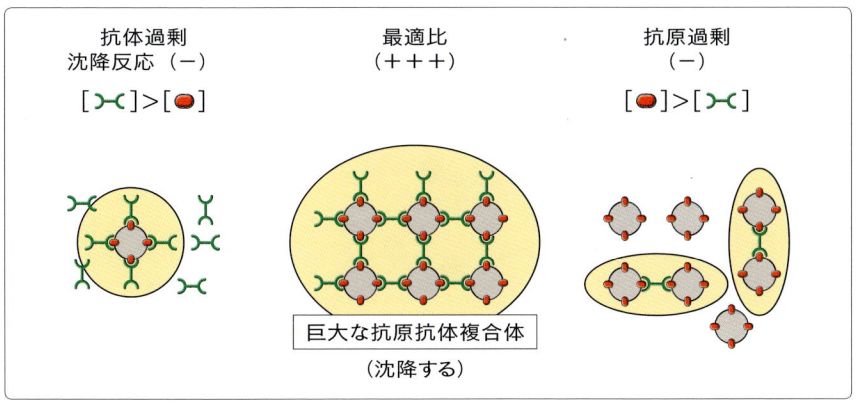

図 4-13 沈降反応の最適比

凝集反応や沈降反応の工夫
凝集反応の検出感度を高めるために，人工的に着色した抗原と抗体を反応させる場合がある．また，沈降反応をゲルの中で行わせることにより反応物を容易に取り扱うことができる（Ouchterlony法，免疫電気泳動）．また，あらかじめゲルに抗体を含ませておき，その後ゲル内に抗原を同時に拡散させると，抗原の量に相関して沈降反応がみられる（単純放射拡散）．

ABO式血液型検査
赤血球の代表的な抗原であるA型抗原やB型抗原と血漿中の抗A抗体や抗B抗体との凝集反応である．

体の結合物の凝集塊が，容器の底部に広がってみられる．これを凝集反応とよんでいる（臨床検査例に腸チフスのウィダール反応がある）．水溶性の抗原と抗体が結合した場合，沈降反応とよんでいる（図4-13）．

（3）抗体と補体の反応

IgG抗体は，補体と結合する部位を持っている．抗原と結合した抗体に補体が結合すると，補体系が活性化して，白血球による貪食が促進され，また細菌細胞が破壊される（臨床検査例に，溶菌反応を利用したコレラ菌のパイフェル反応や，補体結合反応を利用した梅毒のワッセルマン反応がある）．

（4）標識抗体反応

蛍光物質や酵素を抗体と結合させると，抗体と結合した抗原を高感度で検出できる．酵素を用いるELISA法はいくつかの検査に利用されている．

4）細胞性免疫

（1）細胞性免疫

ウイルスや細胞内で増殖する細菌（細胞内寄生性細菌）にヒトが感染した場合には，細胞性免疫が感染の防御に有効である．ウイルスに感染した場合，活性化した細胞傷害性T細胞は，ウイルス感染細胞と結合して，直接細胞を破壊する（図4-14）．細胞内寄生性細菌がマクロファージに感染した場合，活性化したヘルパーT細胞は，感染マクロファージに作用して，細胞内殺菌作用を強めて細菌を殺菌する．

（2）移植免疫

ヒトに臓器や細胞を移植した場合，拒絶反応とよばれる免疫反応が生じる場合がある．移植後にみられる主な拒絶反応は，細胞性免疫反応により引き起こされる．拒絶反応の有無，また生じた場合の拒絶反応の強さは，供与者と受容者の免疫学的な違いによる．移植される臓器によっても，生じる拒絶反応の程度は異なる．

（3）腫瘍免疫

がん細胞の排除も，免疫系の重要な役割である．自然免疫系（主にNK細胞），さらに獲得免疫系（主にキラーT細胞）が，がん化した細胞を破壊して排除している．

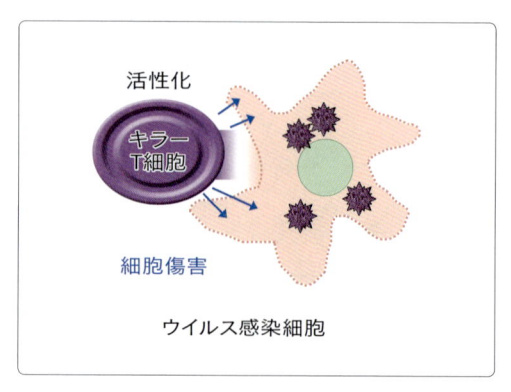

図4-14 細胞性免疫反応

酵素抗体法
エライサ（ELISA）法では専用のプラスチック容器に抗原を吸着させて抗原抗体反応させる．反応の際に，酵素を結合させた抗体を使用して，反応した抗体量を酵素活性の違いとして測定できる．また，ウエスタンブロット法では，タンパク質を電気泳動で分離後，ナイロン膜に吸着させ目的のタンパクだけを抗体を用いて検出する．

細胞傷害性T細胞による細胞傷害
細胞傷害性T細胞はウイルス感染細胞を直接破壊する．1つは，T細胞表層成分によるアポトーシス誘導作用である．もう1つは，細胞傷害性T細胞の細胞質内の分泌顆粒から放出される成分による．この成分には2種類知られており，1つは細胞膜に穴をあける成分である．もう1つは，細胞内に入ってアポトーシスを誘導する．

個人の免疫学的違い
それぞれ個人には，免疫学的に非常に多くの違いがある．この違いは主に白血球の表面にあるMHC分子（ヒトの場合HLAとよぶ）の違いによる．MHC分子にはクラスI分子とクラスII分子が知られている．それぞれ3種類の成分がある．それぞれ3つの成分には10種類前後の型がある．したがって，非常に大きな組合せが可能である．

4-4 免疫病と免疫寛容

1）アレルギー
有害ではない外来性成分に対して，免疫反応が生じる場合がある．この結果，私たちに不都合な影響が生じる場合を，アレルギー（過敏症）とよんでいる．また，アレルギーの原因となる抗原を，アレルゲンとよんでいる．

（1）アレルギーの型
反応の機序によりⅠ型からⅣ型に分けられている．アレルゲンの侵入後にアレルギーが数時間以内に生じる場合を即時型（Ⅰ型，Ⅱ型，Ⅲ型），1日以降に生じる場合を遅延型とよんでいる．

即時型では抗体が，遅延型ではT細胞が反応の中心となっている（表4-4，図4-15）．

（2）アレルギーの要因と治療
アレルギーの要因には，遺伝的要因と環境的要因がある．環境的な要因として，ジーゼル車排気ガスの増大，花粉の増大，食生活の西欧化などが関係している．

歯科臨床では，金属アレルギー（接触性皮膚炎）の患者と出会う場合がある．このような患者は，補綴金属がアレルゲンとなっている例が多い．金属アレルギーの治療には，アレルゲンとして疑われる口腔内の補綴物だけでなく，金属性の装飾具を身体から除去することが第一である．

> **アレルギーや自己免疫病と遺伝**
> アレルギーや自己免疫病では，病原性がみられない花粉や自己組織や細胞に対して，免疫が生じる．これらの疾患と特定のMHCに相関関係があることが知られている．MHCは抗原提示にかかわる成分である．

表4-4 アレルギーの機序と例

型		主な機序	例
即時型	Ⅰ型	IgE抗体が肥満細胞に働く	花粉症，気管支喘息，蕁麻疹
	Ⅱ型	抗体や補体による細胞傷害作用	不適合輸血による溶血
	Ⅲ型	多量の抗原抗体複合体の作用	血清病
遅延型	Ⅳ型	T細胞による細胞性免疫	ツベルクリン反応，金属アレルギー

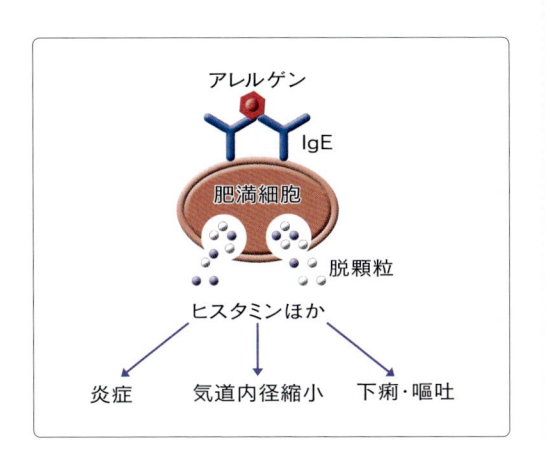

図4-15 Ⅰ型アレルギーの機序

2）自己免疫病

免疫系の何らかの異常の結果，自己の組織や細胞が，免疫系によって傷害される場合がまれにみられる．これを自己免疫病とよぶ．自己免疫病には，微生物感染や遺伝のほか，いくつかの要素が知られている．歯科においては，シェーグレン症候群が重要である．シェーグレン症候群では，唾液腺が免疫系によって障害を受け，唾液の分泌が減少する（表4-5）．

表4-5 頭頸部にみられる主な自己免疫病

標　的	自己免疫病
唾液腺	シェーグレン症候群
口腔粘膜	類天疱瘡 ベーチェット病
眼	ベーチェット病
甲状腺	橋本病 グレーブス病（バセドウ氏病）

3）免疫寛容

特定の抗原に対して，免疫学的に無反応になっている状態を，免疫寛容とよぶ．ヒトは，自己の抗原に対し免疫寛容の状態となっている（表4-6）．さらに，食事に含まれる抗原や妊婦は胎児に対して，免疫寛容の状態となっている．

表4-6 自己免疫寛容を支える主な機序

自己免疫寛容	説　明
主な機序	胸腺での自己抗原と反応するT細胞の除去
補助的機序	調節性T細胞による自己抗原との免疫反応の抑制

4）免疫不全症候群

生まれながらに，免疫系の細胞や成分が欠けていたり，機能しない場合（原発性免疫不全症）がある．また，HIV（後天免疫不全症候群：AIDSの病原体）のようなウイルス感染症，糖尿病，悪性腫瘍や白血病に罹患すると免疫不全症（続発性免疫不全症）になる．いずれの免疫不全症の場合も，微生物感染に対する抵抗力がきわめて低い．

HIV
⇒ p.110参照

5）免疫による感染予防

（1）ワクチン

予防接種に使われる抗原を，ワクチンとよんでいる．ワクチンは，接種された人の体内で，免疫系が刺激され，自らの体内に免疫力が作られる．

自らの体内に免疫力を作るため，能動免疫とよび，病後免疫も含まれる．
　一方，毒素を中和するために抗毒素療法が用いられる．抗毒素療法では，馬などの他の個体が作った免疫力を受け取るため，受動免疫とよんでいる（表4-7）．

表4-7　能動免疫と受動免疫の分類

免疫の種類	説明	例
能動免疫	自身の体に免疫力を作る	ワクチン 病後免疫
受動免疫	他の個体で作られた免疫力を移入	血清療法 免疫グロブリン療法

近年のワクチン
近年では致命的で大流行する感染症が減少している．このため，予防効果よりも安全性により重点が置かれている．ワクチンの副作用は，感染防御にかかわる成分以外の病原体由来成分や添加物による例が多い．そのため，近年開発されるワクチンは感染防御にかかわる成分だけを使用する，成分ワクチンが多い．

＜ワクチンの種類＞（表4-8）
　ワクチンでは，抗原の調製法によって2つに大別されている．①何らかの方法で病原性を弱めて，病原微生物を活かしたまま，ワクチンとして用いる方法(生ワクチン)．②抗原性を保ったまま，病原微生物を不活化させ

表4-8　定期・任意ワクチン接種スケジュール（平成26年10月1日以降）

区分	対象疾病または病原体	ワクチンの種類	対象者と接種時期
予防接種法にもとづくもの　定期A類疾病予防接種	Hib(インフルエンザ菌b型)	不活化	生後2か月以上7か月までに接種開始
	肺炎球菌(13価結合型)	不活化	生後2か月以上7か月までに接種開始
	B型肝炎	不活化	生後2か月以上9か月
	DPT-IPV Ⅰ期	4種混合 不活化	生後3〜12月
	結核(BCG)	生	1歳未満
	麻疹・風疹混合(MR)	2種混合 生	1期：生後1〜2歳 2期：5〜7歳
	水痘	生	1〜3歳
	日本脳炎	不活化	1期：6月〜3歳，1期追加：3〜4歳 2期：9〜13歳
	DT Ⅱ期	2種混合 不活化	11〜13歳
	HPV(ヒトパピローマウイルス)	不活化	11〜17歳の女子，2013年6月4日以降，副作用の問題で現在は積極的な勧奨は行われていない．
定期B類	インフルエンザ	不活化	65歳以上および60〜65歳で免疫異常など深刻な疾患があるもの，毎年1回
	肺炎球菌(23価多糖体)	不活化	当該年度に65,70,75,80,85,90,95,100歳になる高齢者
任意接種	B型肝炎	不活化	出生直後(母子感染予防のため抗HBsヒト抗体を含む)
	冬季乳幼児嘔吐下痢症(ロタウイルス)	生	生後6〜24週の接種
	流行性耳下腺炎(ムンプス)	生	1歳以上
	A型肝炎	不活化	海外渡航者
	破傷風	不活化	定期接種を受けていない成人
	髄膜炎	不活化	海外渡航者
	黄熱	生	海外渡航者
	狂犬病	不活化	海外渡航者

(感染症研究所の予防接種スケジュールHPを改変)

たり，感染防御に関わる成分だけを取り出してワクチンとして用いる方法（不活化ワクチン）．さらに不活化ワクチンのうち，病原微生物の毒素だけを取り出し，抗原性を保ったまま毒作用を除き，ワクチンとして用いるものをとくにトキソイドとよぶ場合がある．生ワクチンと不活化ワクチンでは接種スケジュールに違いがある．

（2）血清療法および免疫グロブリン療法

ジフテリアや破傷風のような毒素の作用は，急速に進行する．これらの毒素の作用を中和する目的で，抗血清を注射する．この方法を，血清療法とよぶ．また，B型肝炎患者の症状緩和や，針刺し事故の際のB型肝炎感染予防のために，免疫グロブリン療法が行われる．

復習しよう！

1 食作用が強いのを2つ選べ（'97）．
a 単球
b リンパ球
c 好酸球
d 好中球

2 生体の防御機構に関与するのを2つ選べ（'98）．
a 食細胞
b インターフェロン
c コラゲナーゼ
d コアグラーゼ

3 補体の説明で正しいのはどれか．
a 抗体産生を促進
b 食作用を増強
c マクロファージが産生
d 正常血清中には含まれない

4 正しい組合せはどれか．
a 好中球―ツベルクリン反応
b マクロファージ―ヒスタミンの遊離
c 形質細胞―免疫グロブリンの産生
d Tリンパ球―貪食

5 抗体について正しいのはどれか．
a IgM―血清中にもっとも多い
b IgE―肥満細胞と結合
c IgG―唾液中にもっとも多い
d IgA―抗原刺激後もっとも早く出現

6 正しい組合せはどれか．
a シックテスト―補体結合反応
b ウィダール反応―凝集反応
c ワッセルマン反応―毒素中和反応
d パイフェル反応―沈降反応

7 正しい組合せはどれか．
a 予防接種―受動免疫
b 血清療法―能動免疫
c Tリンパ球―細胞性免疫
d 同種移植免疫―液性免疫

8 正しい組合せはどれか．
a Ⅰ型―アトピー性皮膚炎
b Ⅱ型―金属アレルギー
c Ⅲ型―アレルギー性鼻炎
d Ⅳ型―不適合輸血による溶血

9 正しい組合せはどれか．
a Ⅰ型―抗原抗体複合体
b Ⅱ型―肥満細胞
c Ⅲ型―IgE
d Ⅳ型―T細胞

<解答>
1：a, d
2：a, b
3：b
4：c
5：b
6：b
7：c
8：a
9：d

chapter 5 滅菌と消毒

学習目標
- ☐ 感染予防の概念を説明できる．
- ☐ 滅菌と消毒の違いを説明できる．
- ☐ 滅菌法を分類できる．
- ☐ 消毒薬の作用機序を説明できる．
- ☐ 消毒薬の特徴と適用を説明できる．

5-1 感染予防の概念

　病原性あるいは非病原性を問わず，種々の微生物が，われわれの周囲に生息している．周辺に存在するこれらの微生物を完全になくすことは不可能に近いが，当面の対象物(手指や手術道具など)を目標にすれば，的確な対応策をとることができる．近年では，病変部の感染源以外に患者の血液，体液，排泄物なども感染の可能性があるものとして取り扱う考え方が標準予防策(スタンダードプレコーション：standard precautions)として一般化されている．これに基づいて，使用する器材を無菌の状態にしたり，術者や介助者の手指や着衣などに付着した微生物を除去して，できるだけ清潔にする必要がある．このような目的で行うのが滅菌と消毒である．滅菌と消毒に関する知識やその実践は必要不可欠なものであるが，両者は目的と手段が異なることを熟知しなければならない．

☐ **滅菌**(sterilization)
　病原性の有無を問わず，すべての微生物を殺滅または除去すること．

☐ **消毒**(disinfection)
　病原微生物を殺滅あるいは，その増殖を阻止して，感染力を失わせ安全な環境をつくること．

5-2 滅菌

　滅菌は，必然的にもっとも抵抗力の強い生物を殺せる方法が採用されることになる．そのため，もっとも抵抗力の強い細菌芽胞が死滅することを指標として，さまざまな方法が考案され，実用化されている．

1) 熱による滅菌

　もっとも簡単で効果的な方法である．熱によるタンパク質の変性により，微生物は死滅する．熱には，水分を含んだ湿熱と乾燥した乾熱がある．一般に湿熱のほうが，乾熱よりも効果的で低い温度と短い時間で滅菌できる．これは，高温での水の分子の激しい運動と加水分解が加わり，破壊が

プリオンの滅菌
プリオンは従来の微生物の概念とはまったく異なり，通常の滅菌処理に強く抵抗し，消毒薬はすべて無効である．感染性を消失させるためには，132℃，1時間のオートクレーブ処理が有効とされる．

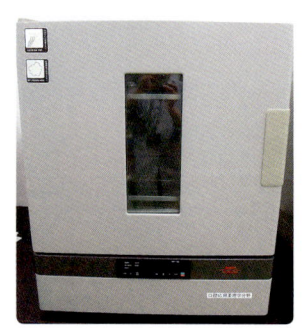

図 5-1　乾熱滅菌器 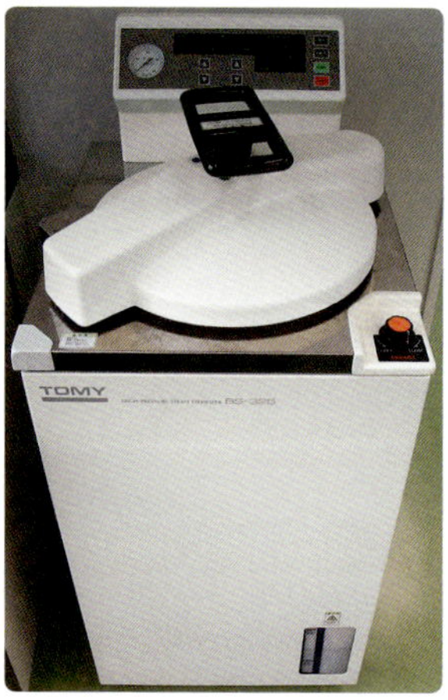　　　　図 5-2　高圧蒸気滅菌器

効率よく進行するためと考えられている．

(1) 火炎滅菌

　微生物の検査や研究に用いられる白金耳や白金線の滅菌に使われる方法で，ガスバーナーやアルコールランプなどの炎で直接焼灼する．

(2) 乾熱滅菌

　乾熱滅菌器(図 5-1)を用いて，電気またはガスで空気を加熱し，乾燥した空気を内部に送り，高温の空気で死滅させる方法である．通常，160～180℃で60～30分加熱する．したがって，この温度での加熱に耐えうるものが対象となり，耐熱性の金属製品，ガラス器具(試験管やシャーレ，ピペットなど)，陶器などの機材に応用されている．ただし，ハサミやメス，スケーラーなどの刃物は切れ味が悪くなるので，この方法は不適である．

(3) 高圧蒸気滅菌

　高圧蒸気滅菌器(オートクレーブ；autoclave，図 5-2)を用いて行う方法である．圧力を高めて飽和水蒸気の温度を100℃以上に保ち滅菌する．通常，2気圧(2 kg/cm^2)，121℃で15～20分加熱するが，滅菌対象の耐熱性によって種々の条件の中から選んで行う．この方法では芽胞やウイルスを含めて完全に微生物を殺滅することができるので，医療施設や微生物研究施設でもっともよく用いられている．

　この温度での加熱に耐えうるものが対象となり，診療室で使用される金属製小器具類(鉗子，ピンセット，ハサミ，メスなど)，綿花，ガーゼ，包帯，細菌培養用の培地類など広い範囲のものに応用されている．熱に弱いプラスチック製品や，加熱分解あるいは変性してしまうもの(ビタミン，ホルモン，血清，血液など)には使えない．

2) 放射線滅菌

　放射線はその作用によって細胞内の分子を励起し，分子を不安定にして不活化する．主として，コバルト(^{60}Co)からのγ線が用いられている．γ

間歇滅菌
常圧，100℃の蒸気で，30～60分間加熱後，常温で一晩放置を3日間繰り返す方法である．高圧滅菌が不適切な易熱性の物質に用いられる．一度の加熱では，栄養型の菌は死滅するが，芽胞は完全には殺滅できないそこで室温で一晩放置し，翌日同じ温度でふたたび加熱し，発芽した細菌を殺す．さらに確実な滅菌を期するために，計3回同じ操作を行う．特殊な場合のみ使用され，医療現場で用いることはほとんどない．

表5-1 滅菌の適応と特徴

滅菌法	適応	長所	短所
火炎滅菌	白金耳・白金線	簡便	医療器具には使用不可
乾熱滅菌	ガラス器具，金属器具	芽胞を含め滅菌可能	非耐熱性器具，ハサミ，メスは使用不可
高圧蒸気滅菌	金属製小器具類，綿花，ガーゼ	芽胞を含め短時間で滅菌可能	非耐熱性器具は使用不可
放射線滅菌	注射針，注射筒，縫合糸・針などの医療器具	高い物質透過性	特定の設備が必要
紫外線滅菌	実験室，手術室の空気	装置が単純で比較的安価	皮膚や粘膜に対する傷害，光が当たらない部分は無効
ろ過滅菌（厳密には除菌）	点眼薬・注射薬・気体	変性が少ない	ウイルスは捕捉不可
ガス滅菌	ゴム・プラスチック製品・精密機械	低温で処理可能	滅菌時間が長い，毒性が強い，引火性がある
低温プラズマ滅菌	金属，プラスチック製器材，精密機器	低温・短時間で処理可能	紙，リネン，綿布，ガーゼなどは使用不可

線は微生物の水分をイオン化させ，これによって核酸の変性をもたらし，結果的に微生物を死滅させる．γ線は透過力が強く，十分な包装をした物品や多量の製品の滅菌に優れ，滅菌した製品は長期の保存ができるなど，信頼のおける滅菌方法である．しかし，放射線はその発生に大掛かりな装置を必要とするので，照射は特定の施設でのみ行われるものであり，一般の医療施設や研究施設で行われることはない．

3）紫外線滅菌

紫外線は100〜400 nmの波長を持った光線で太陽光にも多く含まれている．波長が260 nm付近の紫外線は，核酸に吸収されてピリミジン塩基の構造を変化させることによって微生物を死滅させる．

紫外線は放射線と異なり，透過力がなく，光が当たったところにしか作用せず，陰の部分は殺菌されないという欠点があるので，注意を要する．また，その効果は距離の2乗に反比例して減弱するので，あまり遠くからの照射は効果がない．したがって，器具や器材の滅菌には不適当であり，実験室や手術室の空気，実験器具などの表面や水の殺菌に使用される．また，直視や皮膚への照射は避けなければならない．

4）ろ過滅菌

液体や気体を適当な孔径(0.22〜0.45 μm)のフィルターを通して，混在する微生物を捕捉し，除く方法である．熱を加えると，変性してしまう医薬品や血清などを無菌にするために用いられる．ただし，この方法ではウイルスは補足できないので，**厳密な意味で滅菌の定義に当てはまらない**．

電子線滅菌
放射線滅菌のひとつで，エネルギーを持った電子(粒子)を電気的に発生させ，微生物を殺滅する．透過力に制限があるが，γ線と比べ短い時間で強い線量を照射する．

ピリミジン塩基
プリン塩基と同じく，核酸を構成する塩基．

ろ過膜
現在は，ろ過膜の孔の大きさが正確に作られたプラスチック製の膜が用いられている．

5）ガス滅菌

ゴムやプラスチック製品あるいは内視鏡などの精密機械など，高温の加熱による滅菌ができない器材の滅菌に用いられる化学的方法である．殺菌作用のある化学物質をガス状にし，密閉容器内に入れて滅菌する．これらの殺菌性ガスとしては，芽胞を死滅させるエチレンオキサイドガスやホルムアルデヒドガスが用いられる．いずれのガスも微生物タンパク質，核酸，酵素などのアミノ基などをアルキル化することにより，不活化するが，最近ではエチレンオキサイドガスが広く用いられている．

エチレンオキサイドガス（EOG）は，殺菌力，浸透性に優れており，その効果を高めるために40℃，湿度40％の条件で利用されている．ガス透過性のプラスチックフィルムの袋に滅菌する材料を入れて，専用の容器でガス存在下で2〜4時間処理する．滅菌が終了してもそれぞれの器具にはガスが残留しているので，滅菌した器材もただちに用いることなく，早くても6時間以上十分にガス抜きをしてから使用する．すべての微生物に有効であり，被滅菌物を低温で滅菌できる長所があるが，毒性が強いこと，引火性があること，残留毒性の問題や滅菌時間が長いことなどの短所がある．

6）低温プラズマ滅菌

過酸化水素水を減圧下でガス状態にして，高周波やマイクロ波を組み合わせ，プラズマ状態を作り，菌を死滅させる．温度は減圧の程度により異なるが，45〜60℃程度であり，短時間で終了し，残留毒性がない．金属器具，非金属の非耐熱器具が対象となる．

5-3 消毒

消毒法は，熱を用いる物理的方法と消毒薬を使用する化学的方法がある．

1）物理的消毒法

消毒薬を用いないで，微生物を殺滅する方法である．一般に煮沸消毒法が広く用いられている．

（1）煮沸消毒

普通，シンメルブッシュの煮沸消毒器を用い，100℃の沸騰水中に被消毒物を沈めて，15分以上煮沸する．栄養型の一般細菌，結核菌，真菌，ウイルスを殺滅するが，芽胞は殺滅できない．1％炭酸ナトリウムを加えると殺菌力が高まると同時に金属器具の腐食防止にもなる．この方法は薬品が用いられていないことから，一般の食器類や哺乳瓶などの消毒に適しており，薬品による環境汚染も避けることができる．

（2）低温殺菌

60〜70℃で30〜60分加熱すれば，被殺菌物の品質の変化を最小限に留めながら多くの細菌や真菌を殺滅することができる．この方法をパスツリ

エチレンオキサイドガス
発がん性や催奇性があるので，作業者がガスに直接曝露されないように注意しなければならない．

過酸化水素ガスプラズマ滅菌法
気化拡散させた過酸化水素に高周波エネルギーを加え，低温のプラズマを発生させて滅菌する．乾燥状態の金属器材，プラスチック類の滅菌が可能．処理時間は30分前後，滅菌温度はおよそ50℃．紙，リネン，綿花，ガーゼ，液体，粉体および濡れている器材は滅菌できない．

消毒とは
消毒は病原微生物を対象とし，その数を減らすか，活動を抑制して感染の拡大を阻止し，安全な環境・状態にすることである．病原微生物の「毒を消すこと」ではない！

パスツリゼーション
牛乳の場合60〜68℃，30分間の処理で風味や香りを損なうことなく殺菌できる．

表5-2 消毒薬の適用とスペクトル

用途(対象)					効果	消毒薬	微生物に対する効果										
手指	粘膜	医療器具 金属	医療器具 非金属	環境			グラム陽性細菌 一般	MRSA	芽胞	グラム陰性細菌 一般	緑膿菌	結核菌	真菌	ウイルス 一般	HBV	HCV・HIV	ライノ
×	×	○	○	×	高	グルタルアルデヒド	○	○	○	○	○	○	○	○	○	○	○
○	×	○	△	○		消毒用エタノール	○	○	×	○	○	○	△	○	×注	○	×
△	×	○	○	○	中	次亜塩素酸ナトリウム	○	○	△	○	○	△	○	○	○	○	○
○	○	×	×	×		ポビドンヨード	○	○	△	○	○	○	○	△	△	△	△
○	○	○	○	△		塩化ベンゼトニウム	○	△	×	○	△	×	△	×	×	×	×
○	○	○	○	△	低	塩化ベンザルコニウム	○	△	×	○	△	×	△	×	×	×	×
○	×	○	○	△		グルコン酸クロルヘキシジン	○	△	×	○	△	×	△	×	×	×	×
○	△	○	○	○		塩酸アルキルジアミノエチルグリシン	○	△	×	○	△	△	△	×	×	×	×

○使用可能　△注意して使用　×使用不可　　　　　○有効　△高濃度,長時間で有効　×無効

＊注 消毒用エタノールはHBVに対して有効との報告もあるが,ここでは厚生省保健医療局監修ウイルス肝炎研究財団編「ウイルス肝炎感染対策ガイドライン」を参考とした.

ゼーションとよび,牛乳の殺菌に利用されている.

2)薬剤による消毒法

多種類の消毒薬がその用途に応じて使用されているが,それぞれの消毒薬の性質を十分に理解し使用しないと,効果は減弱する.表5-2に示したように,微生物に対する有効性(抗微生物スペクトル),適用対象,経済性,環境に配慮して消毒薬を選択し,適正使用する必要がある.また,その殺菌効果は薬剤の濃度,作用(浸漬)時間,温度などによっても異なるので留意する必要がある.

消毒薬の効力を比較するには,一般に消毒薬のひとつであり,化学的に純品が得られるフェノール(石炭酸)を基準(フェノールを1とする)として,殺菌力を比較し,その消毒薬が何倍の力価があるかで示す方法で行われる.これをフェノール係数という.この値は大きいほど,消毒力が強いことを示す.このほかに次亜塩素酸ナトリウムを標準として評価する方法や,最小発育阻止濃度(minimal inhibitory concentration：MIC)を求める方法などある.

(1)アルデヒド類

アルキル化薬として作用し,タンパク質や核酸と結合して変質させて,強い殺菌力を示す.グルタルアルデヒドは,グルタラールともよばれ,一般細菌,結核菌,芽胞,真菌,B型肝炎ウイルスやヒト免疫不全ウイルスなどに対して有効である.金属の腐食性もないが,生体に対しても毒性が強いので,主に器具(気管支鏡,胃カメラなどの内視鏡)の殺菌に用いられる.

消毒薬の性質
消毒薬は微生物に対して効果的である(微生物にとって毒素)と同時に,人体に対しても有毒・有害であることを知っておく必要がある.

最小発育阻止濃度
その薬剤で細菌の増殖が押さえられる最小の濃度.

(2) アルコール類

アルコールはもっとも手近な消毒薬であり，タンパク質変性や脂質の融解により，一般細菌，結核菌，エンベロープを有するウイルスに効果を示す．ただし芽胞には無効である．アルコール類の中で消毒薬として普通に用いられているのは，エチルアルコール（エタノール）である．60～80％で強い殺菌効果が得られ，これらの濃度範囲外では殺菌効果は十分に発揮されない．一般に細菌は15秒程度で殺菌され，アルコールは蒸発するので，残留の危険性もない．消毒対象は，人体においては手指や注射部位の皮膚消毒，または体温計や聴診器など種々の医療器具である．しかし，揮発性で引火性であり，ゴムやプラスチック製品は変性するので用途に注意しなければならない．

イソプロパノールは，エタノールと同様に揮発性で，50～70％水溶液として用いられる．毒性や刺激性はエタノールよりやや高いが，比較的安価である．

(3) ハロゲン類

①次亜塩素酸ナトリウム

一般細菌や真菌に対して強い殺菌力を示し，ウイルスにも有効である．酸化作用によって殺菌が行われる．飲料水（0.1～1 ppm），器具類（50～1000 ppm）の消毒に用いられる．さらに，床に落ちた血液，体液，排泄物などの消毒にも使用される．アルカリ性溶液であり，酸性の薬品との混合により，有毒な塩素ガスを発生するため，密閉した場所では使わないなどの注意を要する．また，金属製品を腐食させたり，衣服などの色を脱色する欠点がある．

②ポビドンヨード

ポリビニールピロリドンとヨウ素の化合物で，広い抗微生物スペクトルを持ち，ほとんどの細菌および芽胞に効力を示す．生体への刺激性も低く，創面，口腔や咽頭などの消毒薬として歯科領域でも広く用いられている．本剤は人体に使用できる有益な消毒薬のひとつであるが，有機物存在下で不活性化されやすい欠点がある．また，ヨードアレルギーの人には使用できない．イソジン液やネオヨジン液などの商品名で市販されている．

(4) グルコン酸クロルヘキシジン（商品名：ヒビテン）

グアジニンが2個結合したビグアナイド系消毒薬で，微生物の膜障害とタンパク質変性作用で消毒効果を発揮する．副作用が少なく，不快な臭気もないため，現在広く臨床で用いられている．グラム陽性・陰性を問わず広く細菌一般に有効であるが，結核菌，芽胞，ウイルスには無効である．毒性が低く，手指，術野の皮膚消毒に適している．ただし，粘膜には用いられない．有機物の混入による効力の低下がある．また，本剤を70％アルコールで0.1～0.5％に薄めた溶液は手指の消毒用としてよく用いられている．

消毒薬の使用濃度
いくつかの消毒薬は濃度を高くすると殺菌効果が高まる傾向にあるが，これはまったく無意味である．逆に消毒薬が環境を汚染することになり，不経済でもある．また，エタノールやイソプロパノールは100％濃度で使用すると殺菌効果は発揮されないので要注意．

ppm
(parts per million)
微量成分の濃度を示す単位．

（5）陽イオン界面活性剤（逆性石けん）

　高級アルキル基置換第四級アンモニウム製剤である塩化ベンゼトニウムや塩化ベンザルコニウム（商品名：オスバン）は水に溶けると解離して，アンモニウム塩を含む部分が陽性に荷電するため，陽イオン界面活性剤とよばれる．また，普通の石けんの界面活性を示す部分が陰イオン型であることから，陽イオン型界面活性剤を逆性石けんとよぶこともある．

　細菌の外膜や細胞膜を破壊して殺菌する．毒性は低く，金属腐食性もないことから，手指消毒，食器類消毒などに広く用いられている．一般細菌や真菌には有効であるが，結核菌，芽胞，ウイルス，緑膿菌などに対しては無効である．また，普通石けんと併用すると，消毒効果は急速に失われる．

（6）両性界面活性剤

　同一分子中に陽イオンと陰イオンを持つ分子団が存在する化合物で，両性石けんともよばれる．アルキルジアミノエチルグリシンは，結核菌を含む一般細菌，真菌に対して有効であるが，芽胞に対しては効果が認められない．金属腐食性がなく毒性や刺激性も少なく，血清やタンパク質の混入による影響が比較的少ない．

（7）その他

①過酸化物類

　3％水溶液がオキシドールとして市販されている．口腔や創面の消毒に用いられる．組織のカタラーゼに触れると分解されて発生する酸素（活性酸素）により殺菌作用を示す．

②オゾン水

　オゾンは強い酸化作用を持ち，殺菌・ウイルスの不活化・脱臭・脱色・有機物の除去等に利用される．オゾンガスを水に溶け込ませたり，電気分解により水に含まれる酸素を利用してオゾン水として活用する．オゾンの不安定な性質により数十分で水に戻るため，残留性のない殺菌水として使用可能である．近年では，直径200nm以下の超微細気泡（ナノバブル）を用いて，長期間にわたってオゾン濃度を維持することが可能になった．

③強酸性水（電気分解水）

　食塩水を電気分解したときにできる強酸性水（pH2〜3）は，電気分解の際に生じる塩素を主体とする殺菌作用を示す．歯科用小器具類の消毒にも用いることは可能であるが，金属腐食性が問題となる．殺菌作用は血液など有機物によって減弱し，時間経過とともに効力が失われる欠点がある．

④フェノール（石炭酸）類

　ベンゼン環を持った化合物で古くから使用されている消毒薬である．そのほか，この系統の薬品としては，クレゾール，ヘキサクロロフェンがある．タンパク質変性作用によって殺菌するが，細菌芽胞に対する殺菌力が弱い．また，組織壊死作用が強いので最近ではほとんど用いられない．フェノールに樟脳を加えたフェノールカンフルは根管消毒に用いられる．

リスターの偉業
リスターは石炭酸（フェノール）を用いて術野を消毒することで，術後感染による死亡を激減させた（⇒ p.13参照）．石炭酸は消毒薬の効果（強度）の基準薬品のひとつとして用いられている（フェノール係数）．

5-4 歯科臨床における感染防止策

歯科診療室では，口腔由来のあらゆる組織や膿汁に加え，血液や唾液などの体液が感染源として扱われる．これらに直接触れた診療器具を含む物品だけでなく，グローブなどを介して間接的に汚染される物品，また感染性飛沫の飛散範囲内の診療台や床など，さらに手指などが感染防止策の対象となる．これらは可能であれば使い捨てまたは滅菌が望ましい．代表的な感染防止策の例を示す(表5-3)．

表5-3 歯科臨床における感染防止策

手 指	即乾性エタノールローション，ウェルパス®，イソジンパーム® など．
カーテン類	0.001〜0.1％次亜塩素酸ナトリウム液に5分間浸漬．
診療室	診療台やライトなど，医療従事者が頻繁に触れる部分は使い捨て粘着性フィルムでカバーし，患者が変わるたびに交換し，定期的に0.1〜0.5％次亜塩素酸ナトリウム液で消毒する．診療室，待合室などの床は定期的に0.1〜0.5％次亜塩素酸ナトリウム液で清拭消毒する．
廃棄物	ティッシュペーパー，ガーゼ，使い捨て注射器・針などは指定された「感染性廃棄物」専用ボックスに入れ，専門業者に処理を委託する．
医療用小器具類	流水で洗った後，2％グルタルアルデヒド液に30分間浸漬して消毒する．消毒後は流水で洗い，乾燥させる．
金属製器具類	グルタルアルデヒド液を使用する．次亜塩素酸ナトリウム液は金属を腐食させる(錆が出る)ので使用できない．

復習しよう！

1 紫外線が殺菌作用を示す波長はどれか('01)．
a 310〜330nm
b 250〜280nm
c 210〜230nm
d 180〜200nm

2 消毒薬の効果で正しいのを2つ選べ('02改)．
a すべての微生物に同じ効果がある．
b 濃度が高いほど効果がある．
c 消毒薬のpHに依存する．
d 至適作用時間がある．

3 手術野の皮膚消毒に用いられる消毒薬はどれか．
a グルタルアルデヒド
b ポビドンヨード
c 逆性石けん
d 次亜塩素酸ナトリウム

4 B型肝炎患者に使用した器具の消毒液で正しいのはどれか('98)．
a 塩化ベンザルコニウム
b グルコン酸クロルヘキシジン
c グルタルアルデヒド
d クレゾール石けん

5 HIVを不活性化するのを2つ選べ('04)．
a 塩化ベンゼトニウム
b 次亜塩素酸ナトリウム
c 過酸化水素水
d グルタルアルデヒド

＜解答＞
1：b
2：c, d
3：b
4：c
5：b, d

chapter 6 化学療法

学習目標
- □化学療法の定義・性質を説明できる．
- □化学療法の作用機序，副作用および抗菌スペクトルを説明できる．
- □薬物耐性獲得のメカニズムを説明できる．
- □ウイルスや真菌に対する化学療法を説明できる．

6-1 化学療法の定義

　化学療法とは，感染症の病原体に直接作用する薬剤（化学物質）を投与することで，生体内の病原体を殺す（殺菌），またはその発育を阻止する（静菌）とともに，宿主の持つ防御力（免疫力）と協力し，感染症から生体を治癒させることをいう．治癒の目的で合成されたこのような化学物質を広く化学療法薬（化学療法剤）という．化学合成によって作られる合成化学療法剤と，微生物からの産生物である天然化学物質から見いだされた抗生物質，そしてその抗生物質を化学的に修飾した半合成抗生物質などがある．そのうえで，抗菌薬，抗ウイルス薬あるいは抗悪性腫瘍薬などと細分化してよんでいる．ここでは主に抗菌薬を中心に述べる．

6-2 選択毒性・化学療法指数

　細菌も1つの細胞であるため，細菌に作用する薬剤の多くは宿主の細胞に対しても有害に働く場合が多い．そのため，通常の消毒薬は化学療法には使用することができない．そこで，病原体に対してとくに強い親和性を持ち，選択的に毒性を示す一方で，宿主細胞に対しては有害作用の少ない薬剤だけが化学療法薬として用いられる．このような化学療法薬の働きを選択毒性という．

　細菌と動物細胞では，リボゾームやDNAの構造もそれぞれ異なるため，それにかかわる酵素に作用する薬剤は，選択毒性の優れた化学療法薬となりうる．

　理想的な化学療法薬は，宿主細胞にはまったく毒性がなく，病原体だけに強力な毒性を有する化学物質である．化学療法薬としての優劣は，感染宿主を治癒させるのに必要な最小有効量とその薬剤に対する宿主の最大耐量の比の大小で判定する．この比を化学療法指数（化学療法係数）という（図6-1）．この指数が小さければ小さいほど，優れた薬剤であるといえる．

選択毒性
選択毒性が高いものは，安全な化学療法薬といえる．一方，消毒薬は病原体にも宿主細胞にも有害であることから，その選択毒性は低い．

リボゾーム構造の違い
細菌は，30sと50sのサブユニットからなる70sのリボゾームである．一方，真核生物は，40sと60sサブユニットからなる80sサブユニットである．

DNA構造の違い
細菌のDNAは裸の状態で細胞の中に存在するが，動物のDNAはヒストンに結合した2倍体である．

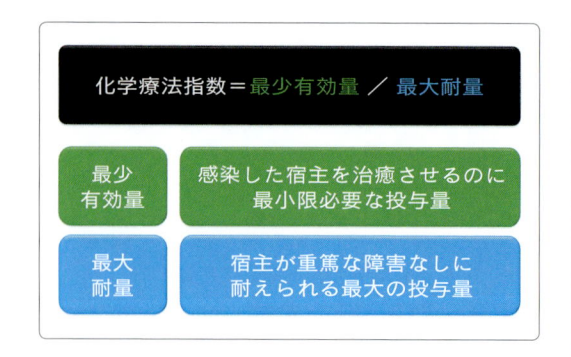

図6-1　化学療法指数

6-3　静菌作用と殺菌作用

　化学療法薬の抗菌作用として，細菌を死滅するように働く場合を殺菌作用，殺滅させることはないが増殖を阻害する場合を静菌作用という．化学療法薬の種類によって殺菌作用を示すものや静菌作用を示すものがある．一般に，細菌の細胞壁または細胞膜の機能障害を引き起こすような薬剤，たとえばβ-ラクタム系，グリコペプチド系などは，殺菌的に働く．細菌の核酸合成やタンパク質合成を阻害することで細菌の増殖を止める薬剤，たとえばテトラサイクリン系，マクロライド系は静菌的に働く．しかし，化学療法薬の殺菌作用や静菌作用は作用時間や濃度によってそれぞれ逆の効果を示す場合もある．

6-4　薬物感受性試験

　化学療法薬に対して，病原菌がどのような感受性を示すのか，また病原菌が感受性を示す薬剤濃度を知ることは，化学療法を行う場合にもっとも

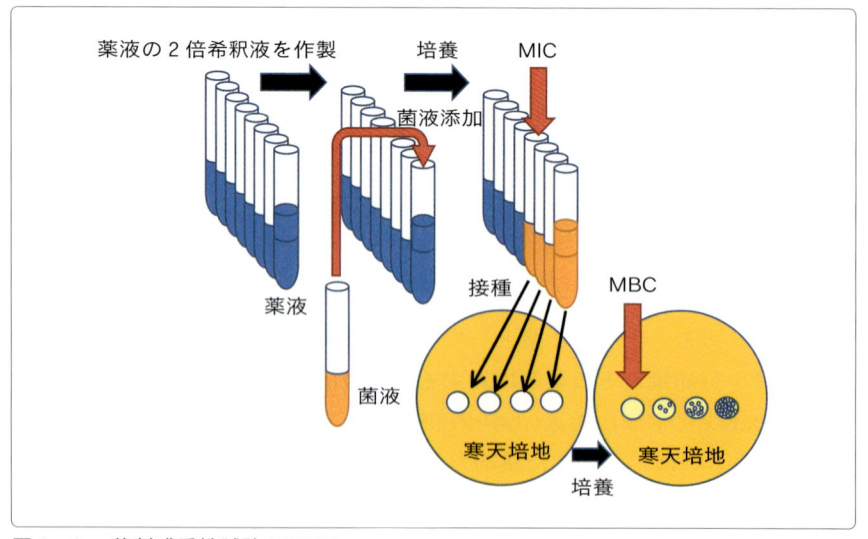

図6-2　薬剤感受性試験（希釈法）

希釈法
調べる薬剤を2倍ずつ段階的に希釈し，薬剤を含む培地で菌を培養して，菌の発育の有無で判定する．感受性の程度は，最小発育阻止濃度 Minimum inhibitory concentration (MIC) で表す．

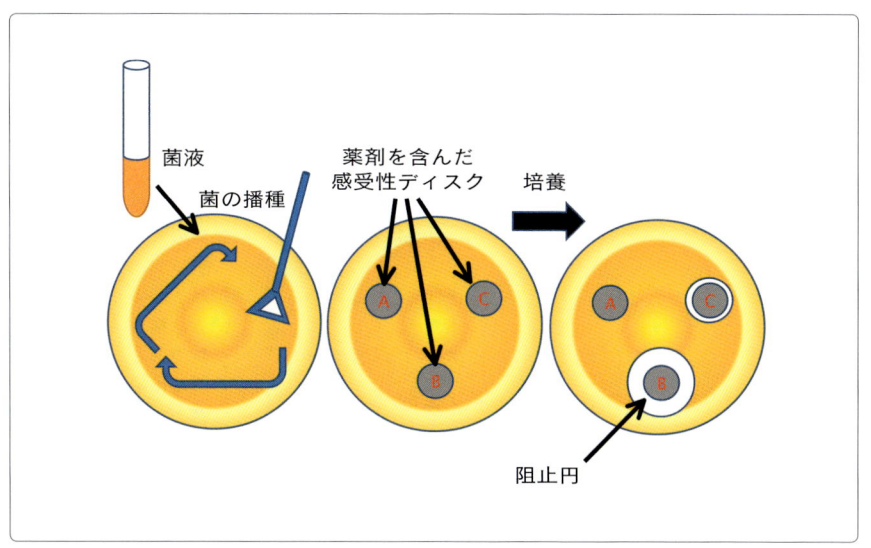

図6-3 薬剤感受性試験(拡散法)

拡散法
一定量の菌を寒天平板培地上に塗布し,その上に一定量の薬剤を含むろ紙(感受性ディスク)を置いて培養する方法である.ディスクから培地に拡散した薬剤により,発育阻止円がろ紙の周辺にできるので,その阻止円の大きさから,最大希釈濃度(最小殺菌濃度 Minimum bacterial concentration (MBC))を計測する.

必要な情報である.これらを調べる方法を薬剤感受性試験という.薬剤感受性試験には,希釈法(図6-2)と拡散法(図6-3)がある.

希釈法には,寒天平板希釈法や液体希釈法,拡散法には感受性ディスク法などがある.

6-5 抗菌スペクトル

化学療法薬がどのような種類の微生物に対し抗菌力を示すのか,すなわち薬剤が抗菌力を発揮する微生物の範囲のことを,抗菌スペクトルとよぶ.広範囲の微生物に対して抗菌スペクトルを持つものを広域抗菌スペクトル,限られた範囲の微生物に対し抗菌スペクトルを持つものを狭域抗菌スペクトルという.

抗菌スペクトル
野球でもサッカーでも,個々の選手には「守備範囲・ポジション」があるように,化学療法薬にも標的とする(得意とする)細菌が決まっている.多種類の細菌をカバーできる薬物を「広域」,比較的限定された細菌を標的にする薬物は「狭域」と表現されている.

6-6 化学療法の作用機序

化学療法薬の作用機序は,大きく次の4群に分けられる.①細胞壁に対する作用,②細胞膜に対する作用,③核酸合成に対する作用,④タンパク質合成に対する作用である(図6-4).

1) 細胞壁に作用する薬剤

細菌細胞は動物細胞とは異なり,細胞膜の外側に細胞壁を有する.細胞壁の生合成を阻害することで,優れた選択毒性を示すことが多い.細胞壁に作用する薬剤としてβ-ラクタム系やグリコペプチド系そしてホスホマイシンなどが挙げられる.

（1）β-ラクタム系

　この系に含まれる抗生物質にはペニシリン類とセファロスポリン類がある．この両者とも，その構造式中にβ-ラクタム環を有し，この部分が細菌細胞壁の合成を阻害することによって殺菌的に作用する．セファロスポリン類は，抗菌能力に応じて4つの世代に分類されている．第1世代から第4世代にかけて，β-ラクタマーゼに対する安定や，より強い抗菌力の発揮などの点で順次改良された．

（2）グリコペプチド系

　放線菌が産生するペプチドにアミノ酸が付加した糖ペプチド抗菌薬で，バンコマイシンやテイコプラニンがある．ほとんどのグラム陽性細菌に対して優れた抗菌力を示すが，外膜を通過できないため，グラム陰性細菌に対しては，抗菌力を示さない．

（3）その他の細胞壁合成阻害薬

　ホスホマイシン，バシトラシンやサイクロセリンがある．ホスホマイシンは，グラム陽性細菌および陰性細菌に対して，広い抗菌力を示す．

2）細胞膜に傷害を与える薬剤

　細胞膜傷害薬は，微生物の細胞膜に傷害を与え，細胞内容物を漏出させる作用を持つ．しかし，この系の薬剤は，宿主細胞の細胞膜にも同様の作用を引き起こすため，選択毒性は低い．

3）核酸合成に作用する薬剤

　細菌細胞内へ入り，DNA合成あるいはRNA合成に関与する酵素に作用して，核酸合成を阻害する．

（1）キノロン系

　DNAの二重らせんの巻き方を調節する酵素DNAジャイレースを阻害することで抗菌力を発揮する．真核生物の細胞の酵素に対する阻害が弱く，選択毒性の高い薬剤の開発が可能になった．最初に実用化されたのはナリジスク酸であったが，化学構造が解明され，飛躍的に抗菌スペクトルが拡大したニューキノロン系薬が合成されるようになった．とくに，結核菌のRNAポリメラーゼに対しては親和性が強く，リファンピシンは抗結核薬として用いられる．

4）タンパク質合成に作用する薬剤

　この系の薬剤は，いずれも細菌の70sリボゾームに強く作用し，タンパク合成を阻害することで，抗菌力を発揮する．一方で，動物の80sリボゾームに作用しにくい．この特性が，タンパク質合成阻害薬の選択毒性になっている．

β-ラクタム剤の作用機序

細菌細胞壁ペプチドグリカンの合成酵素の阻害により殺菌作用を示す．ペプチドグリカンは細菌にしか存在しないので，β-ラクタム剤はヒトに対する毒性はきわめて低く，化学療法指数の低い抗生物質である．細菌の細胞膜には細胞壁合成酵素群が存在する．ペニシリンは，これらの酵素と結合して酵素活性を阻害する．このペニシリンと酵素とが共有結合することを利用して，電気泳動でペニシリンと結合するタンパク質（ペニシリン結合タンパク Penicillin binding proteins：PBP）が分離できる．

バンコマイシン，テイコプラニン

メチシリン耐性黄色ブドウ球菌（MRSA；Methicillin-resistant Staphylococcus aureus）に有効な数少ない薬剤．

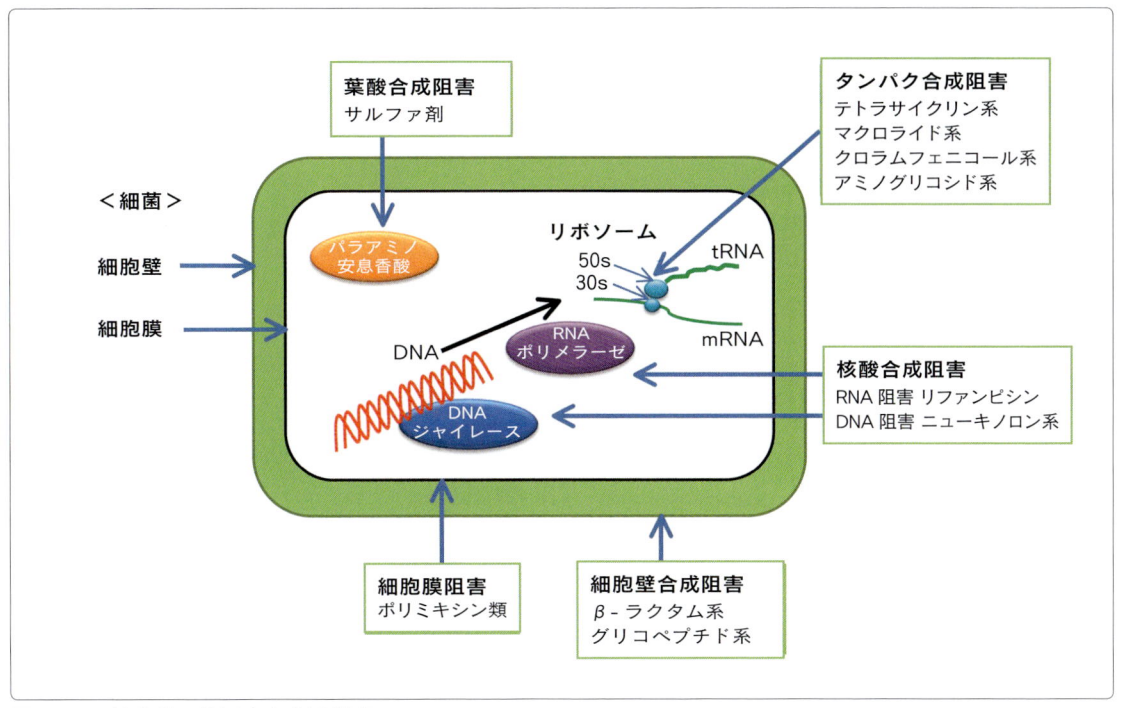

図6-4 抗菌薬の作用点と作用機序

(1) テトラサイクリン系
　この系の薬剤は，広範囲のグラム陽性および陰性の細菌に有効で，リケッチア，クラミジア，マイコプラズマ，放線菌，トレポネーマ，原虫にも効力を示す．タンパク質合成のシグナルを阻害する．副作用として，胃腸障害を引きこし，また妊娠中に使用すると，新生児の骨・歯にも沈着し，黄色になる．テトラサイクリン，ドキシサイクリン，ミノサイクリンが臨床で使用されている．

(2) マクロライド系
　大きな環状ラクトンが糖とグリコシド結合した構造を持つ．エリスロマイシンが最初に実用化されたが，胃酸による分解を受けやすいことから，近年改良され，高い血中濃度・組織移行性，長い半減期を持つ半合成マクロライド（ニューマクロライド）が臨床で使用されている．主として，グラム陽性および陰性球菌に有効である．臓器移行性が高く，マイコプラズマ肺炎治療に用いられる．また，細胞移行性が高いので，細胞内寄生性のリケッチアやクラミジアに優れた抗菌力を発揮する．

(3) クロラムフェニコール系
　多くのグラム陽性細菌ならびに陰性細菌に有効で，リケッチアやクラミジアにも効果がある．細胞内への侵入性が高いが，その反面，副作用も大きい．造血臓器・肝臓障害，妊娠時服用による胎児への障害（グレイ症候群）などが指摘されており，原則として外用薬としてのみ用いられている．

マクロライド系の作用機序
70s リボソームの 50s サブユニットに結合し，ペプチジル tRNA の A 部位から P 部位への移動（転座）を阻害してタンパク質合成を抑制する．

クロラムフェニコール系の作用機序
50s サブユニットに結合し，ペプチド転移反応（A 部位でのペプチドを伸長する際にかかわっている）を阻害してタンパク質合成を抑制する．

（4）アミノグリコシド系

　この系の薬剤は，分子内に数個のアミノ糖を持ち，ストレプトマイシン，カナマイシンなどが含まれる．

　ストレプトマイシンは，結核菌のほか，インフルエンザ菌，百日咳菌，大腸菌といったグラム陰性菌に対し有効である．また，カナマイシンは結核菌に対する薬剤として登場した．広い抗菌スペクトルを持ち，結核菌以外にも多くのグラム陽性および陰性細菌に有効である．

　アミノグリコシド系は，殺菌性も強いが，第8脳神経障害による平衡機能障害（めまい）や聴覚障害（耳鳴り・難聴），腎毒性などの副作用があるので，長期・大量投与の場合は注意しなければならない．

> **アミノグリコシド系の作用機序**
> 30sサブユニットに結合し，タンパク質合成開始複合体に50sサブユニットが結合するのを阻害したり，ペプチド鎖の伸長過程にも働き，mRNAの塩基配列を誤訳してtRNAに正確に情報を伝えなくする．

5）その他の薬剤

（1）スルホンアミド類

　細菌は，増殖に必要な物質として葉酸を合成している．その合成過程で，パラアミノ安息香酸を必要とする．スルホンアミド剤（サルファ剤）は，その化学構造がパラアミノ安息香酸と似ているため，誤って合成の過程で取り込まれ，葉酸の合成が阻害される．その結果として，細菌の増殖が抑えられる．

（2）トリメトプリム

　トリメトプリムの抗菌スペクトルはスルホンアミド類より広く，抗菌力も強い．葉酸合成にかかわる酵素（ジヒドロ葉酸還元酵素）を阻害する．スルホンアミド類とトリメトプリムが5：1の割合で配合されたST合剤は，臨床で用いられニューモシスチス肺炎の治療に使用されている．

> **ニューモシスチス肺炎**
> 真菌 *Pneumocystis jiroveci*（ニューモシスチス・イロヴェチ）により引き起こされる肺炎．免疫低下状態で発症する．日和見感染症のひとつである．

6-8　抗結核薬

　結核に対する治療薬の開発は，アミノグリコシド系のストレプトマイシンに始まる．その後，ストレプトマイシン耐性菌に対して，カナマイシンが開発された．一般的に3～4種類を併用して内服する．抗結核薬は，抗菌力の強弱と交差耐性の観点から，3グループに分類される．①殺菌作用を有する抗菌薬；リファンピシン，アミノグリコシド，イソニアジド，エチオアミド，ピラジナミド，②弱い殺菌作用を有する抗菌薬；フルオロキノロン，③静菌作用を有する抗菌薬；エタンブトール，サイクロセリン，パラアミノサリチル酸．抗結核薬の服用期間は長く，多剤併用のため，薬剤耐性菌の出現が問題となっている．

6-9　薬物耐性の定義

　化学療法薬によって増殖を抑制される菌株は，その薬剤に対して感受性であるという．一方で，ある薬剤に元来感受性であった菌株が感受性でなくなることを薬剤耐性になったという．しかし，それぞれの化学療法薬に

は，効果の及ばない菌株が存在し，この場合は，不感受性であるという．菌株の中で，薬剤が開発される以前から耐性の場合は，自然耐性という．また，ある薬剤に耐性化した菌が他の薬剤に対しても耐性を示すことがある．これを交差耐性という．

1）薬物耐性化機序

薬剤耐性は一般に遺伝子の変化を伴い，薬物耐性化の機序として大別すると3つになる．

（1）薬剤の不活化

不活化の方法としては，薬剤そのものを酵素により加水分解する方法と，薬剤の側鎖を修飾する方法がある．酵素として，β-ラクタム系に対してはβ-ラクタマーゼ（ペニシリン類にはペニシリダーゼ，セファロスポリン類にはセファロスポリナーゼなど）が挙げられる．クロラムフェニコールはクロラムフェニコールアセチルトランスフェラーゼによって不活化される．ストレプトマイシンやカナマイシンなどのアミノグリコシド系は，薬剤の化学修飾により不活化される．このような修飾酵素を持つ細菌は，それらの抗生物質に対して耐性を示す．

（2）薬剤標的の変化

細菌自身が薬剤の作用部位を変えるために，薬剤が作用できなくする耐性の機構である．β-ラクタム剤の標的部位であるペプチドグリカン合成酵素（PBP）の一部を変化させたり，キノロン剤が作用するDNAジャイレースを変化させたりする．アミノグリコシド系やマクロライド系は，タンパク合成にかかわるタンパク質自体を変化させることによって薬剤に対して耐性化する．

黄色ブドウ球菌は，元来，β-ラクタム系に感受性であったが，メチシリン耐性黄色ブドウ球菌 Methicillin-resistant *Staphylococcus aureus* (MRSA)とよばれる耐性菌では，β-ラクタム系と結合親和性の低いPBPを有することにより耐性化する．バンコマイシンに対する耐性は細胞壁に抗生物質が結合できないようにしている．また，バンコマイシンはMRSAの治療に用いられているが，バンコマイシンに耐性を示すVRSA (Vancomycin-resistant *S. aureus*)は，バンコマイシン耐性腸球菌の耐性遺伝子群を獲得した結果と考えられている．

（3）薬剤の蓄積量の変化

細胞内に薬剤が通りにくくなり，また，入った薬剤を効率よく菌体外に排出する耐性の機構である．β-ラクタム系，キノロン系，テトラサイクリン系などの親水性薬剤は，グラム陰性細菌の場合，外膜にあるタンパク質が形成する孔を透過する．孔を形成しているタンパク質に遺伝子変異が生じて，薬剤が透過できなくなると，細菌はその薬剤に対し耐性となる．

細菌をはじめすべての生物には，細胞内にある化学物質を能動的に排出

β-ラクタム系耐性菌
抗生物質のβ-ラクタム環部分を加水分解して失活させる酵素β-ラクタマーゼ β-lactamase（ペニシリナーゼ・セファロスポリナーゼ）を産生する．

DNAジャイレース
細菌のDNA複製に欠かせない酵素で，DNAトポイソメラーゼ（2本鎖DNAの一方または両方を切断して再結合させる酵素）のひとつである．

バンコマイシン耐性腸球菌（VRE：Vancomycin-resistant *Enterococcus*）
バンコマイシンに対して耐性を獲得した腸球菌．VREは健常者には病原性を示さないが，重篤な基礎疾患を持つ患者には重症のVRE感染を起こすことがある．

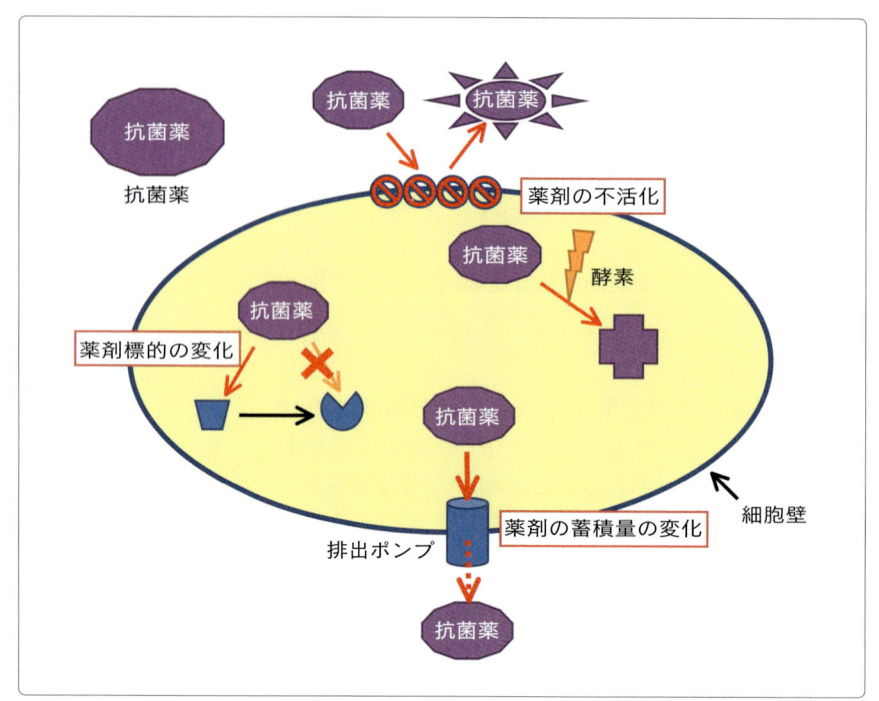

図6-5 薬物耐性の機序

するポンプがある．細菌ではこの排出ポンプにより種々の薬剤を排出することで耐性化する．近年問題になっている多剤耐性にもっとも関係しているのが多剤排出ポンプである．1つのポンプで構造や作用機構の異なる複数の抗菌薬を排出してしまう．緑膿菌は自然耐性という性質を持ち，各種抗菌薬が効きにくい．この緑膿菌は多剤排出ポンプを有している（図6-5）．

2）薬物耐性獲得の機序
（1）自然突然変異
　耐性菌は突然変異によって生じる．出現した耐性菌は，治療の際，薬剤存在下で生き残り，薬剤感受細菌は死滅する一方で，耐性菌は選択されて増殖することになる．
（2）外来性耐性遺伝子の獲得
　①薬剤耐性プラスミド
　一部の細菌は本来の遺伝子とは別に，細胞質内に存在する薬剤耐性遺伝子（Rプラスミド）を持っている．グラム陰性細菌である腸内細菌科の細菌や緑膿菌の多くは，接合伝達性Rプラスミド（Resistance plasmid）を保有している．
　②その他の伝達手法
　形質導入，形質転換によっても耐性遺伝子は獲得される．また，トランスポゾン（転移性遺伝体）は，染色体，プラスミド，ファージDNAと自由

形質導入
ファージを介して，ファージに感染した細菌の遺伝子が，次に感染する細菌内に導入される現象．

形質転換
菌体から抽出した高分子DNAが，直接，他の菌体に遺伝情報として取り込まれ遺伝形質が変化すること．

にDNA間を移動するため，薬剤耐性遺伝子として大きな役割を果たしている．

6-10 化学療法薬の使用にあたって

1）化学療法薬の選択

抗菌薬を選択するためには，細菌感染症の原因菌を特定し，その細菌の薬剤感受性試験を行ったうえで用いることが原則である．しかし，急性感染症で検査結果が出るまでに投薬が必要な場合は，原因菌を推定して，使用抗菌薬の抗菌力（抗菌スペクトル），体内動態，安全性（副作用，相互作用），耐性菌誘発性そして経済性を考慮に入れて抗菌薬を選択する（図6-6）．

2）副作用

すべての化学療法薬はヒトにとって外来物質であり，体内である濃度以上になると抗菌活性以外の作用を示す場合がある．また継続した大量使用により，多くの場合に副作用が現れる．化学療法が行われている期間ならびにその後，患者の観察を十分に行い，副作用の症状が認められる場合には適切な処置をとることが必要である．副作用の主なものとしては，アレルギー反応，細胞毒性による中毒反応，菌交代症が挙げられる（表6-1）．

（1）アレルギー反応

化学療法薬使用直後に発現する即時型のものと，使用開始数日後もしくは1週間以上経過した後に発現する遅延型がある．ペニシリン類抗菌薬，ストレプトマイシンおよびテトラサイクリン系やマクロライド系抗菌薬の使用で多くみられる．即時型の中で，ペニシリン類によるアナフィラキ

ペニシリン類による遅延型副作用
薬剤性過敏症症候群，レッドネック症候群，スティーブン・ジョンソン症候群（皮膚粘膜眼症候群），中毒性表皮壊死症候群などがある．

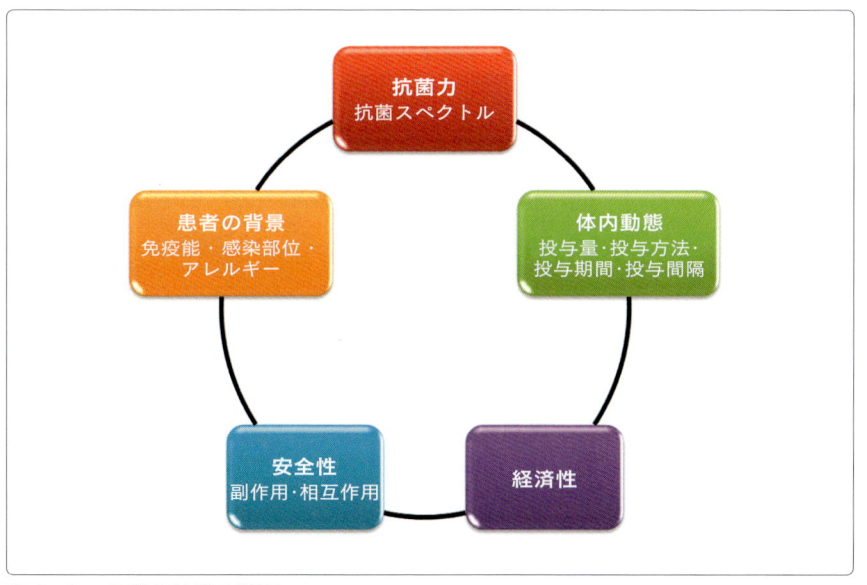

図6-6 化学療法薬の選択

表6-1 化学療法薬の副作用

化学療法薬の種類		重要な副作用	代表的な抗菌薬
細胞壁合成阻害			
1．β-ラクタム系	ペニシリン類	アナフィラキシーショック	アンピシリン，塩酸バカンピシン，アモキシシリンなど
	セファロスポリン類		セファレキシン，セファクロル，セフジニルなど
2．グリコペプチド系		腎障害 第Ⅷ脳神経障害	バンコマイシンなど
タンパク合成阻害			
1．テトラサイクリン系		菌交代症 胎児骨発育不全 歯の着色	テトラサイクリン，ミノサイクリン
2．クロラムフェニコール系		骨髄障害 Gray 症候群	クロラムフェニコール
3．マクロライド系		薬剤性肝炎	エリスロマイシン，アジスロマイシンなど
4．アミノグリコシド系		腎障害 第Ⅷ脳神経障害	ストレプトマイシン，カナマイシンなど
核酸合成阻害			
1．キノロン系		中枢神経障害 光過敏症	オフロキサン，ナリジスク酸
代謝拮抗			
1．サルファ剤		血液障害 ショック	スルファメトキサゾールなど

シーショックがもっとも多発し，非常に危険である．

(2) 中毒反応
 ①肝障害：マクロライド系，抗結核薬，ニューキノロン系，β-ラクタム系などで認められる．
 ②腎障害・聴力障害：ペプチド系，アミノグリコシル系やアンフォテリシンなどで認められる．
 ③神経障害：β-ラクタム系やニューキノロン系による痙攣(けいれん)が報告されている．
 ④胃腸障害：偽膜性大腸炎，急性出血性大腸炎が重篤である．

(3) 菌交代症
　広い抗菌スペクトルの化学療法薬(テトラサイクリン系，β-ラクタム系，マクロライド系など)の長期投与により，感受性の高い常在細菌が減少し，逆に抵抗性の強い細菌や真菌が生き残り生体内の正常な常在細菌叢が乱され，菌交代症を促すことがある．カンジダ症や MRSA 腸炎などが例として挙げられる．

菌交代症の原因菌
耐性ブドウ球菌，緑膿菌，カンジダアルビカンス(真菌)などがある．

表6-2 主要な抗ウイルス薬

薬剤名	有効なウイルス	作用機序
アシクロビル，バラシクロビル，ファムシクロビル，ビダラビン	単純ヘルペスウイルス(HSV)，水痘・帯状疱疹ウイルス(VZV)	DNA合成阻害
ラミブジン，アデホビル，エンテカビル	B型肝炎ウイルス(HBV)	DNA合成阻害
レジパスビルとソホスブビルの合剤（商品名：ハーボニー配合錠）	C型肝炎ウイルス(HCV)	RNA合成阻害
ジドビジン，ジダノシン，ザルシタビン，スタブジン，ラミブジン，ネビラピン	ヒト免疫不全ウイルス(HIV)	逆転写酵素阻害
サキナビル，インジナビル，リトナビル，ネルフィナビル，アンプレナビル	ヒト免疫不全ウイルス(HIV)	ウイルス粒子形成阻害
ガンシクロビル	サイトメガロウイルス	DNA合成阻害
アマンタジン	A型インフルエンザウイルス	進入・脱殻阻害
ザナミビル，オセルタミビル	A型・B型インフルエンザウイルス	ウイルス放出阻害(ノイラミニダーゼ阻害)
バロキサビル マルボキシル	A型・B型インフルエンザウイルス	RNA合成阻害

表6-3 主要な抗真菌薬

種類		薬物例	作用機序
アゾール系	イミダゾール系	ミコナゾール，ケトコナゾール	細胞膜合成阻害
	トリアゾール系	フルコナゾール，イトラコナゾール	
ポリエン系		アムホテリシンB，ナイスタチン，トリコマイシン	
キャンディン系		ミカファンギン，カスポファンギン	細胞壁合成阻害
ピリミジン系		フルシトシン	核酸合成阻害
グリサン系		グリセオフルビン	微小管阻害

6-11 ウイルスや真菌に対する化学療法

ウイルスや真菌に対して抗菌薬は効果がない．一部のウイルスや真菌に対しては，それぞれ抗ウイルス薬(表6-2)と抗真菌薬(表6-3)が用いられている．

復習しよう！

1 タンパク合成阻害薬はどれか．
a セフェム系
b グリコペプチド系
c マクロライド系
d サルファ剤

2 神経障害を副作用に持つものを2つ選べ．
a アミノグリコシド系
b ペニシリン系
c テトラサイクリン系
d ニューキノロン系

3 殺菌効果を期待できる化学療法薬はどれか．
a 細胞壁合成阻害剤
b タンパク質合成阻害剤
c 核酸合成阻害剤
d 代謝阻害剤

＜解答＞
1：c
2：a, d
3：a

chapter 7 さまざまな病原微生物

学習目標
- ヒトに病気を起こすさまざまな微生物(病原微生物)を分類・整理する.
- 病原微生物の感染経路と性状,引き起こす疾患について学習する.

本章では,図7-1に示す微生物の分類に従って,口腔以外の身体各部に感染し疾病を引き起こす病原微生物(pathogenic microorganisms)について整理する.

7-1 真核生物に属する微生物

1)原虫

原虫は原生動物ともよばれ,運動性を持つ単細胞性の真核生物で,単細胞であるが,運動,栄養摂取,排泄にかかわる小器官を持つ.口腔にも原虫が存在するが,病原性は今のところ不明である.

原虫
⇒ p.122参照

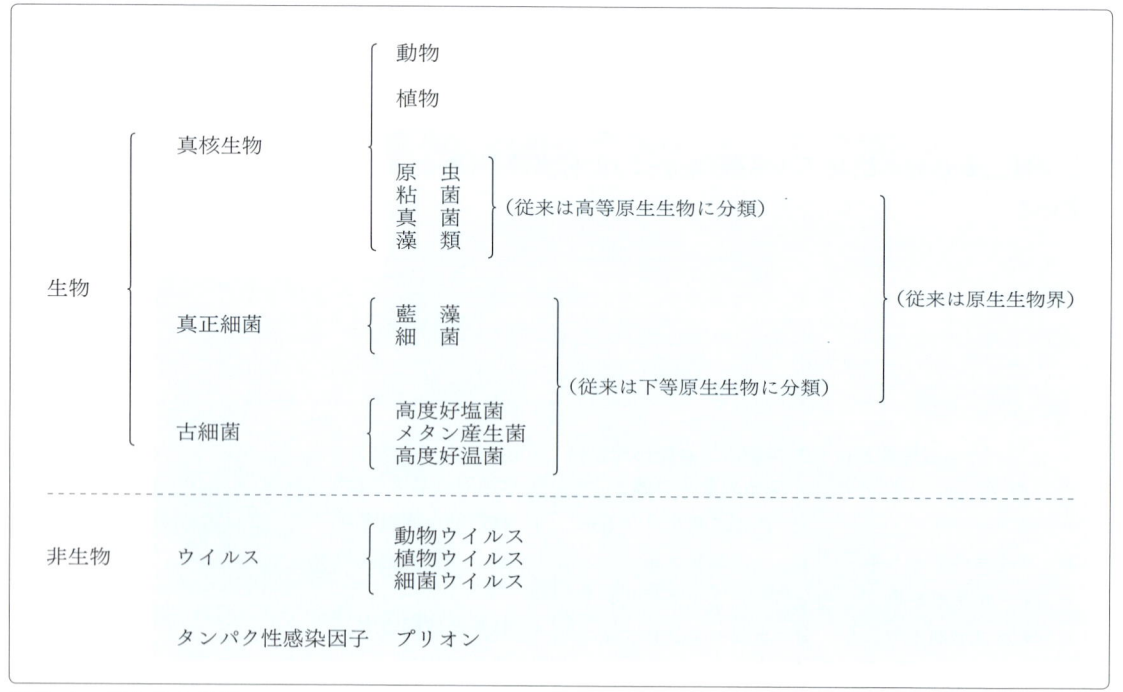

```
            ┌ 動物
            │ 植物
     真核生物┤
            │ 原 虫 ┐
            │ 粘 菌 │(従来は高等原生生物に分類)
            │ 真 菌 │
            └ 藻 類 ┘
生物┤
            ┌ 藍 藻 ┐                                (従来は原生生物界)
     真正細菌┤        │
            └ 細 菌 ┘(従来は下等原生生物に分類)
            ┌ 高度好塩菌
     古細菌 ┤ メタン産生菌
            └ 高度好温菌

            ┌ 動物ウイルス
非生物 ウイルス┤ 植物ウイルス
            └ 細菌ウイルス

     タンパク性感染因子  プリオン
```

図7-1 微生物の分類

(1) マラリア原虫

　ヒトにマラリアを起こす原虫は熱帯熱マラリア原虫(*Plasmodium falciparum*)，三日熱マラリア原虫(*P. vivax*)，卵形マラリア原虫(*P. ovale*)，四日熱マラリア原虫(*P. malariae*)の4種で，現在も年間に約3億人の患者と250万人の死者を出している．ハマダラカ(羽斑蚊)によって媒介される．赤血球に感染し，発熱，脾腫，貧血の3大徴候を惹起する．流行地は熱帯から亜熱帯であるが，地球温暖化により我が国を含めた温帯地域への流行拡大が危惧されている．

(2) 赤痢アメーバ

　熱帯・亜熱帯地域で汚染された飲料水や食品から経口感染する．Oral-anal sex でも感染し，男性同性愛者間で感染率が高い．イヌ，ネコなどにも自然感染がみられる．性行為感染症(sexually transmitted disease：STD)，人獣共通感染症(zoonosis)のひとつでもある．

(3) 膣トリコモナス

　膣トリコモナス(*Trichomonas vaginalis*)は女性の膣内に寄生し，膣炎を起こす原虫で，性行為によって感染する STD のひとつである．パートナーが感染源である場合は，同時に治療する必要がある．

(4) トキソプラズマ

　トキソプラズマ(*Toxoplasma gondii*)は広く分布する原虫で，健康なヒトへの病原性は高くないが，免疫不全などに合併する日和見感染と，妊娠中の胎児への経胎盤感染が問題となる．中間宿主はブタ，ヒツジ，ウシ，ネコなどで，加熱不十分な肉，ネコ糞便などから妊婦が経口感染した場合，妊娠初期では流産の可能性が，妊娠中期以降では先天性トキソプラズマ症(胎児の網脈絡膜炎，水頭症，脳内石灰化，精神運動機能障害)を起こすことがある．妊娠中は食肉の十分な加熱と，ネコのいる家庭ではあらかじめトキソプラズマ検査を行うことが勧められる．

(5) 角膜炎起因アメーバ

　アメーバの一種であるアカントアメーバ属(*Acanthamoeba*)はコンタクトレンズ装着者の眼に侵入し角膜炎を起こす．

2) 真菌

　真菌(fungi)は，キチン，β-グルカンおよびマンナンからなる細胞壁を持つ，光合成を行わない真核微生物と定義される．真菌にはきわめて多彩な属・種が存在するが，本章ではヒトに病原性を発揮する主なものについて整理する．

(1) カンジダ

　カンジダ属に分類される真菌による感染症はまとめてカンジダ症(candidosis)とよばれる．主要な菌は *Candida albicans*(カンジダ・アルビカンス)で口腔にも常在する．

真菌
⇒ p.123参照

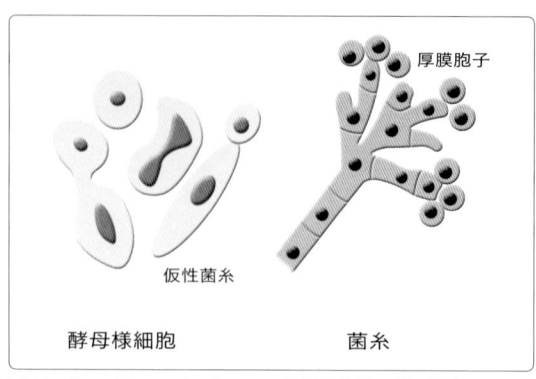

図7-2　*Candida albicans* 発育形態の模式図

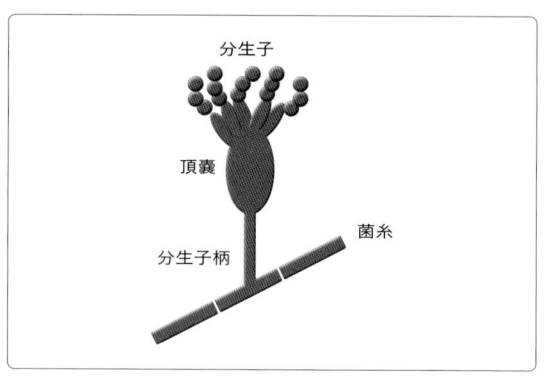

図7-3　アスペルギルスの形態

　糖を多く含むサブロー培地(Sabouraud medium)では酵母形で増殖し，コーンミール寒天培地(corn meal agar)では仮性菌糸の先端に厚膜胞子とよばれる厚い細胞壁を持つ大型球形の細胞を形成する(図7-2)．病原性は弱いが，時に内因感染(endogenous infection)を起こす．とくに免疫力・体力の低下したヒトに対する日和見病原体(opportunistic pathogen)として重要である．Human immunodeficiency virus(HIV：エイズの病原ウイルス)感染者では頻度高く口腔カンジダ症(鵞口瘡：thrush)や深在性カンジダ症を認める．また，細菌感染症の治療のために抗菌薬を連用した際に，菌交代症によりカンジタ症が生じることがある．医療用体内留置カテーテルなどにバイオフィルムを形成することも指摘されている．

(2) アスペルギルス

　生活環境に広く分布する真菌で，主病原菌としては *Aspergillus fumigatus*(アスペルギルス・フミガーツス)が知られている．培養すると菌糸側壁から分生子柄とよばれる菌糸が伸び，分生子頭は膨大して特長的な頂嚢となり，分生子が形成される(図7-3)．アスペルギルス属の真菌による感染症をアスペルギルス症(aspergillosis)という．アスペルギルスによる深在性真菌症は増加の傾向にあるが，上述のカンジダ同様，免疫力の低下したヒトに対する日和見病原体として重要である．

(3) クリプトコッカス

　主病原菌は *Cryptococcus neoformans*(クリプトコッカス・ネオフォルマンス)で，土壌中や鳥類にも広く分布し，とくにハト糞中に高率で存在する．病原性は弱いが日和見感染症を起こす．カンジダ症，アスペルギルス症とともに，3大深在性真菌症とよばれるクリプトコッカス症を引き起こす．本症はエイズ発症の指標疾患でもある．

(4) ニューモシスチス

　Pneumocystis jirovecii(ニューモシスチス・イロヴェチ)は日和見病原体であり，エイズ患者など免疫力の低下したヒトにニューモシスチス肺炎を起

ニューモシスチス肺炎
当初 *Pneumocystis carinii*(ニューモシスチス・カリニ)が原因と考えられていたので，カリニ肺炎とよばれたが，現在，ニューモシスチス・カリニは齧(げっ)歯類の病原体とされている．

こす．
（5）皮膚糸状菌
　皮膚，毛，爪などの角質に富んだところに感染し，臨床的に汗疱状白癬（ミズムシ），頑癬（インキンタムシ），頭部白癬（シラクモ），ケルズス禿瘡を引き起こす．トリコフィトン属（*Trichophyton*），ミクロスポルム属（*Microsporum*），エピデルモフィトン属（*Epidermophyton*）が知られている．柔道やレスリング選手間での集団感染も報告されている．

7-2　真正細菌

　真正細菌（bacteria；単数形は bacterium）は核膜を持たない原核微生物で，細胞膜（細胞質膜ともよばれる）を構成するグリセロ脂質がジエステル型であることから，ジエーテル型の古細菌と区別される．細菌の分類は，きわめて多様な細菌の種類（7,000種とも10,000種ともいわれている）を識別して他のものと区別し，それぞれの細菌種を理解しやすくするために生まれた整理体系である．順を追って整理してもらえれば，これから出てくる多くの細菌属・種を理解し記憶するのに役立つので，面倒がらずに一度は通読いただきたい．

　細菌はグラム染色を施すと，グラム陽性（紫色）か陰性（ピンク色）に染め分けることができる．これは細胞壁の構造の違いによる．染色を施した後に検鏡し，球形であれば球菌に，細長い形態であれば桿菌，細長らせん状で活発に運動する一群の細菌は，らせん菌（スピロヘータ：spirochetes）と分類される．酸素に対する態度から偏性嫌気性菌，通性嫌気性菌および好気性菌に大別される．この分類に当てはまらないごく一部の細菌は，特殊な細菌として整理する．この手順をたどって主な病原細菌をまとめたのが図7-4である[*]．これに沿って個々の細菌を紹介する．

グラム染色
⇒ p.17参照

* 図7-4では通性嫌気性菌と好気性菌をまとめて非嫌気性菌と表記する．

1）グラム陽性球菌
（1）ペプトコッカス属とペプトストレプトコッカス属
　形態的には連鎖状の球菌であるが，偏性嫌気性でレンサ球菌とは異なる．*Peptococcus niger*（ペプトコッカス・ニガー），*Peptostreptococcus anaerobius*（ペプトストレプトコッカス・アネロビウス）は口腔膿瘍から他の嫌気性菌とともに分離されることがあるが，病原性は低いと考えられている（⇒ p.123参照）．

（2）ブドウ球菌
①黄色ブドウ球菌
　黄色ブドウ球菌 *Staphylococcus aureus*（スタフィロコッカス・アウレウス）はブドウの房状の配列（図7-5）を呈する通性嫌気性菌で，多くが耐塩性で，10% NaCl 添加培地で発育する．カタラーゼ反応陽性で，マンニトール分解性を示す．莢膜を持つものもある．

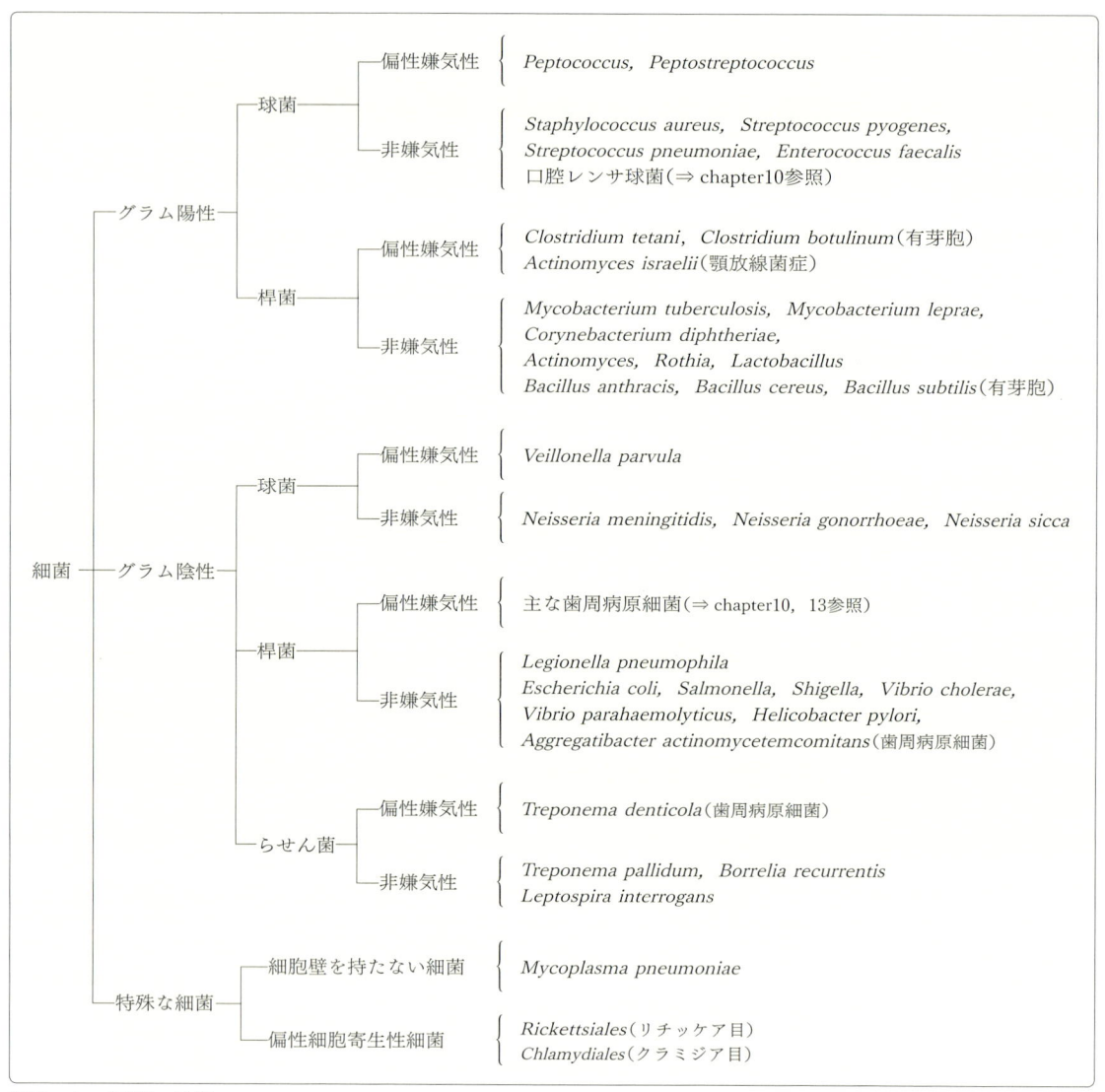

```
                    ┌─ 球菌 ─┬─ 偏性嫌気性 { Peptococcus, Peptostreptococcus
                    │        │
                    │        └─ 非嫌気性  { Staphylococcus aureus, Streptococcus pyogenes,
       ┌─ グラム陽性 ─┤                    Streptococcus pneumoniae, Enterococcus faecalis
       │            │                    口腔レンサ球菌（⇒ chapter10参照）
       │            │
       │            │        ┌─ 偏性嫌気性 { Clostridium tetani, Clostridium botulinum（有芽胞）
       │            │        │            Actinomyces israelii（顎放線菌症）
       │            └─ 桿菌 ─┤
       │                     └─ 非嫌気性  { Mycobacterium tuberculosis, Mycobacterium leprae,
       │                                   Corynebacterium diphtheriae,
       │                                   Actinomyces, Rothia, Lactobacillus
       │                                   Bacillus anthracis, Bacillus cereus, Bacillus subtilis（有芽胞）
 細菌 ─┤
       │            ┌─ 球菌 ─┬─ 偏性嫌気性 { Veillonella parvula
       │            │        │
       │            │        └─ 非嫌気性  { Neisseria meningitidis, Neisseria gonorrhoeae, Neisseria sicca
       │            │
       │            │        ┌─ 偏性嫌気性 { 主な歯周病原細菌（⇒ chapter10, 13参照）
       │            │        │
       ├─ グラム陰性 ─┼─ 桿菌 ─┤            { Legionella pneumophila
       │            │        └─ 非嫌気性    Escherichia coli, Salmonella, Shigella, Vibrio cholerae,
       │            │                      Vibrio parahaemolyticus, Helicobacter pylori,
       │            │                      Aggregatibacter actinomycetemcomitans（歯周病原細菌）
       │            │
       │            │        ┌─ 偏性嫌気性 { Treponema denticola（歯周病原細菌）
       │            └─ らせん菌┤
       │                     └─ 非嫌気性  { Treponema pallidum, Borrelia recurrentis
       │                                   Leptospira interrogans
       │
       │            ┌─ 細胞壁を持たない細菌 { Mycoplasma pneumoniae
       └─ 特殊な細菌 ─┤
                    └─ 偏性細胞寄生性細菌 { Rickettsiales（リケッチア目）
                                         Chlamydiales（クラミジア目）
```

図7-4　細菌の分類

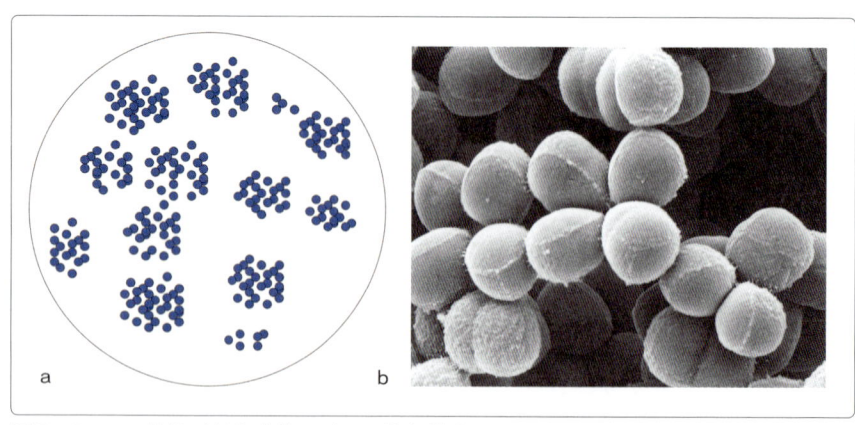

図7-5　a：黄色ブドウ球菌のグラム染色模式図．b：電子顕微鏡像

［病原性］
　溶血毒(hemolysin)を産生し赤血球を破壊する．白血球を破壊する毒素であるロイコシジン(leucocidin)を産生する．黄色ブドウ球菌の産生するエンテロトキシン(enterotoxin)はブドウ球菌による食中毒の原因となる毒素で，耐熱性である(100℃，30分の加熱でも失活しない)．毒素性ショック症候群毒素(toxic shock syndrome toxin-1：TSST-1)の産生により発熱，発疹，血圧降下，多臓器不全，ショック症状などを引き起こすことがある．これは本毒素の持つスーパー抗原活性による．剥脱性毒素を産生する株では，ブドウ球菌性熱傷様皮膚症候群(staphylococcal scalded skin syndrome：SSSS)が引き起こされる．黄色ブドウ球菌のコアグラーゼは血漿を凝固させる作用を持つ．菌体外多糖を産生しバイオフィルムを形成する株では，炎症の慢性化・遷延化が生じることも知られている．

［薬剤耐性］
　黄色ブドウ球菌はペニシリナーゼによりペニシリンを分解し，耐性を示す．そこで，ペニシリナーゼで失活しないメチシリンが開発されたが，やがてメチシリンにも感受性のない，メチシリン耐性黄色ブドウ球菌(methicillin-resistant *Staphylococcus aureus*：MRSA)が出現し，院内感染の原因として問題となっている．

　MRSA感染症の治療にはバンコマイシン，テイコプラニンが有効であるが，すでにバンコマイシン耐性MRSAが現れ始めており新たな問題となっている．

バンコマイシン耐性腸球菌
⇒ p.69参照

②表皮ブドウ球菌
　黄色ブドウ球菌と比べ，コアグラーゼを産生しないコアグラーゼ陰性ブドウ球菌の病原性は弱い．しかしながら時に日和見感染を引き起こすことがある．*Staphylococcus epidermidis* は皮膚・鼻腔の常在細菌であるが，菌体外マトリックスを産生しバイオフィルムを形成する株では，医療用留置カテーテルなどにバイオフィルムを形成し，感染症を引き起こすことも知られている．

（3）レンサ球菌
　細胞が分裂をした際に連鎖状を呈するのでレンサ球菌(streptococci)とよばれる(図7-6)．現在，約70菌種がレンサ球菌属に分類されており，大きく化膿レンサ球菌群(pyogenic group)，ミティス菌群(mitis group)，サリバリウス菌群(salivarius group)，アンギノーサス菌群(anginosus group)，ミュータンス菌群(mutans group)，ボヴィス菌群(bovis group)の6菌群に大別される(表7-1)．

　レンサ球菌群のうち，ミュータンス菌群，ミティス菌群，サリバリウス菌群，アンギノーサス菌群は主に口腔に分布することから，口腔レンサ球菌ともよばれる．

口腔レンサ球菌
⇒ p.124参照

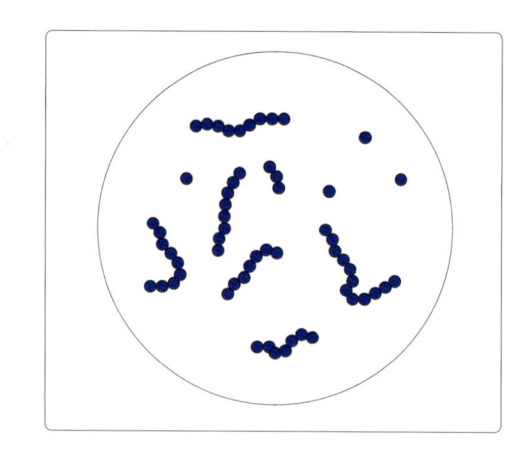

図7-6 化膿レンサ球菌のグラム染色模式図

表7-1 遺伝子解析によるレンサ球菌属菌種の分類

化膿レンサ球菌群	*S. pyogenes* ほか10菌種
ボヴィス菌群	*S. bovis* ほか4菌種
ミティス菌群（口腔レンサ球菌）	*S. mitis* *S. oralis* *S. sanguinis* *S. parasanguinis* *S. gordonii* *S. infantis* *S. pneumoniae* *S. cristatus* *S. peroris*
アンギノーサス菌群（口腔レンサ球菌）	*S. anginosus* *S. intermedius* *S. constellatus*
サリバリウス菌群（口腔レンサ球菌）	*S. salivarius* *S. vestibularis* *S. thermophilus*
ミュータンス菌群（口腔レンサ球菌）	*S. mutans* *S. sobrinus* *S. downei* *S. macacae* *S. criceti* *S. ratti*

①化膿レンサ球菌

　レンサ球菌のうち，ヒトに化膿性疾患を起こす病原性が強いのが，化膿レンサ球菌 *Streptococcus pyogenes*（ストレプトコッカス・ピオゲネス；pyoとは化膿を表す接頭語）である（図7-6）．A群溶血性レンサ球菌とも表記される．通性嫌気性で，血液を加えた寒天培地上で培養すると，コロニーの周囲に完全溶血（β溶血）がみられる．抗菌薬のひとつであるバシトラシンに感受性を示す（他のレンサ球菌は非感受性）．

溶血性

細菌を血液寒天培地上で培養した際，発育したコロニー周囲の血色素が消退し，透明帯が形成されることがある．このケースをβ溶血（完全溶血）とよぶ（図7-7）．周囲にやや狭く境界が不明瞭な緑がかった溶血帯がみられる場合は，α溶血（不完全溶血）とよぶ．まったく溶血帯がみられないものをγ溶血とよぶ．α溶血性を示す口腔レンサ球菌をビリダンスレンサ球菌（緑色レンサ球菌）とよぶことがあるが，これは緑がかった溶血帯を形成するからである．

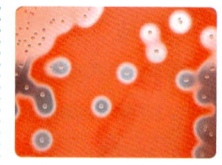

図7-7 血液寒天培地上の溶血レンサ球菌のコロニーと溶血環（β溶血）

Lancefieldによるレンサ球菌の分類

ランスフィールド（Rebecca Craighill Lancefield：米国；1895〜1981）によって提唱された，レンサ球菌を細胞膜多糖体の特異性によって分類する方法．*S. pyogenes* は Lancefield 群抗原のうちA型を持ち溶血性を示すので，A群溶血性レンサ球菌（A群溶連菌）とよばれる．

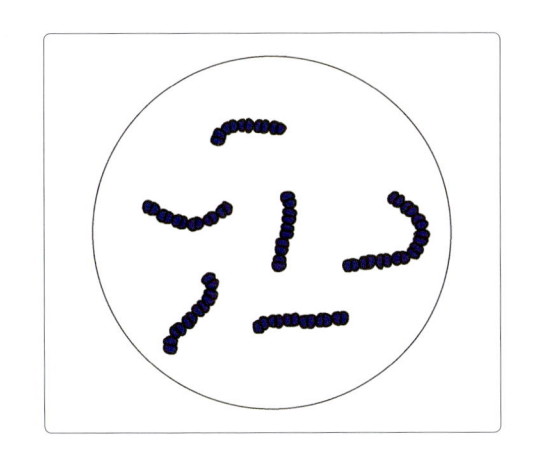

図 7-8　肺炎レンサ球菌のグラム染色模式図

[病原性]

　ストレプトリジン O とよばれる溶血素(赤血球などの細胞膜に孔を開ける物質)を産生する．宿主側血中のストレプトリジン O と反応する抗ストレプトリジン O 抗体(アンチストレプトリジン O: ASLO)のレベルは，本菌の感染症診断上重要である．菌体表層の M タンパクは生体への定着と抗食菌作用を示す．発熱毒素(一部は発赤毒素ともよばれる)はスーパー抗原活性を持つので，ショック状態が誘導される(レンサ球菌毒素性ショック症候群：streptococcal toxic shock-like syndrome/STSS)．*S. pyogenes* の感染により小児に咽頭炎，紅色の皮膚発疹，イチゴ舌がみられる場合があり，猩紅熱 scarlet fever とよばれる．

②肺炎レンサ球菌

　Streptococcus pneumoniae(ストレプトコッカス・ニューモニエ；pneumo- は肺を意味する接頭語)は口腔レンサ球菌の一種に位置づけられているが，連鎖が短く双球菌状を呈し(図 7-8)，肺炎，中耳炎，髄膜炎などの化膿性炎症を起こす．病原因子としては莢膜が重要で，莢膜多糖の抗原性を利用したワクチン(肺炎球菌ワクチン)が開発されている．本菌の細胞壁にある C 物質に反応する C 反応性タンパク C-reactive protein(CRP)とよばれる抗菌物質は化膿性炎症の有無や進行の程度の診断の際に重要である．

(4)エンテロコッカス

　形態的には連鎖状の球菌で，口腔・消化管の常在細菌で，ヒトへの感染の 8 割が *Enterococcus faecalis* である．

2) グラム陽性桿菌

(1)クロストリジウム

　クロストリジウム属(*Clostridium*)は芽胞を形成するグラム陽性偏性嫌気性桿菌で，土壌中に広く分布している．破傷風菌，ボツリヌス菌，ガス壊疽菌などがヒト病原性細菌として知られている*．

肺炎球菌ワクチン
65 歳以上の人，肺や心臓に病気を持っている人はワクチン接種が推奨されている．一度接種するとおよそ 5 年間は肺炎の予防効果が持続される．13 価結合型肺炎球菌ワクチンは，2013 年より生後 2 か月以上の子どもへ定期接種されている．

＊80℃，30 分間の耐熱試験で無芽胞偏性嫌気性菌と鑑別できる．

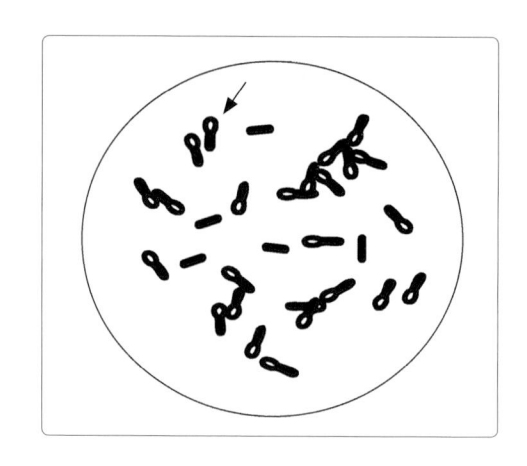

図7-9 破傷風菌の模式図(矢印：菌体の一端にある芽胞)

①破傷風菌

破傷風菌 *Clostridium tetani*(クロストリジウム・テタニ)は，1889年に北里柴三郎(1853～1931)によって分離された破傷風の原因菌である．芽胞形成が菌体の一端に位置するので，特徴的な太鼓のバチ状の形態を示す(図7-9)．破傷風菌は土壌中に広く分布する嫌気性菌で，深い刺し傷など，嫌気条件の高い創部が汚染されると増殖を開始する．ヒトの場合，約1～5週の潜伏期を経て発症する．

[病原性]

破傷風の症状は，本菌が産生する神経毒であるテタノスパスミンによる．嫌気度の高い病巣内で増殖した破傷風菌が産生するテタノスパスミンは，神経線維の末端部から細胞内に取り込まれ，神経伝達抑制物質の放出を阻害することで，筋肉に強直を起こすと考えられている．初期には感染病巣周囲のこわばり感や三叉神経支配部の強直がみられ，やがて全身性に強直が広がる．咬筋の痙攣(けいれん)による開口障害(牙関緊急 trismus/lockjaw)，顔面筋痙攣による歯をむき出した顔貌(痙笑)，体幹と四肢の筋強直のための後弓反張などの典型的症状がみられる．痙攣発作はわずかな刺激(明かり，物音，風など)によって誘発される．

予防にはテタノスパスミンをトキソイド化したものを，ジフテリアトキソイド，百日咳ワクチン，不活化ポリオワクチンとともに4種混合ワクチンとして接種する．治療には抗毒素抗体(ヒト IgG)が用いられる．処置がおくれると死亡率が高まる．我が国での発症は減少しているが，世界では年間200～300万人が罹患していると推定されている．

②ボツリヌス菌

ボツリヌス菌 *Clostridium botulinum*(クロストリジウム・ボツリナム)は土壌中や湖沼に分布し，野菜，魚類，肉類を汚染し，毒素型食中毒を引き起こす．グラム陽性偏性嫌気性桿菌で，芽胞は楕円形で細胞の一端に位置するので，破傷風菌と同様に太鼓のバチ状を呈する．

3種混合ワクチン
(ジフテリア・百日咳・破傷風)
乳児期に接種するワクチンでもっとも重要なワクチン．我が国が世界一の長寿国になったのは，この3種混合ワクチンのおかげである．しかも無料！ 現在は，これに不活化ポリオワクチンを加えて，4種混合ワクチンとして接種している．

［病原性］

　病原性は本菌の産生する神経毒のボツリヌス毒素による．分子量約15万で，神経筋接合部や自律神経シナプスに作用して，アセチルコリンの放出を抑制する．その結果，弛緩性の筋麻痺となる．ボツリヌス毒素による疾病は食餌性ボツリヌス症，乳児ボツリヌス症，創傷ボツリヌス症の3つが知られている．本菌に汚染された食品を缶詰，瓶詰め，真空パックにして保存した場合，容器内は嫌気状態となるので，増殖して毒素を産生する．これを摂取することで，強い嘔吐，めまい，複視などの毒素型食中毒症状が生じる．乳児ボツリヌス症では，芽胞を含んだ蜂蜜などを与えられた乳児の腸管内で本菌が増殖し，産生された毒素により便秘，嗜眠，嚥下力低下などの症状が現れる．進行すると呼吸麻痺，気道閉塞により死亡する．乳児突然死症候群との関連が考えられている．

③ガス壊疽菌群

　創傷部位に感染し，きわめて強い組織侵襲性を示すクロストリジウムで，溶血性毒素，組織破壊酵素(コラゲナーゼ，ヒアルロニダーゼ，プロテアーゼ)を産生する．本菌が感染局所で増殖を開始すると，周辺の筋組織の破壊が起こり，壊死巣が拡大するとともに，代謝産物であるガスの貯留が生じる．一部のものはエンテロトキシンを産生し食中毒の原因ともなる．*Clostridium perfringens*(クロストリジウム・パーフリンジェンス：発見者の一人の名前からウエルシュ菌ともよばれる)がガス壊疽菌群の中ではよく知られており，本菌の産生するエンテロトキシンによる食中毒(ウエルシュ菌食中毒)は，細菌別の食中毒患者数では上位に挙げられる．

(2)アクチノマイセス

　ヒトの放線菌症 actinomycosis の原因菌で，偏性嫌気性の *Actinomyces israelii*(アクチノマイセス・イスラエリ)がもっとも多い．

(3)マイコバクテリウム

　マイコバクテリウム属は細胞壁にミコール酸とよばれる脂質を持ち，細菌観察のための染色液に染まりにくいが，一度染色されると，酸やアルコールによる脱色に抵抗性が強いので，抗酸菌 acid-fast bacillus ともよばれる(あくまでも染色性に基づく呼称である)．グラム陽性で，莢膜や芽胞を作らない，好気性，非運動性桿菌である．ヒトに病原性を示すものとしては，ヒト型結核菌，らい(癩)菌などがある．

①ヒト型結核菌

　ヒト型結核菌(*Mycobacterium tuberculosis*：マイコバクテリウム・ツベルクローシス)は，1882年にコッホにより発見された結核(tuberculosis)の病原体である．現代においても，世界の結核患者数は年間800万人に達するといわれ，そのうち200から300万人が亡くなっていると推定されている．

［培養と染色］

　結核菌の培養には小川培地が用いられる．倍化時間は約18時間である．菌

放線菌症
⇒ p.126参照

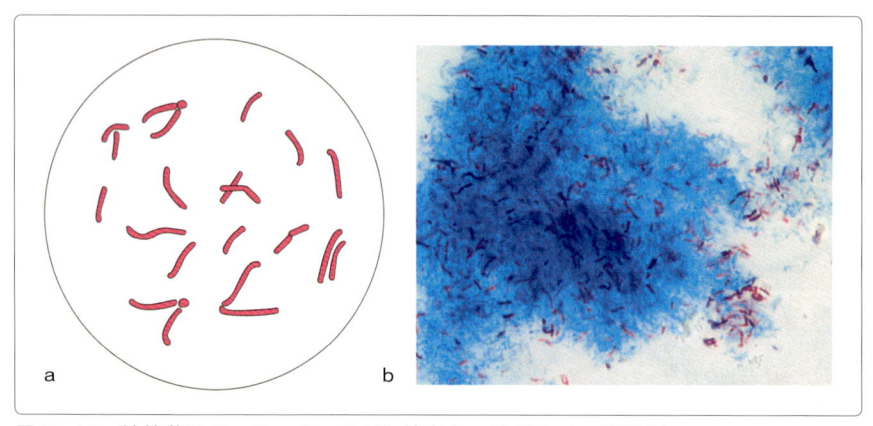

図7-10　結核菌のチール・ネールゼン染色(a：模式図，b：培養菌)

の染色にはチール・ネールゼン法が用いられ，菌体は赤く染まる(図7-10).

[病原性]

　結核患者の咳によって排出された結核菌は，飛沫核となって飛散し，これを吸い込むことで感染するケースがほとんどである．結核菌は，肺胞に到達するとマクロファージに貪食されるが殺菌作用に抵抗し，食細胞内部で増殖する，いわゆる通性細胞内寄生性細菌である．通常はこの段階で細胞性免疫が成立し，発病には至らないが，不十分なヒトの場合は，マクロファージによって肺門リンパ節に運ばれそこでも増殖し，慢性肺結核となる．さらにリンパ行性，血行性にいろいろな臓器に運ばれ結核病巣を作ることがある．

[検査と予防]

　ツベルクリン反応試験が結核菌感染の判定に用いられる．喀痰などの臨床材料中の結核菌の検出は，塗抹・染色・鏡検法によるが，菌数が少ない場合は検出が困難である．また，培養には日数がかかるため，近年ではPCR(polymerase chain reaction)による遺伝子診断法が併用されている．

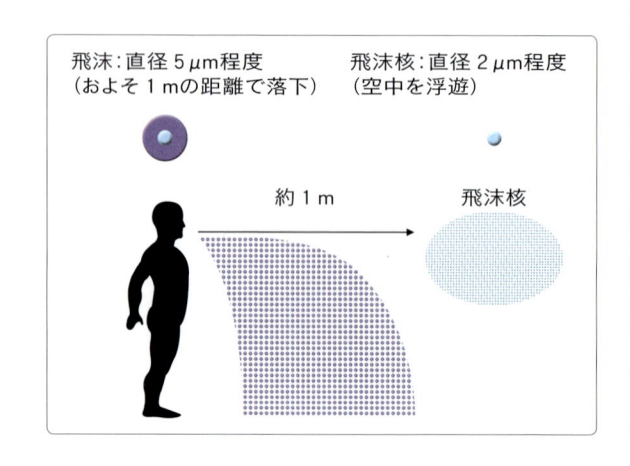

図7-11　飛沫と飛沫核

細胞性免疫
⇒ p.50参照

飛沫核
クシャミや咳をすると周囲に飛沫(細かな水滴と粒子からなる霧状のもの，エアゾル)が飛散する．飛沫の大きさは約5 μmで，一般的にクシャミは時速200kmにも達する空気の流れを作り出し，この猛烈な空気の移動によって飛沫はほぼ半径1mの範囲に撒き散らされ落下する．一部の飛沫から水分が奪われ，直径2 μm以下の粒子が形成されると，これは飛沫核とよばれ，こちらのほうは空気中を長時間にわたり漂う(図7-11).

BCGが予防ワクチンとして使用されているが，肺結核に対する予防効果は50％程度で，新たな予防効果の高いワクチン開発が試みられている．

②らい菌

らい菌 *Mycobacterium leprae*（マイコバクテリウム・レプレ）は，1873年にノルウェーのハンセン（Armauer Hansen）によって発見されたハンセン病（Hansen's disease/leprosy）の病原体である．いまだに人工培養には成功していない病原細菌である．

［病原性］

ヒトに対する感染力は弱いが，未治療ハンセン病患者の滲出液，鼻汁，母乳などのほかに，土壌や昆虫などからの感染も考えられている．潜伏期間はきわめて長く，通常3〜5年，ときに10数年にも及ぶ．らい菌は徐々に血流を介して全身に広がり，皮膚や末梢神経を侵し，らい腫を形成する．

（4）コリネバクテリウム

①ジフテリア菌

コリネバクテリウム属の細菌でヒトに対する病原性を呈するのはジフテリア菌 *Corynebacterium diphtheriae*（コリネバクテリウム・ジフテリエ）で，ジフテリアの病原菌である．好気性グラム陽性桿菌であるが，多形成を示す（分枝したり，一端が膨大したりする）．菌体内に1〜数個の異染小体がみられる．培養にはLöffler培地（レフレル培地）が用いられる．

［病原性］

ジフテリア毒素を産生し，主として鼻咽頭粘膜に偽膜性炎を惹起する．ジフテリア菌は局所にとどまり増殖するが，毒素は血流を介して全身に広がり多臓器に障害を起こす．早期に心筋炎がみられる場合は死亡率が高い．予防には，ジフテリア毒素の抗原性を残して無毒化したジフテリアトキソイドに，破傷風トキソイド，百日咳ワクチンと不活化ポリオワクチンを加えた4種混合ワクチンが使用されている．予防ワクチンの普及とともに我が国での発病は激減している．

（5）バシラス（バチルス）

バシラス属はグラム陽性で，好気性もしくは通性嫌気性の芽胞形成桿菌で（図7-7，芽胞については⇒p.20参照），多くは土壌中に生息し非病原性であるが，炭疽菌 *Bacillus anthracis* とセレウス菌 *Bacillus cereus* は病原菌

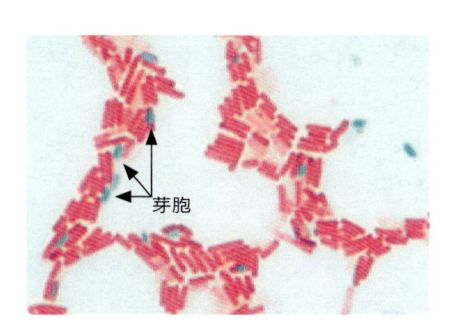

図7-12　枯草菌の芽胞染色（マラカイトグリーンとサフラニン染色）

枯草菌

以前は *Bacillus natto* 納豆菌とよばれたこともあり，稲わらには1本あたりおよそ1,000万個の芽胞（図7-12）がついているといわれている．稲わらを熱湯で煮沸すると芽胞を作らない他の細菌は死滅するので，これで蒸した大豆を包んで，枯草菌の働きで発酵させた食品が納豆である．ビタミン，アミノ酸は元の大豆より数倍も多く，健康・ダイエット食品として脚光を浴びている．大昔に枯草菌の性質を理解し納豆作りを始めたヒトは偉い．はじめて食べたヒトはもっと偉い？

として知られている．枯草菌 *Bacillus subtilis* は有用菌として納豆作りなどに用いられる．

①炭疽菌

炭疽菌 *Bacillus anthracis*（バシラス・アンスラシス）は炭疽の病原菌としてコッホ（Robert Koch, 1843〜1910）により発見され，パスツール（Louis Pasteur, 1822〜1895）が家畜用ワクチンの開発に成功している．炭疽とは感染病巣に炭のような黒い痂皮ができることから名づけられた本菌の感染症である．主に皮膚に病変が生じる皮膚炭疽と，炭疽菌の芽胞を吸入したために生じる肺炭疽がある．芽胞が乾燥に耐えることを利用して，生物兵器としての研究が進められた背景がある．

［病原性］

炭疽菌の主な病原因子は莢膜形成性と毒素産生性である．莢膜は貪食抵抗性に働き，3種類の外毒素はそれぞれ防御因子，浮腫因子，致死因子とよばれ，複合的に働いて組織の出血・壊死を起こす．家畜への感染が主であるが，芽胞に汚染された肉・排泄物・毛皮などからヒトにも感染する人獣共通感染症である．ヒトからヒトへの感染はない．

②セレウス菌

セレウス菌 *Bacillus cereus*（バシラス・セレウス）は自然界に広く分布し，一般的に病原性は強くないが，食中毒や日和見感染の原因菌となる．本菌による食中毒の発生が我が国でもみられるが，これはセレウス菌が食品中で増殖し下痢性毒素や嘔吐毒（セレウリド）を産生するためである．本菌の下痢性毒素は熱や酸の分解を受けやすいので，腸管で増殖し下痢性毒素を産生したことによる感染型食中毒の原因となる．嘔吐毒は熱や酸に安定であるので毒素型食中毒の原因となる．

（6）リステリア

① *Listeria monocytogenes*

リステリア属では，*Listeria monocytogenes*（リステリア・モノサイトゲネス）がヒトにリステリア症を引き起こす．本菌は広く自然界に分布するグラム陽性短桿菌で芽胞や莢膜は形成しない．微好気性の通性嫌気性菌で，25℃で培養すると周毛性鞭毛を発現し，運動性を示す．リステリア症は人獣共通感染症のひとつで，ヒツジやウシでの感染が多く，感染動物由来の乳製品や，その排泄物で汚染された野菜などからヒトに感染する．妊婦の感染による周産期リステリア症と，成人にみられる髄膜炎や敗血症の2つの病型に大別される．

［病原性］

腸管への定着性はないが，リステリア菌はマクロファージに貪食された後も細胞内で殺菌作用から逃れ増殖する．いわゆる通性細胞内寄生菌のひとつである．溶血素（リステリオリジン）によって貪食空胞から細胞質へ脱出し，細胞内寄生する．

妊婦のリステリア症
欧米では妊婦がリステリア菌に感染して流産を起こす症例が多く報告されている．リステリア菌は自然界に広く生息しているので，妊婦は生野菜の摂取は避け，食品は十分に加熱調理したものを摂るようにしましょう．

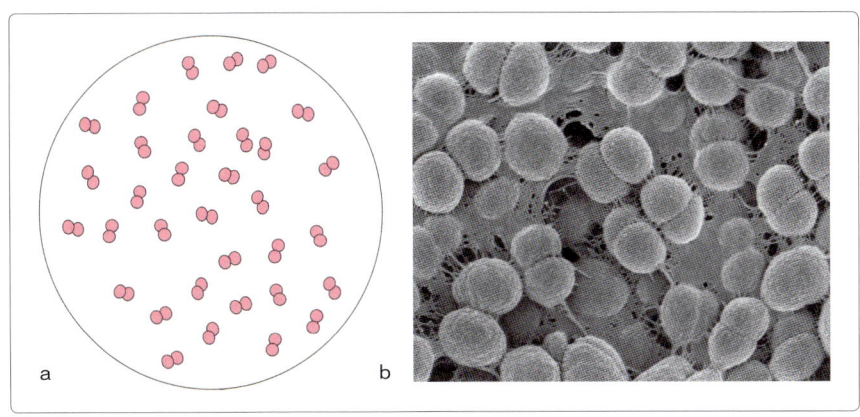

図7-13　a：ナイセリアのグラム染色像（模式図），b：口腔ナイセリアの走査電顕像

3）グラム陰性球菌

（1）ベイヨネラ
　嫌気性グラム陰性球菌では，*Veillonella parvula*（ベイヨネラ・パルビューラ）が弱いながらもヒトに病原性を示す。

（2）ナイセリア属
　グラム陰性球菌でソラマメ型をしており，凹部で向かい合って対を成す双球菌である（図7-13）．好気性で，オキシダーゼ，カタラーゼ陽性である．ナイセリア属には21菌種が分類されており，口腔内にも常在する菌種があるが，病原性は不明である．

①淋菌
　淋菌 *Neisseria gonorrhoeae*（ナイセリア・ゴノローエ）は淋疾の原因菌で，線毛によって尿道粘膜に定着する．カタラーゼを産生し，食細胞の貪食に抵抗性を示す．IgA1プロテアーゼにより分泌型 IgA1 を分解し，粘膜免疫から逃れる．性感染症（STD）のひとつで患者数がもっとも多い．男性では尿道炎を起こし，尿管からの排膿，排尿時の痛みがみられる．治療を怠ると副睾丸炎，前立腺炎を起こすことがある．女性では尿道炎，膣炎，子宮頸管炎を起こすが，急性症状を伴わない場合があり，慢性化には注意が必要である．新生児が淋菌の感染を受けると失明の原因となるので，出生時に抗菌薬の点眼を行う．

②髄膜炎菌
　髄膜炎菌 *Neisseria meningitidis*（ナイセリア・メニンジティディス）は流行性脳脊髄膜炎の原因菌で，粘膜上皮への付着に必要な線毛と食細胞の貪食に抵抗する莢膜構造を持つ．5歳以下の小児の発症が主で，鼻咽腔粘膜で増殖した本菌は粘膜を侵し血流に入り，脳脊髄膜に達して髄膜炎を起こす．上気道炎，発熱などの症状から，頭痛，嘔吐，項部硬直などの髄膜刺激症状がみられる．早期に適切な治療を受けない場合は致死率が高いの

ベイヨネラ
⇒ p.129参照

ナイセリア
⇒ p.129参照

で，注意が必要である．我が国では認可されたワクチンはなく，輸入ワクチンの任意接種となる．欧米では地域的流行がみられ，英国，米国などは定期予防接種を実施している．

4）グラム陰性桿菌
（1）偏性嫌気性桿菌

グラム陰性偏性嫌気性桿菌は，ヒト口腔や腸管の常在細菌で，バクテロイデス，ポルフィロモナス，プレボテラ，フゾバクテリウム，レプトトリキアなどの属が知られている．

（2）緑膿菌

緑膿菌 *Pseudomonas aeruginosa*（シュードモナス・エルギノーサ）は，好気性のグラム陰性桿菌で，広く土壌，水系に存在し，ヒトの常在菌叢にもみられる．シュードモナス属には50菌種以上の菌種が分類されており，そのうちの複数のものが動物や植物に病原性を示す．ピオシアニン色素を産生するので，感染病巣の膿汁が緑色を呈することから緑膿菌と命名された．鞭毛を持ち運動性を示す．

［病原性］

ヒトに対する病原性は弱いが，易感染宿主（compromised host）に感染症を引き起こす，いわゆる日和見病原体である．アルジネートなどの菌体外多糖を産生し，バイオフィルムを形成することで，宿主の自然免疫系から逃れ慢性難治性のいわゆるバイオフィルム感染症を起こすこともある．体内に留置された医療用カテーテルやコンタクトレンズ上にバイオフィルムを形成することも知られている．欧米人に多い遺伝性疾患である嚢胞性線維症では気道内に感染し，大量の粘性物質（菌体外多糖）を産生することで疾患を難治化させる．近年，抗菌薬が奏功しない多剤耐性緑膿菌が出現し，院内感染の原因として問題となっている．

（3）レジオネラ菌

アメリカの在郷軍人（legionnaires）の大会で肺炎の集団発生が起き，分離された原因菌は *Legionella pneumophila*（レジオネラ・ニューモフィラ）と命名された．グラム陰性偏性好気性の短桿菌で，生体内ではマクロファージ内で増殖する，いわゆる通性細胞寄生性細菌である．

［病原性］

本菌を含むエアゾルを吸い込むと，肺胞マクロファージがこれを貪食するが，マクロファージ内で増殖し周囲に放出（脱出）されるために，2〜10日の潜伏期ののち肺炎症状を呈する．主に汚染された24時間風呂，温泉，ジャグジー，加湿器，エアコンなどから高齢者や易感染宿主が感染する日和見感染症であるが，健常者が大量暴露された場合も発症に至る．病院内感染や集団生活者における集団感染も報告されている．

> **グラム陰性偏性嫌気性桿菌**
> ⇒ p.127参照

(4)百日咳菌

百日咳菌 Bordetella pertussis（ボルデテラ・パーチュシス）は，グラム陰性好気性短桿菌で，激しい咳が長期に続く百日咳の原因菌である．

[病原性]

百日咳毒素が主病原因子で，白血球増多作用，ヒスタミン感受性亢進作用，インスリン分泌促進作用などを示す．菌体表層にある線維状赤血球凝集素は赤血球凝集を起こすとともに，宿主細胞への接着因子として働く．日本では百日咳毒素と線維状赤血球凝集素を主成分とする無細胞ワクチンが開発されており，ジフテリア，破傷風，ポリオとともに4種混合ワクチンとして定期予防接種されている．

(5)ヘモフィルス属

ヘモフィルス属はグラム陰性通性嫌気性桿菌で，運動性はない．ヒトをはじめ多くの動物の粘膜(上気道，口腔，腸管，膣)に定着している．

①インフルエンザ菌

インフルエンザ菌 Haemophilus influenzae（ヘモフィルス・インフルエンザ）は，1892年のインフルエンザ流行時にパイフェル（Robert Pfeiffer）が患者喀痰から分離したグラム陰性小球桿菌で，当時はインフルエンザの原因と考えられたので，インフルエンザ菌と命名された．莢膜を形成し，莢膜多糖の抗原性によりa～fの6種類に分類される．このうち H. influenzae type b は Hib（ヒブ）とよばれる．

[病原性]

莢膜多糖体は補体に対する抵抗性，好中球貪食抵抗性を付与し，宿主定着に重要な役割を果たす．Hib 感染による髄膜炎では短時間で昏睡，呼吸停止の電撃型の経過をとることがある．アジアでの罹患率は人口10万人あたり13～19人である．我が国では2013年から Hib ワクチンの定期接種が開始された．莢膜を形成しない H. influenzae は，Streptococcus pneumoniae，Moraxella catarrhalis とならんで小児の中耳炎，肺炎の起炎菌である．

②軟性下疳菌

軟性下疳菌 Haemophilus ducreyi（ヘモフィルス・デュクレイ）は性感染症の軟性下疳を引き起こす．2～5日の潜伏期ののち，外性器に膿疱ができ，自潰して潰瘍が発生する．放置すると領域リンパ節(鼠径リンパ節)に炎症が広がる．マクロライド系抗菌薬に感受性である．

(6)カンピロバクター

Campylobacter jejuni（カンピロバクター・ジェジュニ）は湾曲したらせん状を呈するグラム陰性桿菌で，双極または単極に1本の鞭毛を有し，特徴的な旋回運動を示す．動物腸管内に広く分布しカンピロバクター腸炎の原因菌である．調理不十分な鶏肉や，ペットの糞便で汚染された食品，生レバーなどからの感染が多い．潜伏期間は2～5日で，感染型食中毒として

インフルエンザの病原体

当時はウイルスそのものが発見されておらず，インフルエンザがインフルエンザウイルスによることが判明したのは随分のちのことである．

下痢, 腹痛, 発熱などがみられる. 近年, カンピロバクター腸炎は増加の傾向にある.

(7) ピロリ菌

ピロリ菌 Helicobacter pylori (ヘリコバクター・ピロリ) は慢性胃炎の患者から分離されたらせん状のグラム陰性桿菌で, 鞭毛を持ち運動性がある. 微好気環境で発育する. 慢性胃炎, 胃潰瘍, 十二指腸潰瘍などの慢性炎症や, 胃がんとの関連が報告されており, 感染がある場合は除菌が推奨されている.

(8) 腸内細菌科の細菌

腸内細菌科 Enterobacteriaceae に分類される細菌は①グラム陰性桿菌, ②周毛性鞭毛を持つ, ③普通培地で発育する, ④通性嫌気性である, ⑤ブドウ糖を発酵する, ⑥硝酸塩を還元し亜硝酸にする, ⑦ DNA の G+C 含量は39〜59mol％である, という共通の性質を持っている. 多くは腸内常在細菌であるが, 腸管感染症の起因菌となるものも多い.

①大腸菌 (図7-14)

大腸菌 Escherichia coli (エッシェリキア・コリ) は腸内常在細菌のひとつであり, ヒトでは便中の常在菌の約0.1％を占める. ヒトに病原性を示すものを総じて病原大腸菌とよび, 下痢原性大腸菌と主に尿路に感染する大腸菌に分けられる. 莢膜抗原を持つ K1大腸菌は新生児髄膜炎を起こす.

<下痢原性大腸菌>

病原因子の特徴や病型で現在, 5つに分類されている.

- 腸管病原性大腸菌：水様性下痢を起こす.
- 毒素原性大腸菌：コレラと区別しにくい下痢を起こす. コレラ毒素に似た毒素 (LT) と耐熱性毒素 (ST) を産生する.
- 腸管出血性大腸菌：出血性の下痢を起こす. 本菌は赤痢菌が産生する志賀毒素に似た毒素 (ベロ毒素) を産生する. 代表的な食中毒原因菌である. 毒素の作用により「出血性大腸炎」「溶血性尿毒症症候群」および

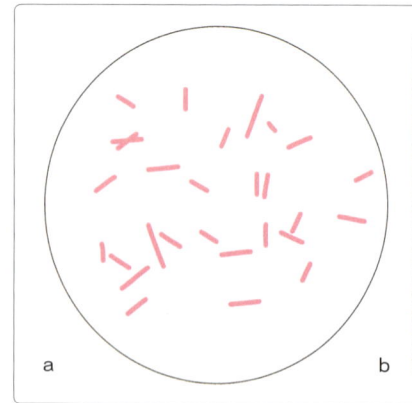

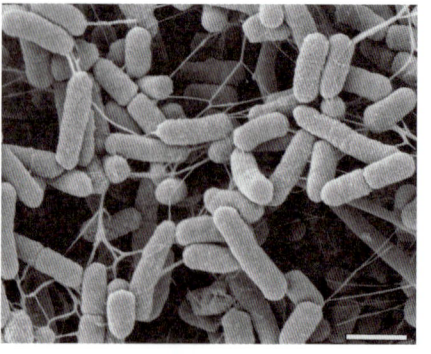

図7-14　a：大腸菌のグラム染色像 (模式図), b：走査電顕像

微生物感染とがん

C型肝炎ウイルスやパピローマウイルスなどいくつかのウイルスに感染すると, やがてがんを引き起こすことが知られているが, 細菌感染では, 現時点でヘリコバクター・ピロリによる感染が「胃がん」の原因になることが知られている.

腸管出血性大腸菌による食中毒

毎年2,000〜3,000人が感染している. 加熱が不十分な肉料理を食べることで感染する. 1996年の大腸菌 O157：H7 の集団感染では, 日本で9,000人あまりの患者が出て12名が死亡している. 2011年には, 生の牛肉を食べた結果多くの大腸菌 O111感染者が出て, 数名が死亡する事件が発生した. これを受けて厚生労働省は料理店に生肉を提供することを禁じる通達を出した. この年にはドイツを中心に, 多剤耐性の大腸菌 O104：H4の集団感染もあり, 4,000人を超える患者と50人の死亡者を出している.

「急性脳症」を起こす．血清型 O157：H7は代表的な菌である．
- 腸管組織侵入性大腸菌：赤痢によく似た症状の下痢を起こす．
- 凝集付着性大腸菌：小腸に定着して下痢を起こす．

＜尿路病原性大腸菌＞

主に尿路に感染する大腸菌は尿路病原性大腸菌 uropathogenic *E. coli* (UPEC)とよばれ，尿管への定着に必要な線毛を有する．反復感染することも多い．

②赤痢菌

赤痢菌属 *Shigella*（シゲラ）は赤痢菌の発見者である志賀潔(1871〜1957)の名をとって命名された．現在4菌種が分類されている．赤痢菌と大腸菌は遺伝子レベルでは非常に近縁で，今後は大腸菌属に統合される可能性がある．*Shigella dysenteriae*1のみが志賀毒素を産生する．志賀毒素を産生しない他の赤痢菌も細菌性赤痢の原因となる．汚染された水や食品から経口感染した赤痢菌は，腸管関連リンパ組織を覆う上皮から侵入し，マクロファージに貪食されても殺菌作用を回避し，周囲上皮組織に再感染する．後述のサルモネラとは異なり粘膜局所にとどまる．我が国では過去にしばしば大流行したが，現在では年間1,000例前後である．

③サルモネラ（図7-15）

サルモネラ菌は赤痢菌と同様に，腸管関連リンパ組織を覆う上皮の一部から粘膜内に侵入する．サルモネラ菌の中でも全身に広がり腸チフス，パラチフスを引き起こす *Salmonella enterica* serovar Typhi(チフス菌)や *S. enterica* serovar Paratyphi A(パラチフス菌)は，粘膜関連リンパ組織から腸間膜リンパ節に移動し，さらにマクロファージに貪食されて全身のリンパ節，肝臓，脾臓に移行する．

サルモネラ食中毒は，*S. enterica* serovar Enteritidis などに汚染された水や食物に経口感染した際，約6〜24時間後に急性胃腸炎として発症する．感染源として多いのは肉類や卵である．サルモネラは先進国ではもっ

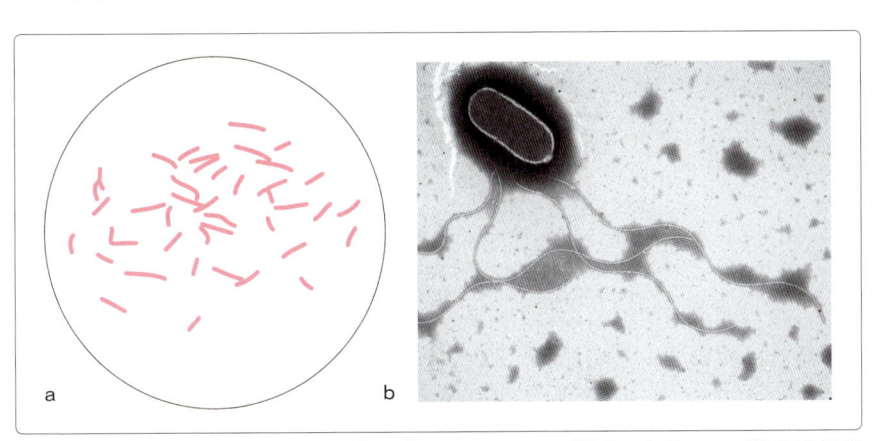

図7-15　a：サルモネラのグラム染色像(模式図)．b：鞭毛のネガティブ染色電子顕微鏡像(大阪歯科大学・南部隆之先生より提供)

とも多い感染型食中毒の原因菌である．

患者血清中の抗サルモネラ抗体とチフス菌との凝集反応であるウィダール反応は診断に用いられる．イヌは高率に本菌を保有していて無症状のことが多い．ペットのミドリガメなどの爬虫類が常在菌として保有するサルモネラはヒトに胃腸炎を起こすので注意が必要である．

④ペスト菌

ペスト菌 *Yersinia pestis*（エルシニア・ペスティス）はペスト plague の原因菌で，ネズミ→ノミ→ヒトの経路をたどる伝染病である．ペスト菌はノミの刺し口から領域リンパ節に達し，疼痛を伴う化膿を引き起こす．敗血症，高熱，精神混濁などの全身症状がみられる．本菌の内毒素による出血性素因で，皮下出血斑が黒点となって現れるので黒死病ともよばれ，中世ではしばしば人口の激減を招いたので恐れられていた．いまだにわずかながら流行地域（インドなど）があるので，渡航する際は注意が必要である．死菌，弱毒生ワクチンが開発されている．

エルシニア属ではペスト菌のほか，偽結核菌 *Y. pseudotuberculosis*，腸炎エルシニア *Y. enterocolitica* がヒトに強い病原性を示す．腸炎エルシニアは食中毒原因菌のひとつで，低温（5℃）でも増殖するので食品の管理には注意が必要である．

⑤その他

その他の腸内細菌科の細菌では，クレブシェラ肺炎，エンテロバクター，セラチア，プロテウスなどの院内感染がみられる．*Proteus vulgaris*（プロテウス・ブルガリス）は（図7-16）リケッチアと共通抗原性を持つので，リケッチアの診断に使われる（ワイル・フェリックス反応）．

（9）ビブリオ

ビブリオはグラム陰性通性嫌気性桿菌で，湾曲した菌体の一端に単毛性鞭毛を持ち，活発に運動する．多くが発育に NaCl を必要とする好塩菌である．

①コレラ菌

コレラ菌 *Vibrio cholerae*（ビブリオ・コレラ）は1883年にコッホが分離に成功し，後にコレラの原因であることが判明した菌種で，0.5% NaCl を含む培地に発育し，アルカリ側を好む．

[病原性]

V. cholerae O1もしくはO139（LPS O糖鎖の抗原性によるタイプがO1かO139のもの）はコレラ毒素を産生し，コレラを引き起こす．コレラ菌に経口感染した場合，数時間から数日間の潜伏期ののち，多量の水様の下痢（米のとぎ汁様と表現される），嘔吐が生じる．その結果，脱水症状と電解質異常に陥る．理由は不明であるが，血液型がO型のヒトが感染しやすく重症化しやすい傾向にあるという．国内発症例も散見されるが，ほとんどが輸入感染例である．流行地域への渡航の際は注意が必要である．

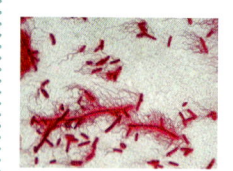

図7-16 プロテウス・ブルガリスの鞭毛染色．

②腸炎ビブリオ

　腸炎ビブリオ *Vibrio parahaemolyticus*（ビブリオ・パラヘモリティカス）は好塩菌で，沿岸部の汽水域から海水中に生息している．近海で獲れる魚介類からの感染型食中毒の原因となる．増殖が速く，分裂に要する時間は約15分であるが，腸管感染の成立には10^6個以上の摂取が必要とされている．耐熱性溶血毒を産生する．予後は一般的に良いが，本毒素の心臓毒性による死亡例もある．海水温が15℃以上となる季節では本菌の食中毒が流行しやすいので注意が必要である．

5）らせん菌

　らせん菌 spirochetes は，らせん状をした細長い運動性のグラム陰性菌群で，病原性スピロヘータとしてはトレポネーマ，ボレリア，レプトスピラが挙げられる．口腔にもらせん菌が常在する．

口腔スピロヘータ
⇒ p.128参照

（1）梅毒トレポネーマ

　梅毒トレポネーマ *Treponema pallidum*（トレポネーマ・パリダム）は，性感染症のひとつである梅毒 syphilis の原因菌である．人工培地での培養は困難で，ウサギ精巣内に接種し増殖させる．菌体の最外層にエンベロープとよばれる膜状構造を持ち，鞭毛（軸糸ともよばれる）は細胞体とエンベロープの間に細胞内鞭毛の形で存在する．鞭毛モーターを作動することにより運動性を得る．ヒトの梅毒には性行為などで感染して生じる後天梅毒と，母体から胎盤を経て垂直感染する先天梅毒がある．我が国における患者数は600から700人台を推移しているが，わずかに増加傾向にある．先天梅毒ではハッチンソンの3徴候（ハッチンソン菌，内耳性難聴，実質性角膜炎）を呈する．抗菌薬治療は有効であるが，まず衛生教育による予防の徹底が重要である．

（2）ボレリア

　ボレリア属スピロヘータでは，*Borrelia recurrentis*（ボレリア・リカレンティス）の感染により，反復して熱発作が生じる回帰熱ボレリアが，ネズミ→シラミ→ヒトへの感染経路により引き起こされる．主に熱帯圏の不潔な環境に発生しやすい．ライム病ボレリアは，アメリカのコネチカット州ライム地方で流行した，主に子供に生じる関節炎で，*B. burgdorferi* のダニを介した感染で生じる．北半球に蔓延する人獣共通感染症で，患者は世界で年間10万人に達するといわれている新興感染症である．日本では，本州中部以北の野山（とくに北海道と長野県）でマダニからの感染が報告されている．患者数は年間十数例である．

（3）レプトスピラ

　レプトスピラ *Leptospira interrogans*（レプトスピラ・インターロガンス）感染でもっとも症状が重篤なのが，黄疸出血性（ワイル病）レプトスピラで，致命率は5～30％と高く，腎不全が主な死因である．日本では古来より秋

疫(あきやみ)，七日熱(なぬかねつ)，用水病として比較的軽症のレプトスピラ感染が地方病として知られていた．ワイル病レプトスピラは，保菌動物の糞や尿に汚染された土壌や水が粘膜や創面に接触することで感染する．我が国での発症はごくまれであるが，東南アジア，中国，インド，南米で流行がみられる．

6) その他の細菌

(1) マイコプラズマ

　マイコプラズマは人工培養可能な最小の微生物で，細胞壁を持たない．ヒトに病原性を示すのは肺炎マイコプラズマ *Mycoplasma pneumoniae*(マイコプラズマ・ニューモニエ)である．マイコプラズマ肺炎は5〜30歳に好発し，時に学童間で集団発症がみられる．

　菌の細胞壁合成を阻害する薬剤(β-ラクタム系：ペニシリン類，セフェム類)は無効である．

(2) リケッチア

　リケッチアは動物細胞の中でしか増殖できない偏性細胞寄生性の微生物で，グラム陰性の球桿菌様の形態を呈する．ヒトに病原性を示すのは発疹チフス群リケッチア，紅斑熱群リケッチア，オリエンチア属リケッチア(つつが虫病オリエンチア)，エールリキア，ネオリケッチアで，感染は節足動物を介するベクター感染である．

(3) クラミジア

　クラミジアは偏性細胞寄生性のグラム陰性菌であるが，節足動物の媒介を必要とせず，接触により感染する．トラコーマクラミジア *Chlamydia trachomatis*(クラミジア・トラコマチス)は伝染性の慢性角結膜炎であるトラコーマを引き起こす．本菌は，性感染症である非淋菌性尿道炎，子宮頚管炎および鼠径リンパ肉芽腫の起因菌でもある．クラミジアによるSTDは増加の傾向にある．女性では症状が軽いために感染を見逃しやすく，時に腹膜炎や肝周囲炎を伴うFitz-Hugh-Curtis(フィッツ・ヒュー・カーティス)症候群へと進展したり，不妊の原因ともなる．クラミジア患者は国内で100万人以上ともいわれており，正しい知識と予防法の普及が大切である．

　オウム病クラミドフィラ *Chlamydophila psittaci*(以前の分類ではオウム病クラミジア *Chlamydia psittaci*)はオウム病あるいはトリ病の病原体で，感染したトリの排泄物をヒトが吸い込むことで肺炎と全身症状を呈する．ペットのセキセイインコやハトからの感染例が多い．

7-3　ウイルス

　Chapter 2で学んだように，ウイルスは非生物であるが，自己複製に必要な遺伝情報をDNAかRNAいずれかの形式で保存しており，ヒトの細胞に侵入し増殖した場合には，病原性を発揮する．ここではヒト病原性の

オリンピックとマイコプラズマ肺炎

夏のオリンピックが開催される年の前後にマイコプラズマ肺炎が流行する傾向がある．感染の結果，抗体が作られてもその効果がおよそ4年間しか持続できないためだろうと推測されている．

表7-2　ヒト病原性ウイルスの主なもの

ゲノム	エンベロープ	ウイルス科名	代表的なウイルス	疾患
DNA	なし	アデノウイルス	アデノウイルス	咽頭炎，肺炎
		パポバウイルス	パピローマウイルス	乳頭腫，子宮頸癌
	あり	ヘルペスウイルス	単純疱疹ウイルス	単純疱疹
			水痘・帯状疱疹ウイルス	水痘・帯状疱疹
			EBウイルス	バーキットリンパ腫，伝染性単核症
		ポックスウイルス	痘瘡ウイルス	天然痘
		ヘパドナウイルス	B型肝炎ウイルス	B型肝炎
RNA	なし	ピコルナウイルス	ポリオウイルス	急性灰白髄炎
			コクサッキーウイルス	手足口病　ヘルパンギーナ
			エコーウイルス	
			ライノウイルス	かぜ症候群
			A型肝炎ウイルス	A型肝炎
		カリシウイルス	ノロウイルス	急性胃腸炎
	あり	オルソミクソウイルス	インフルエンザウイルス	インフルエンザ
		パラミクソウイルス	ムンプスウイルス	流行性耳下腺炎
			麻疹ウイルス	麻疹
		トガウイルス	風疹ウイルス	風疹
		フラビウイルス	日本脳炎ウイルス	日本脳炎
			黄熱ウイルス	黄熱病
			デング熱ウイルス	デング熱
			ウエストナイルウイルス	ウエストナイル熱
			C型肝炎ウイルス	C型肝炎
		コロナウイルス	SARSコロナウイルス	SARS
		ラブドウイルス	狂犬病ウイルス	狂犬病
		レトロウイルス	ヒト免疫不全ウイルス	エイズ
			成人T細胞白血病ウイルス	成人T細胞白血病

強いウイルスの主なものについて，DNAウイルス，RNAウイルスに分類して述べる（表7-2）．

1) DNAウイルス

(1) ヘルペスウイルス

　ヘルペスウイルスとは，エンベロープを持ち，線状2本鎖DNAゲノムを正20面体のカプシド内に有するウイルスで，ヒトのみならず多くの動物に感染し病原性を発揮する．ヘルペスは小水疱を意味する．

①単純疱疹ウイルス

　単純疱疹ウイルス（herpes simplex virus；HSV）には主に歯肉，口唇ヘルペスを起こし，三叉神経節に潜伏感染するHSV-1と，外陰部粘膜に感染し性器ヘルペスを起こし，腰髄〜仙髄神経節に潜伏感染するHSV-2がある．HSV-1の初回感染は主に幼少期で，不顕性感染に終わることが多いが，近年，顕性感染のケースが増加している．感染率は20歳までに50〜80％に達する．HSV-2は主に性行為によって感染するため，初感染は20〜30歳代に多発する．HSV-1の性器ヘルペスからの分離頻度は日本では高い．いず

口唇ヘルペス
⇒ p.153参照

れも疲労，ストレス，免疫力低下，紫外線刺激などで回帰発症する．性器ヘルペスの再発ではHSV-2の分離頻度が高くなる．性器ヘルペスはSTDのひとつである．単純ヘルペス脳炎を起こすことがあり，急性期には発熱，意識障害，痙攣などの症状を呈し，症例の30％程度に後遺症が残る重篤な疾患である．抗ヘルペスウイルス薬として，アシクロビル，パラシクロビル，ビダラビン，ガンシクロビルなどが用いられる．

②水痘・帯状疱疹ウイルス

幼少時の初感染時に水痘（みずぼうそう：varicella）を起こしたのち，全身の知覚神経節に潜伏し，加齢による免疫力低下やストレスによって帯状疱疹（zoster）の回帰発症を起こすので，varicella-zoster virus（VZV）と命名されたウイルスである．水痘については終生免疫が成立する（2度罹患することはない）．ウイルスの再活性化によって帯状疱疹が生じるメカニズムは不明の点も多いが，帯状疱疹の発症も通常，一生に一度で，50〜60代と20〜30代の2つのピークがみられる．三叉神経第2枝領域は帯状疱疹の好発部位である．パラシクロビル，アシクロビル，ファムシクロビル，ビダラビンなどの抗ウイルス薬がある．アメリカでは小児期の水痘ワクチン接種と，60歳以上を対象とした帯状疱疹ワクチンの接種が行われている（日本では水痘ワクチンのみ任意接種可）．

③サイトメガロウイルス

ほとんどが不顕性感染で，偶然，唾液腺巨細胞封入体としてみられることがある．妊婦が初感染を受けた場合は，胎児に障害が起こりやすい．これまで日本では，ほとんどのヒトがサイトメガロウイルスに対する抗体を保有していたが，近年，妊娠可能な女性の抗体保有率が低下しており，未感染妊婦は注意が必要である．思春期以降に初感染すると，伝染性単核症様の症状が現れる．

④EBウイルス

EBウイルス（Epstein-Barr virus: EBV）は中央・東アフリカの子供の顎骨に生じるバーキットリンパ腫の原因である．本ウイルスはBリンパ球に感染し癌化させる．中国東南部に多い上咽頭癌もEBVによる．思春期以降に初感染すると伝染性単核症を引き起こす．

（2）アデノウイルス

エンベロープを持たないDNAウイルスで，乳幼児の呼吸器感染症，咽頭結膜炎（いわゆるプール熱），小児のウイルス性下痢などを起こす．多くは軽症である．

（3）ヒトパピローマウイルス

多くの型があるが，子宮頚部癌からの分離頻度が高いhuman papillomavirsu（HPV）-16，STIのひとつである尖圭コンジローマを起こすHPV-6, 11，尋常性疣贅（じんじょうせいゆうぜい），いわゆるウイルス性イボを起こすHPV-2, 27, 57などがある．子宮頚癌ワクチンが開発され接種

帯状疱疹の症状

皮膚・粘膜症状が現れる1週前頃から違和感，掻痒感，ピリピリ感を感じることがあり，その後，神経の走行に沿って片側に紅斑や小水疱が形成される．急性期にはしばしば激痛を伴う．帯状疱疹の発生率は500人に1人といわれており，約10％が三叉神経領域にみられる．三叉神経第1枝（眼神経）領域のケースは失明の恐れがあり，早期の診断・治療が必要である．口腔領域に病変が生じた場合，帯状疱疹後神経痛が長期にわたり残ることがある．顔面神経領域に生じると耳鳴りやめまいが生じたり，顔面神経麻痺を伴うラムゼイ・ハント症候群に至る可能性があるので注意が必要（⇒ p.155参照）．

が始まっている．
（4）B 型肝炎ウイルス（⇒ p.108参照）
　B 型肝炎の原因ウイルスで，主に血液，体液を介して感染する．

2）RNA ウイルス
（1）ポリオウイルス
　ポリオ（急性灰白髄炎）の病原体である．経口感染し，小腸パイエル板のM 細胞が侵入経路といわれている．ほとんどが不顕性感染であるが，四肢の弛緩性麻痺を起こすことがある．我が国では弱毒経口生ワクチン（飲みワクチン）が用いられ，成果を上げたが，現在では生ワクチンによる副作用を避けるため，不活化ワクチンが用いられている．
（2）コクサッキーウイルス，エコーウイルス
　ヘルパンギーナ（図 7-17）は主にコクサッキーウイルス A またはエコーウイルスにより，手足口病はコクサッキーウイルス -A10，16，エコーウイルス -71 などによる（⇒ p.156参照）．
（3）A 型肝炎ウイルス
　糞口感染ののち，急性肝炎を引き起こす．若年者では不顕性感染が多い．年齢とともに症状が重くなり，黄疸が出やすくなる．慢性化はない．
（4）ノロウイルス
　食中毒の原因ウイルスで，しばしば冬季に集団発生する．牡蠣の体内で濃縮されるので，加熱しないで摂取するとヒトが感染することがある．
（5）インフルエンザウイルス
　インフルエンザの原因で，エンベロープを持つ RNA ウイルスである．A，B，C 型の 3 つの属に分類されている．このうち周期的に大流行を繰り返しているのが A 型である．A 型インフルエンザウイルスの自然宿主はカモで，多くの哺乳動物に感染する．エンベロープ上の赤血球凝集素（ヘ

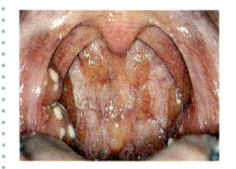

図 7-17　ヘルパンギーナの口峡炎と白色偽膜性丘疹

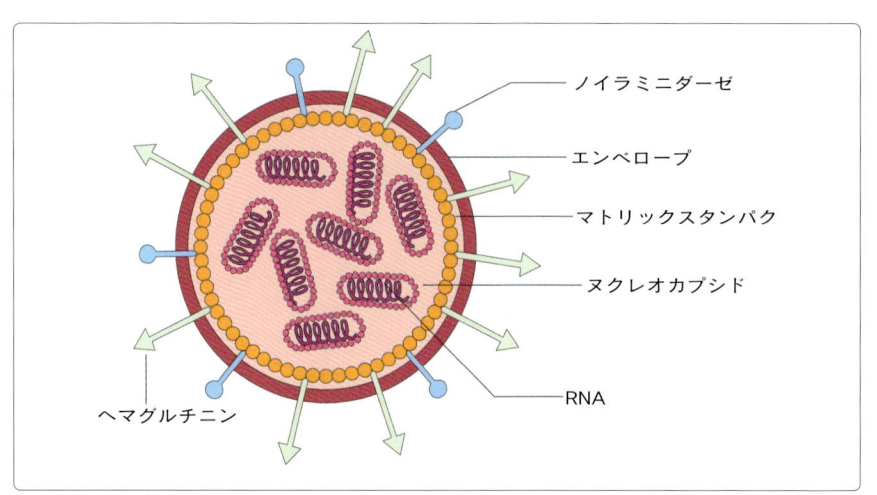

図 7-18　A 型インフルエンザウイルスの模式図

マグルチニン)の抗原性からH1からH15の亜型に，ノイラミニダーゼの抗原性からN1からN9の亜型が存在する．A型インフルエンザウイルスは8つに分節したゲノムを持ち，エンベロープ上には細胞への吸着・侵入に必要なヘマグルチニンと，細胞から遊離する際に必要なノイラミニダーゼを表出している(図7-18).

高病原性トリインフルエンザウイルス(H5N1)のヒトへの感染が懸念されている．インフルエンザの流行は，ヘマグルチニンの抗原性が毎年少しずつ変化(抗原連続変化)するためで，インフルエンザに罹患してできた免疫力が，翌年には十分働かないことによる．10数年に一度，パンデミックな大流行がみられるが，これは不連続抗原変異とよばれる現象により，ウイルスの抗原性が大規模に変わり，過去の流行時に獲得したインフルエンザウイルスに対する免疫力の蓄積がほとんど無効となるために生じる．抗ウイルス薬としてザナミビル，オセルタミビル，アマンタジンがある．

(6) ムンプスウイルス

流行性耳下腺炎(いわゆるおたふく風邪)の原因ウイルスで，飛沫感染する．2〜3週間の潜伏ののち，片側または両側の耳下腺の腫脹が生じる．思春期以降に男性が初回感染すると，精巣炎を発症し不妊の原因となることがある．弱毒生ワクチンがあり，1988〜1993年の間は，流行性耳下腺炎(munpus)，麻疹(measles)，風疹(rubella)に対するMMRワクチンの接種が行われていたが，無菌性髄膜炎患者が多数みられたので中止．現在はムンプスワクチンのみ任意接種となっている．

(7) 麻疹ウイルス

麻疹(はしか)の原因ウイルスで，飛沫により感染する．小児の感染症で，1〜2週間の潜伏期ののち，発熱，上気道炎などを起こす(カタル期).このころにはウイルスが涙や唾液に排泄される．口腔粘膜には，早期診断上有用であるコプリック斑(Koplik's spots；上顎臼歯部の頬粘膜にみられる白色斑)がみられることがある．カタル期の症状はいったん消退するが，ふたたび発熱と，麻疹特有の皮膚の発疹がみられる．麻疹ウイルス・風疹ウイルスに対する2種混合ワクチン(麻疹measlesと風疹rubellaの頭文字をとってMRワクチンとよばれている)が開発されている．成人女性が予防のためにワクチン接種を受ける場合は，妊娠していないことを確認のうえ，接種後2か月間は妊娠を避ける必要がある．

コプリック斑
⇒ p.157参照

(8) 風疹ウイルス

風疹(いわゆる三日はしか)の原因ウイルスである．飛沫感染し，2〜3週の潜伏期ののち，発熱，リンパ節腫脹，皮膚発疹がみられる．比較的軽症で終わるが，妊娠初期に初回感染すると，胎児に先天性風疹症候群(内耳性難聴，心血管系の異常，目の異常：白内障，緑内障)が起きる可能性がある．MRワクチン接種が行われている．成人女性が先天性風疹症候群の予防のためにワクチン接種を受けるケースがあるが，妊娠中は禁忌であり，接種

後2か月は避妊する必要がある．

(9) 日本脳炎ウイルス

フラビウイルス科のウイルスには，節足動物の媒介（ベクター感染）によるウイルスがいくつか含まれる．日本脳炎ウイルスは，豚の血を吸ったコガタアカイエカからヒトに感染する．ほとんどが不顕性感染で終わるが，100～1,000人に一人の割合で発症し，脳炎を起こすと致命率は20～40%と高い．一時，副作用のためにワクチン接種が控えられていたが，2010年より再開されている．

フラビウイルス科には，デング熱ウイルス（アジア太平洋地域および中南米に生息する熱帯シマカ），黄熱ウイルス（南米およびアフリカに生息する熱帯シマカ），ウエストナイルウイルス（アフリカ，ヨーロッパおよび北米に生息するイエカやヤブカ），ジカウイルス（アジア太平洋地域，中南米，アフリカに生息する熱帯シマカおよびヒトスジシマカ）があり，地球温暖化に伴い我が国を含む中緯度地域への感染拡大が懸念されている．

(10) C型肝炎ウイルス

フラビウイルス科に属するC型肝炎の原因ウイルスである．主に血液，体液を介して感染するので，歯科診療上注意が必要である（⇒ chapter 9）．

(11) SARSコロナウイルス

重症急性呼吸器症候群（severe acute respiratory syndrome：SARS）の原因ウイルスである．2002年のアウトブレイクでは世界32か国に広がり，約8,000人の感染者と800人の死者を出した．通常のかぜ症状を引き起こすコロナウイルスとは区別されている．

(12) 狂犬病ウイルス

狂犬病の原因ウイルスで，ほぼすべての哺乳動物が感染する．人では，狂犬病を発症したイヌからの感染が主で，世界で毎年3～5万人の死者を出している大きな感染症である．日本では狂犬病予防法によるイヌのワクチン接種が義務付けられており，また野犬の捕獲が徹底されているので，国内発症はみられない．海外でイヌに咬まれた人の帰国後発症例が散見される．

(13) レトロウイルス

RNAウイルスのうち，逆転写酵素を持ち，RNAからDNAを合成しヒトゲノムに感染するものである．ヒト免疫不全ウイルス，ヒトT細胞白血病ウイルスがある．主に血液，体液を介して感染する（⇒ chapter 9）．

(14) その他の新興感染症の原因ウイルス

我が国での発症はないが，致命率の高い新興感染症を引き起こすウイルスとしては，ラッサウイルス（ラッサ熱），ハンタウイルス（腎症候性出血熱），クリミア・コンゴ出血熱ウイルス，エボラウイルス（エボラ出血熱）などがあり，輸入感染の阻止に注意が払われている．

MERSコロナウイルス
中東呼吸器症候群（Middle East respiratory syndrome）の病原体として2012年に報告されたウイルス．

狂犬病ワクチン
室内飼いであろうが小型犬であろうが，すべての犬はワクチン接種しなければならない．

7-4 プリオン

　タンパク性感染因子であるプリオン(prion)はヒトのクロイツフェルト・ヤコブ病(Creuzfeldt-Jakob disease；CJD)，ウシ海綿状脳症(bovine spongiform encephalopathy；BSE)など，神経細胞の変性・壊死による脳のスポンジ状変性を主要な病理所見とする，伝達性海綿状脳症疾患を引き起こすと考えられている．プリオンは脳内に存在する正常タンパク質であるが，これが変性し蓄積することにより発症するといわれている(異常型プリオン)．ヒトの脳硬膜から製品化された乾燥硬膜を使った手術で，43例のCJDの国内発症が報告されている．通常のオートクレーブ処理では失活しないので，134℃，18分の条件でのオートクレーブ処理が必要となる．

復習しよう！

1 カンジダ・アルビカンスについて正しいのはどれか．2つ選べ．
a　偏性嫌気性のグラム陰性菌である．
b　抗生物質感受性の高い真菌である．
c　日和見感染症の病原体となる真菌である．
d　酵母形と菌糸形の二形性を示す．

2 正しい組合せはどれか．2つ選べ．
a　リケッチア─恙(つつが)虫病
b　マイコプラズマ─エイズ
c　腸炎ビブリオ─A型肝炎
d　クラミジア─鼠径リンパ肉芽腫

3 MRSAについて正しいのはどれか．2つ選べ．
a　抗生物質耐性のブドウ球菌である．
b　リウマチ熱や猩紅熱を起こす溶血性レンサ球菌である．
c　T細胞に感染して免疫不全を起こす．
d　院内感染を起こすことがある．

4 毒素型食中毒の原因菌はどれか．2つ選べ．
a　ボツリヌス菌
b　腸炎ビブリオ
c　ネズミチフス菌
d　ブドウ球菌

5 正しい組合せはどれか．2つ選べ．
a　カンジダ・アルビカンス─鵞口瘡
b　アクチノマイセス・イスラエリ─放線菌症
c　エンテロウイルス71型─口唇ヘルペス
d　EBウイルス─手足口病

6 正しい組合せはどれか．2つ選べ．
a　黄色ブドウ球菌─エンテロトキシン(腸管毒)
b　破傷風菌─テタノスパスミン(神経毒)
c　ジフテリア菌─エリスロトキシン(発赤毒)
d　ボツリヌス菌─ベロトキシン(ベロ毒素)

7 正しいのはどれか．2つ選べ．
a　麻疹ウイルス─コプリック斑
b　ムンプスウイルス─水痘・帯状疱疹
c　風疹ウイルス─胎児の奇形
d　日本脳炎ウイルス─手足口病

8 ウイルスで感染するのを2つ選べ．
a　手足口病
b　ベドナーアフター
c　地図状舌
d　水痘

〈解答〉
1：c, d
2：a, d
3：a, d
4：a, d
5：a, b
6：a, b
7：a, c
8：a, d

chapter 8 微生物感染によるさまざまな疾患

学習目標

- □ 呼吸器(咽頭,扁桃,気道,肺)に病気をもたらす微生物について説明できる.
- □ 消化器(胃,腸)に病気をもたらす微生物について説明できる.
- □ 皮膚・粘膜・泌尿器,性器に病気をもたらす微生物について説明できる.
- □ 神経組織に病気をもたらす微生物について説明できる.
- □ 食中毒の原因となる微生物について説明できる.
- □ がんを引き起こす微生物について説明できる.

　病原微生物は,皮膚や粘膜など一定の侵入門戸から体内に侵入して,侵入局所あるいは血行性またはリンパ行性に全身に移行して病原性を発揮する.そのため,局所的あるいは全身的にさまざまな臓器に症状が現れる(図8-1).本章では主に呼吸器,消化器,皮膚・粘膜,泌尿・生殖器,神経組織に症状がみられる疾患の原因となる微生物について説明する.また,食中毒やがんの原因となる微生物についても説明する.

8-1 呼吸器に病気をもたらすもの

　病原体が,飛沫感染,空気感染,埃や塵などの媒介物を介して主に鼻咽頭や気管などの気道から体内に侵入することで感染が成立して主に炎症が生じる.炎症部位が鼻腔から咽頭にかけてみられる場合は上気道感染症という.鼻汁,鼻閉,咳,痰,咽頭痛などを主症状とするかぜ症候群は,感染症の中でもっとも多く,いろいろなウイルスが原因となる.一方,炎症

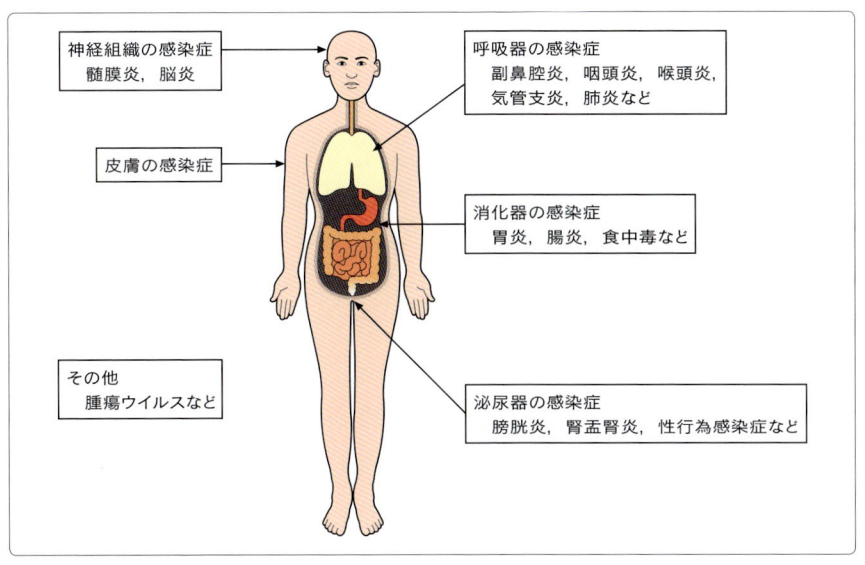

図8-1　さまざまな微生物感染症

部位が気管支，細気管支，肺胞にまで及ぶ場合は下気道感染症といい，それぞれ気管支炎，細気管支炎，肺炎とよんでいる．肺炎は一般社会で感染する市中感染の肺炎と病院内で感染する院内感染肺炎に分けられる．市中肺炎の原因菌として肺炎球菌，インフルエンザ菌，肺炎マイコプラズマ，肺炎クラミドフィラ，レジオネラ菌などがある．

一方，院内感染肺炎では緑膿菌や腸内細菌科などのグラム陰性桿菌や黄色ブドウ球菌が原因となることが多く，薬剤耐性菌の増加が問題となっている．また，嚥下するときに食物や唾液，または嘔吐による胃の内容物の逆流などによって気管にものが入ってしまうことで引き起こされる肺炎を誤嚥性肺炎とよび，後期高齢者の死因の上位を占めている．誤嚥性肺炎は加齢，免疫力の低下，および脳血管疾患を含む高次脳機能障害などによって口腔機能や嚥下反射が低下することによって起こる．歯周病原細菌をはじめとする口腔内細菌が検出されており，継続的な口腔清掃と口腔機能の回復が誤嚥性肺炎の予防に重要だと考えられている．

1）細菌が原因となるもの

百日咳（百日咳菌），肺結核（結核菌），猩紅熱，咽頭炎（化膿レンサ球菌），レジオネラ肺炎やポンティアック熱（レジオネラ菌），マイコプラズマ肺炎（マイコプラズマ），オウム病（クラミドフィラ），肺炎レンサ球菌，肺炎桿菌，インフルエンザ菌による肺炎，ジフテリア（ジフテリア菌）など．

2）ウイルスが原因となるもの

インフルエンザ，RSウイルス，アデノウイルス，ライノウイルス，SARSコロナウイルスなどによる種々の呼吸器感染症．

3）真菌が原因となるもの

アスペルギルス肺炎（アスペルギルス）やニューモシスチス肺炎など．

8-2 消化器（胃，腸）に病気をもたらすもの

主に，飲食物を介して口腔や胃腸などの消化管から病原体が侵入することで感染し，発症する．ヘリコバクター・ピロリは，胃粘膜に定着するが，その他の原因菌は，腸管粘膜で増殖し，腹痛や下痢などを引き起こす．

1）胃炎

胃炎，胃潰瘍，十二指腸潰瘍（ヘリコバクター・ピロリ）．

2）腸炎

主に嘔吐や下痢を引き起こす．食中毒（毒素型食中毒，感染型食中毒，ウイルス性食中毒）（後述），乳幼児下痢症（ロタウイルス），腸チフス（チフス菌），

オウム病
オウムを含む感染鳥の排泄物やその汚染物を吸入することによって感染する．

ニューモシスチス肺炎
後天性免疫不全症候群（AIDS）の際にみられる日和見感染症で，ニューモシスチス・イロヴェチが原因となる．

パラチフス（パラチフスA菌），コレラ（コレラ菌），赤痢（赤痢菌）など．

8-3 皮膚，粘膜，泌尿・生殖器に病気をもたらすもの

病原微生物を排出している保菌者や患者の皮膚や粘膜，あるいは病原体の付着しているものが粘膜に接触したり，傷を有している皮膚に接触することによって感染する．接触感染や創傷感染によって感染する．

1）皮膚，粘膜に病気をもたらす感染症
（1）細菌が原因となるもの
　黄色ブドウ球菌や化膿レンサ球菌による化膿性疾患（伝染性膿痂疹や蜂巣炎）がもっとも多い．また土壌中に存在する破傷風菌は創傷局所に感染し神経毒を産生して破傷風を引き起こす．ガス壊疽菌群は創傷周辺の筋肉や皮下組織で増殖して創傷部位の壊死や破壊によるガス産生を引き起こすガス壊疽の原因となる．皮膚の常在菌であるキューティバクテリウム・アクネス（旧名プロピオニバクテリウム・アクネス，アクネ桿菌）は，にきびの原因となる．

（2）ウイルスが原因となるもの
　水痘，麻疹，風疹などはウイルスが原因となって，皮膚に水疱や発疹を形成する．単純ヘルペスウイルス1型は，口腔粘膜以外にも皮膚や性器に疼痛性の水疱性病変を形成する．初感染後，三叉神経節に潜伏感染して，宿主がストレスや疲労などが刺激となって回帰感染し，口唇ヘルペスとして再発することが多い．帯状疱疹は，水痘の治癒後に水痘・帯状疱疹ウイルスが神経節に潜伏感染し，回帰発症したもので，片側性に帯状の疱疹がみられる．コクサッキーウイルスA16型やエンテロウイルス71型が原因となる手足口病は，口腔粘膜以外にも手と足に水疱性の発疹がみられる．

（3）真菌が原因となるもの
　感染が皮膚表面に限定される表在性真菌感染症として皮膚糸状菌による白癬がある．また病巣が全身に及ぶ深在性真菌感染症としてアスペルギルス，クリプトコッカス，スポロトリックスなどによる感染症がある．高齢者の口腔内で検出頻度の高い *Candida albicans*（カンジダ・アルビカンス）は，通常は口腔カンジダ症や膣カンジダ症などの表在性カンジダ症を引き起こす．易感染性宿主においてはカンジダ感染が全身に広がり，敗血症へと進行する深在性カンジダ症にまで進展する．

2）泌尿・生殖器の感染症
（1）尿路の感染症
　主に腸管内の常在細菌が尿道口から侵入し，尿道，膀胱，尿管，腎臓などに感染を起こす．膀胱炎や腎盂腎炎などがある．大腸菌をはじめ腸内細菌が原因となることが多く，内因感染症のひとつである．

クロストリジウム属の細菌

破傷風菌とガス壊疽菌群は，グラム陽性偏性嫌気性桿菌で芽胞を形成する．ガス壊疽菌群には複数の細菌が含まれており，さまざまな組織破壊酵素を産生する．

（2）生殖器の感染症

男性の前立腺炎や睾丸炎(精巣炎)，女性の卵巣炎，卵管炎，膣炎などがある．性行為によって感染することが多い．

3）性行為感染症(Sexually transmitted diseas：STD)

性行為によって感染するが，性器に症状がみられないものもある．

（1）細菌が原因となるもの

梅毒(梅毒トレポネーマ)，淋菌感染症(淋菌)，軟性下疳(軟性下疳菌)．性器クラミジア／鼠径リンパ肉芽腫(トラコーマクラミジア)，非淋菌性尿道炎(ウレアプラズマ)．

（2）ウイルスが原因となるもの

尖圭コンジローマ(ヒトパピローマウイルス)，性器ヘルペス(単純ヘルペスウイルス)，B型肝炎(B型肝炎ウイルス)，HIV感染症(ヒト免疫不全ウイルス)．

（3）真菌によるもの

性器カンジダ症(カンジダ・アルビカンス)．

（4）原虫によるもの

膣トリコモナス症，赤痢アメーバ症など．

（5）昆虫によるもの

疥癬，ケジラミ症．

8-4 神経組織に病気をもたらすもの

病原体が，気道や腸管から体内に侵入した後に血行性またはリンパ行性に，あるいは咬傷部位から神経を伝って中枢神経性に，脊髄や脳などに入り増殖して発症する感染症のこと．脳炎や髄膜炎がある．このほか，破傷風菌，ボツリヌス菌，さらにジフテリア菌は外毒素を産生して，神経に作用する．

1）細菌性髄膜炎

髄膜炎菌やインフルエンザ菌など．

2）新生児髄膜炎

B群レンサ球菌や大腸菌など．

3）無菌性髄膜炎

エンテロウイルス(ポリオウイルス，コクサッキーウイルス，エコーウイルスなど)，ムンプスウイルスなど．

4）急性灰白髄炎(小児麻痺)

ポリオウイルス

インフルエンザ菌
グラム陰性短桿菌で莢膜を有する．インフルエンザの原因菌ではない．インフルエンザ菌b型 *Haemophilus influenze* type b(Hib)による髄膜炎が多い．

ムンプスウイルス
流行性耳下腺炎の原因ウイルスで，思春期以降の成人が感染すると睾丸炎や卵巣炎を伴うことがある．

表 8-1 主な感染型食中毒の特徴

原因菌	原因物質	潜伏期間	症状
サルモネラ属菌 *Salmonella* spp.	家畜や鶏などの保菌動物の糞便，食肉およびその加工品，鶏卵，調理食品	12〜24時間	38〜40℃の発熱，嘔吐，下痢，腹痛，全身倦怠感．症状は重いが2〜3日で回復．小児や高齢者では重篤となることがある．
カンピロバクター *Campylobacter jejuni*	鶏肉，飲料水など	1〜7日	下痢，腹痛，嘔吐，発熱 回復期にまれにギラン・バレー症候群を発症．近年，増加している．
エルシニア *Yersinia enterocolitica*	保菌動物または飲食物	2〜7日	腹痛，嘔吐，頭痛
セレウス菌(下痢型) *Bacillus cereus*	食肉製品や野菜，これらを材料としたスープなど	2〜3日	腹痛，下痢
腸炎ビブリオ *Vibrio parahaemolyticus*	魚介類	約12時間	激しい腹痛，水溶性や粘液性の下痢，しばしば嘔吐や発熱も．2日前後で回復．
腸管出血性大腸菌 (enterohemorrhagic *Escherichia coli*, EHEC)	家畜(とくにウシ)が保有しており，汚染食品の摂取で起こる．	7〜10日	激しい腹痛，下痢，嘔吐，発熱(出血性大腸炎)．重症化すると溶血性尿毒素症症候群や急性脳症を引き起こす．
その他の病原大腸菌 　腸管病原性大腸菌 　　(enteropathogenic *Escherichia coli*, EPEC) 　腸管侵入性大腸菌 　　(enteroinvasive *Escherichia coli*, EIEC) 　毒素原性大腸菌 　　(enterotoxigenic *Escherichia coli*, ETEC) 　腸管凝集性大腸菌 　　(enteroaggregative *Escherichia coli*, EAEC)			特定の毒素を産生せず，下痢の原因となる大腸菌．サルモネラ症と同じような急性胃腸炎を呈する． 細胞侵入性を持つ．大腸粘膜に侵入．赤痢と同じような症状を呈する． 耐熱性腸管毒と易熱性腸管毒(コレラ毒素と類似)を産生する．コレラ様の下痢を起す．
ウェルシュ菌 *Clostridiun perfringens*	深鍋で作製したシチューやカレーなど(大量調理したときに起こりやすい)	6〜20時間平均12時間	腹痛，下痢が主症状まれに発熱，嘔吐を起こす．

5）脳炎

日本脳炎(日本脳炎ウイルス)，インフルエンザや麻疹による脳炎，まれではあるが，麻疹ウイルスの変異型による亜急性硬化性全脳症などがある．

8-5 食中毒をもたらすもの

1）細菌による食中毒

（1）感染型食中毒(表8-1，図8-2)

飲食物とともに，生きた菌を摂取することによって起こる．下痢や嘔吐などの症状は原因菌の種類によって異なるが，腸管内で増殖するときに産生された毒素が原因となる場合や，腸管組織に傷害を与える場合がある．一般に潜伏期間は，毒素型に比べて半日から数日と長く，十分に加熱する

表 8-2　主な毒素型食中毒の特徴

原因菌	原因物質	潜伏期間	症状
黄色ブドウ球菌 *Staphylococcus aureus*	穀類，おにぎりなどの加工食品，弁当などの調理食品	30分～6時間 平均3時間	頭痛，下痢，嘔吐，腹痛，発熱はまれ．1～2日で回復．
ボツリヌス菌 *Clostridium botulinum*	いずし，ハム，ソーセージ，ビン詰め，缶詰めなど	12～36時間 （摂取毒素量によって異なる）	視力低下，口渇，四肢神経麻痺，呼吸麻痺，腹部膨満感．4～8日以内に死亡することがある．
セレウス菌(嘔吐型) *Bacillus cereus*	穀類と複合調理食品 （米飯やスパゲティーなど）	1～6時間	嘔吐

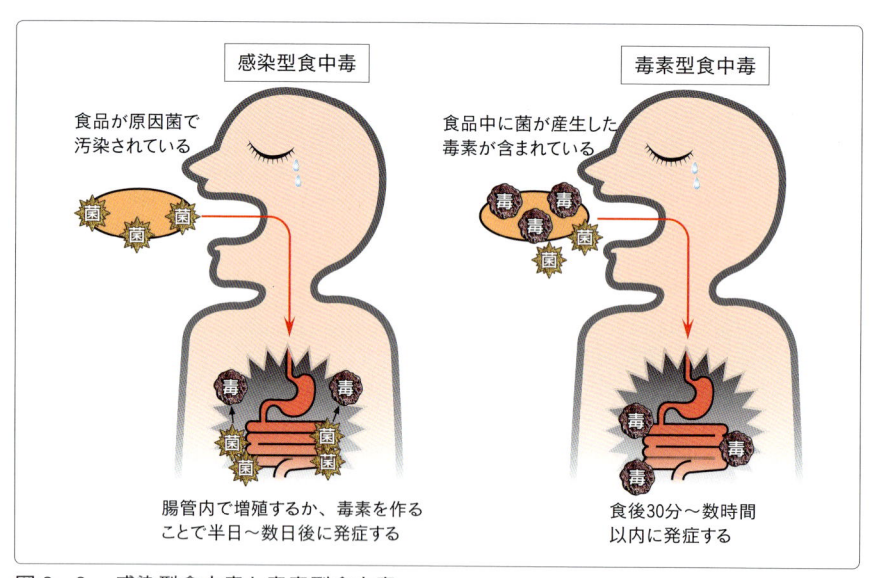

図 8-2　感染型食中毒と毒素型食中毒

ことで食中毒を防ぐことが可能である．

(2) 毒素型食中毒(表 8-2, 図 8-2)

　食品中ですでに原因菌が増殖し，産生された毒素を食品とともに摂取して起こる食中毒のこと．食品中に生きた菌がいなくても食中毒が起こる．黄色ブドウ球菌，ボツリヌス菌，セレウス菌が原因となる．一般に，潜伏期間は数時間から半日と短く，発熱はまれである．黄色ブドウ球菌は耐熱性毒素を産生するので食前加熱は無効である．また，ボツリヌス菌の毒素が原因の場合は神経毒が原因となるので，ものが二重に見えたり，死亡することもある．毒素型食中毒は毒素が原因となるので，ヒトからヒトへ感染することはない．

2）ウイルスによる食中毒

(1) ノロウイルス

　小型球形ウイルス(SRSV；small round structured virus)やノーウォーク様

ノロウイルス
感染源の違いによって感染経路が異なり，ウイルス性食中毒のほかにウイルス性胃腸炎の原因にもなる．

ウイルスとよばれていた．平成15年(1997年)に食品衛生法の改正によってノロウイルスとして食中毒の原因微生物として扱われるようになった．汚染された貝類(生カキ)や調理中に汚染した食品を，生あるいは十分に加熱調理しないで食べた場合に生じる．また患者の糞便や吐ぶつから二次感染を起こす．潜伏期間は24～48時間．主症状は吐き気，嘔吐，下痢，腹痛であり，発熱は軽度．下痢などの症状がなくなっても，通常では1週間程度はウイルスの排泄が続く．エンベロープを有していないため，消毒薬による抵抗性が強く，完全にウイルスを失活させるには，次亜塩素酸ナトリウムまたは85℃で1分間の加熱が必要とされる．

ノロウイルス食中毒
近年増加傾向にあり，高齢者施設での集団発生には注意が必要である．

8-6 がんを引き起こすもの(表8-3)

一部のウイルスは，増殖過程で細胞変性効果を示さず，感染することによって宿主細胞の異常な増殖を引き起こすものがある．このようなウイルスを腫瘍ウイルスとよび，がんの原因となる．このほか，ヘリコバクター・ピロリは，胃炎，胃・十二指腸潰瘍だけでなく，胃がんの原因になると考えられている．

細胞変性効果
ウイルスの増殖によってウイルス感染細胞が変性し死滅すること．

表8-3 腫瘍ウイルス

ウイルス名	疾患名
ヒトパピローマウイルス	子宮頸癌
EBウイルス	バーキットリンパ腫，上咽頭癌
ヒトヘルペスウイルス8型	カポジ肉腫
B型肝炎ウイルス	肝臓癌
C型肝炎ウイルス	肝臓癌
ヒトT細胞白血病ウイルス	成人T細胞白血病

復習しよう！

1 食前に加熱しても食中毒を防ぐことができないのはどれか．
a サルモネラ属菌
b ノロウイルス
c 黄色ブドウ球菌
d カンピロバクター

2 腫瘍を引き起こすのを2つ選べ．
a 麻疹ウイルス
b C型肝炎ウイルス
c ヒトパピローマウイルス
d インフルエンザウイルス

3 ノロウイルスを不活化させるのに有効なのはどれか．
a クロルヘキシジン
b 消毒用アルコール
c 塩化ベンザルコニウム
d 次亜塩素酸ナトリウム

4 潜伏感染し回帰発症するのはどれか．
a 風疹ウイルス
b ムンプスウイルス
c 単純ヘルペスウイルス
d ヒト免疫不全ウイルス

＜解答＞
1：c
2：b，c
3：d
4：c

chapter 9 体液や血液を介する感染症

学習目標
□ 体液・血液を介して感染する疾患について学習する．
□ 病原ウイルスの感染経路と基本的な感染予防法が説明できる．
□ 歯科診療における感染防止対策の重要性が説明できる．

　chapter 7, 8 で，ヒトに病原性を示すさまざまな微生物とそれらが引き起こす疾患について学んだ．本章では，歯科衛生士の業務上，とくに注意を必要とする体液や血液を介して感染するウイルス性疾患について整理する．

9-1　B型肝炎

1）B型肝炎ウイルスの性状

　ヘパドナウイルス科のオルソヘパドナウイルス属の DNA ウイルスである B 型肝炎ウイルス（Hepatitis B virus；HBV）は，表層の脂質を含む球形粒子（HBs 抗原；hepatitis B surface antigen）からなるエンベロープと，内部のコア粒子（HBc 抗原；hepatitis B core antigen）からなる．コアはウイルスゲノムと，ゲノムを取り囲むカプシドからなり，ヌクレオカプシドとよばれる（図 9-1）．感染性のある HBV 粒子（完全に組み立てられたウイルス）は，

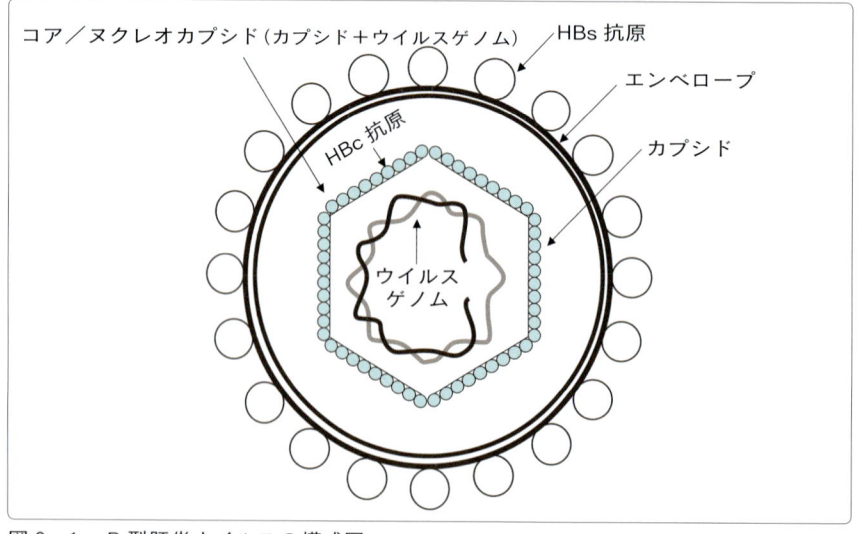

図 9-1　B型肝炎ウイルスの模式図

ゲノム（genome）
生物を構築・維持するのに必要なすべての遺伝子と遺伝子間領域（染色体の1セットと表現されることもある）のことを指す．生物ゲノムはDNAからなるが，ウイルスゲノムはDNAかRNAのいずれかである．

デーン粒子（Dane 粒子）ともよばれる．ウイルスには塩基配列の違いによりいくつかの遺伝子型が存在する．

HBV は他の DNA ウイルスと異なり，ウイルス遺伝子の複製を RNA を中間体として逆転写酵素の働きにより行う．

2）B 型肝炎の症状

肝細胞上にあるレセプターを介して細胞内に侵入・増殖し，約60〜90日の潜伏期間を経て，比較的緩やかに肝炎症状を呈する．微熱，食欲不振，悪心・嘔吐・全身倦怠感などが現れた後に，やがて黄疸が認められるようになる（症例の10〜50％程度）．重症例を除いてこれら症状はおよそ1か月で消退する．免疫反応が正常に働いた場合は，ウイルスは完全に排除されるが，一部では慢性化する．劇症化することがあり，生体肝移植などの治療が必要となる．

3）無症候性キャリアの存在

乳幼児期の母子感染や水平感染，免疫不全患者への感染など，免疫力が十分でない場合に感染が生じると持続性の感染となり，多くが無症候性キャリアとなる．世界中では3億人以上の持続感染者が存在するといわれている．

4）感染経路と予防

B 型肝炎ウイルスは血液・体液を介して感染する．我が国では母子感染予防事業により，無症候性キャリアの母親から生まれた子供の感染は防ぐことができるので，妊娠時には必ず B 型肝炎ウイルス検査を受けなければならない．また，輸血による感染は HBs 抗原検査等が導入されて以来，激減している（年間10数例）．成人期では性感染が主で，軽いキスや入浴などでは感染しないが，よく知らない相手との性交渉ではコンドームの使用を心がける．我が国ではまれであるが，薬物の経静脈的乱用による感染も報告されている．ピアス，アートメイク，タトゥーをする際の器具は滅菌されていることを確認し，血液の付着した歯ブラシやカミソリを共用しないなどの注意が必要である．院内感染予防として標準予防策を適応する．

B 型肝炎ワクチンがあり，感染はワクチン接種で防ぐことができる．医療従事者については，院内感染予防対策の一環としても接種は必須である．3回（初回，4週後，20〜24週後）接種する．ワクチンには HBs 抗原が用いられている．

9-2　C 型肝炎

1）C 型肝炎ウイルスの性状

1980年代には輸血後肝炎を引き起こす非 A 非 B 型肝炎ウイルスの存在

B 型肝炎の診断
B 型肝炎ウイルス感染の有無を知る方法として，ウイルス粒子に含まれる HBs, HBe 抗原に対する検査と，ヒトの免疫系が作るウイルスに対する抗体（抗 HBs, 抗 HBe, 抗 HBc 抗体）を調べる方法がある．

が知られていたが，1988年にエンベロープを持つRNAウイルスであることが突き止められ，C型肝炎ウイルス(Hepatitis C virus：HCV)と名付けられた．フラビウイルス科に属するヘパシウイルス属に分類され，6種類の遺伝子型とそれぞれ数種の亜型が存在する．主に血液を介して感染するC型肝炎の原因ウイルスである．今のところ有効なワクチンと確実な治療法がないため，歯科診療上，感染防止に対する十分な対応が必要である．

2）C型肝炎の症状
感染後2週間から6か月の潜伏期を経て，徐々に全身倦怠感，食欲不振，悪心・嘔吐などの症状が現れる．50～80％は慢性肝炎に移行し，10～20年後には肝硬変から肝癌を引き起こす．

3）C型肝炎ウイルスキャリアの存在
感染しても自覚症状のないままウイルスを排出する，いわゆる無症候性キャリアの存在が問題となる．日本では感染者数は150～200万人といわれている．

4）感染経路と治療，予防
上述のB型肝炎と同様，C型肝炎ウイルスは感染血液の輸血(現在は遺伝子増幅検査によりほぼ阻止されている)，不適切な器具によるタトゥー，アートメイク，ピアス，経静脈的薬物乱用，不適切な観血的医療行為などによって感染する．血液感染以外の確率は低いといわれているが，まれに性感染，母子感染がみられる．有効な予防ワクチンはない．治療法として，2015年から著効率が95～100％ときわめて高い新規の抗ウイルス薬ソバルディ(ソホスブビル)が使用されるようになった．さらに，ソバルディとレジパスビルを組み合わせて合剤にしたハーボニーという新薬が承認され，これらの新薬治療は重い副作用がなく，ほとんど100％に近い確率でC型肝炎が治ることが期待されている．まさに画期的な新薬の登場といえる．

9-3 後天性免疫不全症候群(エイズ／AIDS)
1）ヒト免疫不全ウイルス(HIV)の性状
ヒト免疫不全ウイルス(HIV：human immunodeficiency virus)はエイズ(AIDS：acquired immunodeficicency syndrome)の病原体で，レトロウイルスに分類される．ヒト免疫系の司令塔であるヘルパーT細胞に感染性がある(図9-2)．細胞内に侵入したHIVは，ウイルスゲノムであるRNAから逆転写酵素を使ってウイルスDNAを合成し，ヒトのゲノムにこれを組み込むことで持続感染する(この状態はプロウイルスともよばれる)．感染したヘルパーT細胞が徐々に減少するため，適応(獲得)免疫が機能しなくなり，真菌などの日和見病原体の感染を受けやすい．

ヘルパーT細胞
⇒p.46参照

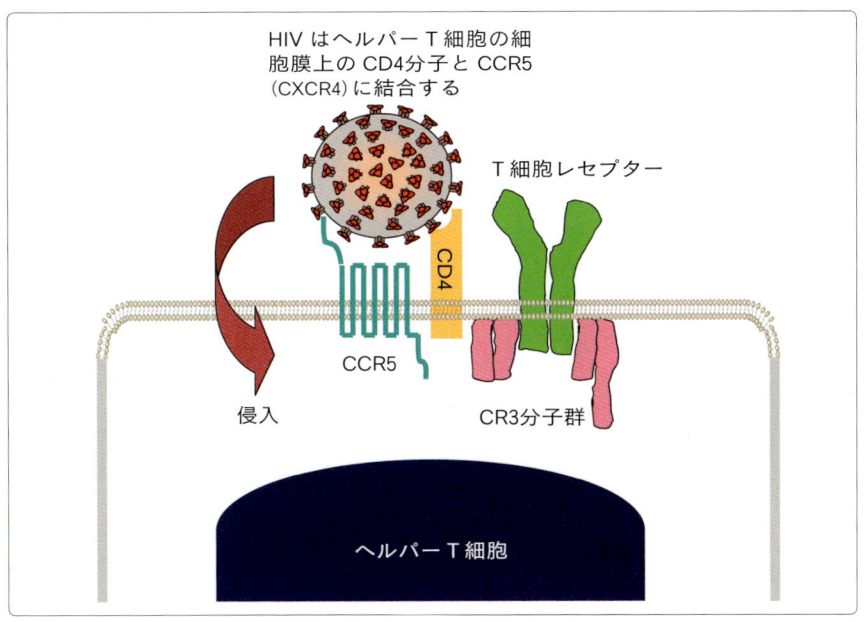

図9-2　ヒト免疫不全ウイルス(HIV)のヘルパーT細胞への感染経路

2）エイズの症状

　感染が成立すると約1か月後に一過性にヘルパーT細胞が減少し，発熱，リンパ節腫脹，発疹などの軽い症状が現れる．その後，HIV特異的サイトトキシックT細胞が誘導され，ウイルス感染細胞を排除するので，ヘルパーT細胞数は回復し，ウイルスに対する抗体も産生される（抗体価の測定はHIV感染の診断に用いられる）．こののち数年から10数年の無症候期を経てエイズを発症する．これは体内でのウイルスの変異が大きく，免疫系から逃れたウイルスがヘルパーT細胞を破壊し続けるためと考えられている．やがて免疫系がうまく働かない状態に陥りエイズを発症し，重篤な日和見感染により死にいたる．

　複数の抗HIV薬を用いるHAART(highly active antiretroviral therapy)療法により，エイズ発症を遅らせることが可能となっている．血液中のヘルパーT細胞数500個/μlがHAART開始の目安といわれている（健常者では800～1,000個）．感染してもHAARTにより，長期にわたり健常者と変わらない生活が可能であるが，依然として完全にウイルスを排除する治療法は確立されていない．世界での推定感染者数は2016年末現在およそ3,670万人，年間100万人の死者を出す大きな感染症である．

　我が国での感染は男性同性愛者を中心に増加傾向にあり，1年間の新規感染者数は1,000人を超えていた．2017年末現在での新規感染者およびエイズ患者数は累計で28,000人を超えている．これは届出のあった数値で，実際にはこれをかなり上回ると推定されている（図9-3 a, b）．

HAART療法
複数の抗エイズウイルス薬を組み合わせて服用する多剤併用療法で，ウイルス増殖を抑制する効果が高い．

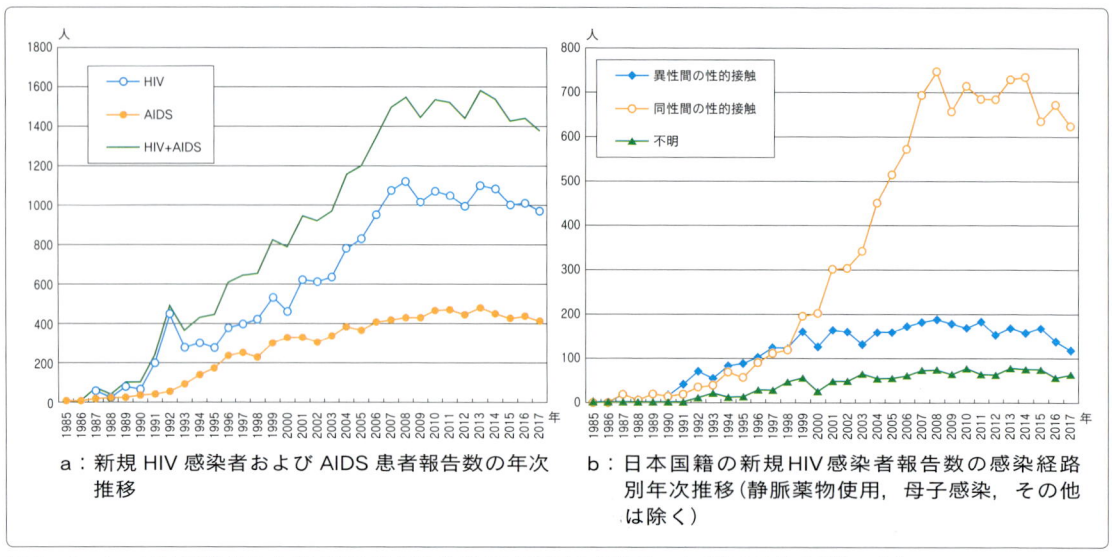

図9-3a, b　HIV感染者およびAIDS患者の動向（2017年厚生労働省エイズ動向委員会報告より）

a：新規HIV感染者およびAIDS患者報告数の年次推移

b：日本国籍の新規HIV感染者報告数の感染経路別年次推移（静脈薬物使用，母子感染，その他は除く）

3）感染経路と予防

HIVは体液中（血液，精液，母乳，性器分泌液，唾液など）に存在する．唾液からの感染の確率は低いが，歯肉出血などがある場合は注意が必要である．これらを介して以下の経路で感染する．

（1）性行為による感染

エイズの流行初期は同性愛者間での感染が主流であったが，異性間でも感染する．B型肝炎ウイルスよりは感染の確率は低いといわれているが，よく知らない相手との性交渉ではコンドームの装着が感染防止に有効である．肛門性交での感染率が高いのは，腸粘膜に存在するヘルパーT細胞の多くが，HIVのレセプターであるCD4分子とCCR5というケモカインレセプターを発現しているためである（図9-2参照）．

（2）輸血や血液製剤による感染

ウイルスや抗体を検査することで，現在ではほぼ阻止されている．

（3）HIVに感染した母親からの垂直あるいは母子感染

母親から胎児あるいは新生児への感染は，適切な抗HIV治療薬の投与，帝王切開による出産，人工授乳（母乳を与えない）によって阻止できる．母子感染の多くが，妊婦が検査を受けずに出産したケースで，妊娠初期にHIV検査を受けるべきである．

（4）不適切な観血医療行為あるいは針刺し事故などによる感染

歯科医師（HIV陽性）が治療を通じて複数の患者へHIV感染を起こしたケースがある（キンバリー事件）．針刺し事故による感染の確率は300回に1回の割合と低いが，報告されている．医療器具の不完全な滅菌・消毒によっ

ケモカインとケモカインレセプター

免疫を担当する白血球やリンパ球は血管の外に出て（遊走）機能を発揮し，ふたたび血管内に戻ることができる．これはホーミング現象ともよばれ，ケモカインとよばれる分子群（ある種のサイトカイン分子）によって制御されている．これに呼応する免疫細胞上の分子をケモカインレセプターという．

て，医療行為を通じて患者が感染するケースも過去に報告されている．

　まずエイズに関する正しい知識を持ち，感染防止を心がけることが大切である．歯科医療においては，ブラッシング指導やスケーリングも出血を伴う．標準予防策を徹底する必要がある．またエイズ患者の初期症状は，歯肉炎，歯周炎，口腔カンジダ症として現れることが多いので，口腔管理は重要である．患者への偏見や誤解をなくし，院内感染防止策を確認のうえ，個人情報の保護に留意し治療にあたることも大切である．

9-4　成人T細胞白血病（ATL）

1）ヒトTリンパ球向性ウイルス（HTLV-1）の性状

　レトロウイルス科に分類される HTLV-1（Human T-cell leukemia virus 1）は，ヘルパーT細胞に持続感染し，感染細胞と接触した細胞へと感染する．成人T細胞白血病（Adult T-cell leukemia：ATL），HTLV-1関連脊髄症（HTLV-1 associated myelopathy:HAM）および HTLV-1ぶどう膜炎（HTLV-1 uveitis:HU）などの疾患を引き起こす．HTLV-1はT細胞に感染し，逆転写酵素の働きでウイルス DNA を合成し，ゲノム上にプロウイルスの形で組み込まれ持続感染する．T細胞内ではIL-2レセプターの発現を増強し，腫瘍化すると考えられている．

　日本では約120万人，世界では1,000〜2,000万人の HTLV-1キャリア（HTLV-1の症状はないが，ウイルスを体の中に持っている状態）がいると推定されている．我が国では，長崎，沖縄，宮崎，鹿児島の各県の HTLV-1キャリアの集積率が高い．

成人T細胞白血病
成人T細胞白血病リンパ腫ともよばれ，リンパ腫から大部分が白血病化する．

2）成人T細胞白血病の症状

　主に母乳により感染し，40年以上の潜伏期を経て発症する．HTLV-1感染者1,500人に1人の割合で発症するとの報告がある．リンパ節腫脹，全身倦怠感，皮疹が現れ，末梢血中に特徴的な花びらのような形状をした核を持つ花細胞（flower cell）とよばれる腫瘍細胞が認められる．免疫担当細胞として重要なT細胞が機能しないため，免疫不全状態となり，重篤な日和見感染症を高頻度に合併する．化学療法（抗がん剤）にしばしば抵抗性を示し，再発率も非常に高く予後（治療後の経過）は不良である．

3）感染経路と予防

　主な感染経路は母乳を介した母子感染であり，母親がキャリアである場合は，人工授乳（母乳を与えないか，一度凍結した母乳を与える）ことで感染を防ぐことができる．感染力が弱く，頻回の性交渉で男性の精液に含まれるウイルスにより女性の感染が生じる．女性から男性の感染はまれである．キャリア男性との結婚後，約20％の女性が感染するといわれている．成人の感染では発症はきわめてまれといわれている．

現在，輸血による感染は防止されているが，血液を介して水平伝播するので，上述の疾患と同様の注意が必要である．院内感染防止として標準予防策を適応する．

> **復習しよう！**
>
> **1 血液を介して感染するのはどれか．2つ選べ**（'02改）．
> a　単純疱疹ウイルス
> b　B型肝炎ウイルス
> c　C型肝炎ウイルス
> b　流行性耳下腺炎
>
> **2 ヒト免疫不全ウイルス（HIV）の特徴はどれか**（'08）．
> a　空気感染する．
> b　DNAウイルスである．
> c　ヘルパーT細胞を標的とする．
> d　アシクロビルに感受性がある．
>
> **3 ヒト免疫不全ウイルスが寄生するのはどれか**（'06）
> a　好中球
> b　B細胞
> c　ヘルパーT細胞
> d　ナチュラルキラー細胞
>
> **4 エイズ患者の口腔でよくみられるのはどれか．**
> a　地図状舌
> b　エプーリス
> c　カンジダ症
> d　メラニン沈着

＜解答＞
1：b，c
2：c
3：c
4：c

chapter 10 口腔環境と常在微生物

学習目標
- □微生物の発育と口腔内環境の関連を説明できる．
- □唾液中，歯肉溝液中の抗菌因子について説明できる．
- □口腔常在微生物について部位ごとに説明できる．
- □口腔常在菌叢の変遷について説明できる．
- □口腔の常在微生物を説明できる．

10-1 口腔環境

　ヒトの組織中には，通常，微生物は存在しない．しかし，外界に露出している皮膚，粘膜表面には多くの微生物が生息している．口腔もその例外ではなく，多くの種類の微生物が生息している．これまで口腔常在微生物叢を構成する細菌の数は，780種類程度といわれてきた．しかし，最近の分子生物学的手法を用いた研究によると，その数は7,000種とも，10,000種ともいわれ，口腔内には現在の技術では培養できない細菌が，まだまだたくさんいることがわかってきている．

　このように多くの種類の細菌が口腔内にみられるのは，口腔が微生物の発育に適した条件を持っているためである．しかし，生体は，常在微生物を野放しにしているわけではない．増えすぎることがないように発育を抑制する機構も備えている．この項では口腔環境の特徴を挙げ，それが微生物の発育にどのような影響を及ぼしているかを述べる．

1）解剖学的特徴

　解剖学的な特徴は，口腔で発育できる微生物の種類を増やすのに役立っている．口腔は，硬組織である歯が，軟組織を通って体外に露出した特殊な場所である．このような複雑な構造は体の他の部分ではみられない．複雑であるがゆえに，口腔内には酸素の濃度が異なる場所が存在する．たとえば，歯肉溝や歯周ポケットの底部では，酸素が少なく，粘膜表面などでは酸素が豊富に存在する．そのため酸素を好む微生物も，酸素が苦手な微生物も両方，発育することができる．

2）栄養学的特徴

　口腔は，ヒトが栄養を得るために食物や飲み物を摂取する器官であり，消化管への入り口でもある．摂取された飲食物は，咀嚼により細かく噛み砕かれるだけでなく，唾液中に含まれる消化酵素によって消化される．そのような一部消化された食物には，微生物の発育に必要な炭素源（炭水化

分子生物学的手法
生命現象を分子レベルで解き明かす方法．DNAの塩基配列を用いることで細菌の種類や数を解析することができる（⇒ chapter13参照）．

物)，窒素源(タンパク)，ミネラルなどが，微生物に利用しやすい状態で含まれている．唾液はこれらの栄養分を含み，微生物の発育に必須の水分も供給する．

歯肉溝滲出液は，その大部分が血清由来で，栄養分が多く，歯肉溝や歯周ポケットに定着する微生物の重要な栄養源になっている．

栄養が豊富に供給される口腔は，微生物にとって住みやすい環境であるといえる．

3）生理学的特徴

生体の一部である口腔は，体の他の部分と同様に恒常性を備えており，口腔細菌は安定した環境で発育することができる．口腔内での体温は，健康成人では36.5〜37.0℃(舌下温)くらいで，摂取する飲食物の温度により一時的に変化するものの一定である．この温度付近を至適温度に持つ口腔の微生物は，温度変化による増殖の抑制を受けることなく発育することができる．

また，唾液には緩衝能があり，安静時唾液のpHはおよそ6.8に維持されている．したがって口腔の微生物は，極端な酸性やアルカリ性の環境にさらされることなく，至適pH(中性)付近で安定して発育することができる．

4）免疫学的特徴

免疫系細胞は，体内に侵入した異物を排除する機能を持った細胞である（⇒ chapter 4参照）．口腔は消化管の入り口であり，さまざまな異物が侵入する場所であるが，歯には免疫系(リンパ組織)はなく，代わりに唾液中に含まれる多様な抗菌因子がこれら異物に対しての防御を担当している．薬物の服用や，自己免疫疾患の影響により唾液の分泌量が減少すると，う蝕や歯周病が増加，増悪化することから，これらの抗菌因子による防御は，口腔常在微生物数の調節に重要な役割を果たしていることがわかる．一方，歯肉溝では，免疫系細胞と血漿由来成分を含む歯肉溝滲出液が防御機構を担当している．

(1)唾液中の抗菌因子(表10-1)

①リゾチーム(lysozyme)

細菌細胞を構成するペプチドグリカンを加水分解して溶菌，殺菌する酵素である．大唾液腺，小唾液腺，歯肉溝滲出液，白血球から唾液中に分泌され，ヒトでは涙，鼻汁，母乳などにも含まれている．

②ラクトフェリン(lactoferrin)

多くの細菌は発育するときに鉄イオンを必要とする．ラクトフェリンは，鉄イオンと結合することにより細菌への鉄供給を断ち，細菌の発育を阻害する．この糖タンパクは大唾液腺，小唾液腺から主に分泌されている．

恒常性
(homeostasis)
環境変化にかかわらず生体の状態を一定に維持する機構．

至適温度
増殖に最適な温度を至適温度という．微生物の種類によって異なり，細菌の場合，20℃前後のものを低温菌，35℃前後のものを中温菌，55℃前後のものを高温菌とよぶ．ヒトに病原性を持つ細菌のほとんどは中温菌であるが，真菌の場合は，25℃前後であることが多い．

至適pH，限界pH
増殖に最適なpHを至適pH，増殖できなくなるpHを限界pHという．一般に口腔の細菌の至適pHは6.5〜8.0付近であるが，乳酸桿菌などのように低いpHでも増殖できるものや，コレラ菌のようにpH 8.0〜9.0でよく増殖するものもある．

表10-1 唾液中の抗菌因子

非特異的抗菌因子
- リゾチーム
- ラクトフェリン
- ディフェンシン
- ペルオキシダーゼ
- シスタチン
- ヒスタチン
- スタセリン
- ムチン
- SLPI

特異的抗菌因子
- 抗体（分泌型 IgA）

③ディフェンシン（defensin）

好中球や上皮細胞などにより産生される，抗菌性タンパクである．舌，粘膜表面，大唾液腺，小唾液腺から唾液中に移行し，細菌，真菌の細胞膜に結合して，細胞膜に孔をあけることで殺菌作用を示す．

④ペルオキシダーゼ（peroxidase）

唾液中には耳下腺，顎下腺より分泌されるシアロペルオキシダーゼと，歯肉溝の白血球由来のミエロペルオキシダーゼが含まれる．抗菌作用を示すイオンを生じさせ，多くの口腔細菌の発育を抑制する．

⑤シスタチン（cystatin）

システインプロテアーゼを阻害因子することにより抗菌作用を示す．抗ウイルス作用を持つほか，黄色ブドウ球菌 *Staphylococcus aureus*（スタフィロコッカス・アウレウス），*Porphyromonas gingivalis*（ポルフィロモナス・ジンジバリス）などの細菌の発育も阻害する．

⑥ヒスタチン（histatin）

耳下腺から分泌されるヒスチジンを多く含むポリペプチドである．*Streptococcus mutans*（ストレプトコッカス・ミュータンス），*Candida albicans*（カンジダ・アルビカンス）に対して抗菌作用を示す．また，細菌の付着や共凝集を阻害するほか，LPS と強い結合能を持ち，LPS が種々の細胞に結合するのを阻害する作用を有する．

⑦スタセリン（statherin）

スタセリンは，レンサ球菌などの付着抑制効果を持つタンパクである．

⑧ムチン（mucin）

口腔粘膜を保護する働きを持つ酸性糖タンパクで，糖鎖はシアル酸を多く含んでいる．顎下腺，舌下腺，小唾液腺から分泌され，粘稠性，潤滑性を持ち，細菌表面を覆って口腔粘膜や歯表面への付着を阻害することにより抗菌作用を示す．

システインプロテアーゼ
システインを活性中心に持つタンパク分解酵素．

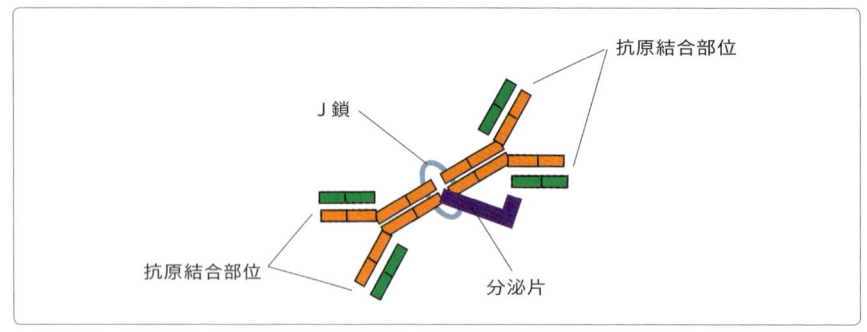

図10-1　分泌型 IgA の構造

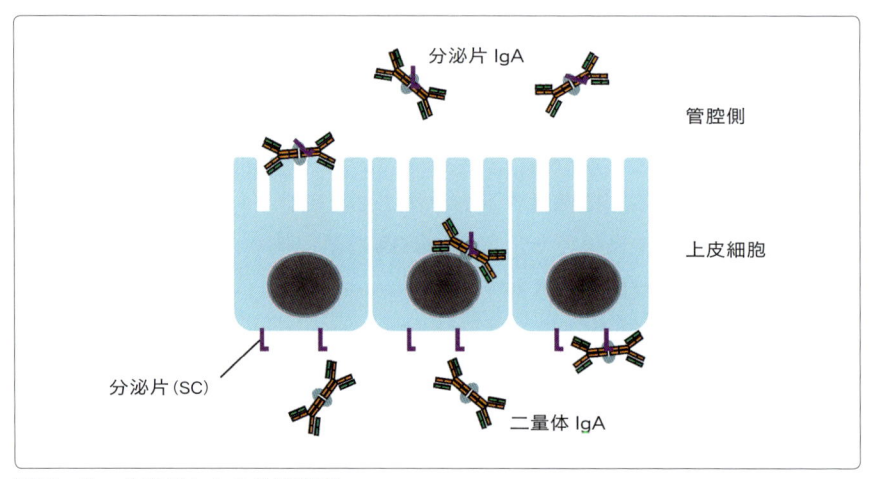

図10-2　分泌型 IgA の分泌機構

⑨ SLPI（secretory leukocyte protease inhibitor）
　分泌型白血球タンパク分解酵素や，細菌のプロテアーゼの阻害因子として働き，組織破壊を防ぐ．T細胞の表面に吸着して，ヒト免疫不全ウイルス（HIV）の感染を阻止する．
⑩抗体（図10-1，2）
　唾液の特異的な免疫機構として働くのが抗体である．抗体の中でも唾液中にもっとも多く含まれる分泌型 IgA（SIgA）は，唾液腺周囲のリンパ組織の形質細胞によってJ鎖を介して結合した二量体として産生され，分泌成分（secretory component：SC）と結合し，唾液腺の上皮細胞に取り込まれてから管腔内に分泌される．分泌型 IgA は口腔の感染防御に重要な働きをするだけでなく，涙，鼻汁，気道粘液，消化管分泌液，乳汁などにも多く含まれ，粘膜免疫で中心的な役割を果たしている．分泌型 IgA は，他の抗体とともに微生物表面に結合し，組織への付着や，標的細胞への吸着を阻害するほか，酵素や毒素と結合してこれらを失活させる働きを持つ．

抗体
⇒ P.48参照

（2）歯肉溝滲出液(gingival crevicular fluid)中の抗菌因子

　歯肉溝には，血管から遊走した細胞や，血漿由来の成分を含む歯肉溝滲出液が滲み出し，歯周組織の感染防御に働いている．歯周組織の炎症により血管の透過性が亢進すると，血管から血漿成分が多く滲出するようになり歯肉溝滲出液は増加する．歯肉溝滲出液の全体量や，含まれる抗体，補体，炎症性サイトカインの種類や量は炎症の程度を知る手がかりとなる．

①細胞

　好中球は，歯肉溝滲出液中にみられる宿主細胞の大部分を占める．歯肉溝内の微生物を貪食し，殺菌する働きを持つ．その数は，歯周病により歯周ポケットが形成されると増加し，炎症の程度により変化する．歯周ポケット内で微生物を貪食した好中球が死滅して膿が形成されると，ポケットからの排膿が観察されるようになる．このような病巣では死滅した好中球や，抗原過剰で脱顆粒を起こした好中球が放出する酵素によって，宿主組織が傷害されるため，膿やそれによって変性した組織を除去することにより炎症症状が改善する．

　歯肉溝滲出液中にはほかに，マクロファージ，リンパ球(T細胞，B細胞)がみられ，これらの細胞の数も炎症により増加する．

②血漿由来成分

　血漿から移行した免疫グロブリンは，微生物に対する特異的防御に役立っている．含まれる抗体はIgGがもっとも多く，IgM，IgAも少量検出される．

　歯肉溝滲出液中の補体は，ポケット内に存在する抗原抗体複合物や菌体成分によって活性化され，抗原の排除に役立っているだけでなく，活性化の過程で生じたC3a，C5a，C3bはそれぞれ，アナフィラトキシン，好中球遊走因子，オプソニンとして作用し，生体防御反応を促進する(⇒ chapter 4参照)．

10-2　口腔常在微生物

　微生物は，出生直後から口腔に定着し始め，各々が生存に適した環境を獲得するため，共生，拮抗(競合)などを繰り返し，個人の口腔環境に適した微生物が比較的安定した集団を形成するようになる．集団中には一定期間常時存在する常在細菌と，一過性に認められる仮寓菌が存在し，これらを総称して口腔常在菌叢(口腔フローラ：oral microbial flora)とよぶ．

　口腔常在菌叢は単一ではなく，多種類の微生物からなり，口腔の各部位(唾液中，口腔粘膜，舌，歯の表面，歯肉溝など)で生息する細菌の種類や比率が若干異なる．また，同じ口腔部位でも，ヒトによって構成細菌種は異なり，同じヒトでも時々刻々変動している．これを口腔常在菌叢の変遷という．

共生
相互に関与しながら生活すること．イソギンチャクとクマノミの共生が有名．

拮抗(競合)
相互に干渉しながら生活すること．

1）口腔の微生物叢

（1）唾液の微生物叢

唾液腺から分泌された直後の唾液は無菌である．しかし，口腔内に分泌された唾液には，口腔粘膜，舌背，咽頭，プラークや歯周ポケットなどから細菌が直ちに混入し，通常唾液1mlあたり数億個（$10^{8～10}$個）の細菌が存在するようになる．したがって唾液中の細菌の種類やその比率は，口腔全体のそれを反映しているといえる．また比較的容易に，非侵襲的に採取できることから，口腔の健康状態や疾患のリスクを推測するため，含まれる細菌の数や種類を検出する各種の検査が用いられている（図10-3）．

健常者の唾液細菌では，レンサ球菌（*Streptococcus salivarius, Streptococcus mitis, Streptococcus sanguinis*）が多く，アクチノマイセス *Actinomyces*，コリネバクテリウム *Corynebacterium*，偏性嫌気性菌ではベイヨネラ *Veillonella* などが観察される．

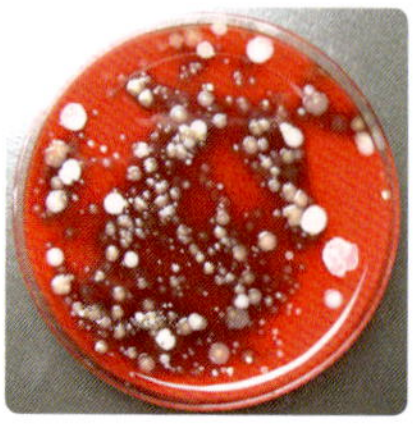

図10-3　唾液を希釈し，血液寒天培地に塗抹し培養した細菌

（2）舌の微生物叢

舌背には味蕾細胞などが存在する舌乳頭がある．その基底部は唾液による洗浄作用が及びにくく，酸素分圧が低い．このように凹凸が多く酸素分圧が多様な舌表面は，種々の微生物が住みやすい環境になっており，舌背表面からの剝離上皮細胞には，細胞あたり100個以上の細菌が付着しているといわれている．レンサ球菌（*Streptococcus salivarius, Streptococcus mitis* など）のほか，ベイヨネラ *Veillonella*，コリネバクテリウム *Corynebacterium*，プロピオニバクテリウム *Propionibacterium* などが含まれている．

菌交代現象などにより口腔に真菌が増加すると，舌背も *Candida albicans*（カンジダ・アルビカンス）を中心とした微生物叢にシフトし，偽膜がみられるようになる．

また，寝たきり状態に伴う口腔衛生状態の悪化や，唾液分泌量の減少，免疫力の低下により舌表面に形成される舌苔は，多くの細菌や真菌を含んでおり，誤嚥（誤嚥菌）性肺炎などの原因になる．舌表面の性状は全身の健康状態を反映しているといわれ，東洋医学では，舌を診る舌診は非常に重要視されている．これは舌の色や形態の変化によって，表面の細菌叢の変化もとらえて全身の健康状態を知る一助とする方法である．

菌交代症（菌交代現象）（microbial substitution）
抗菌スペクトルの広い抗菌薬を長期間投与，服用することにより，感受性菌が減少し，逆に非感受性菌が生き残り，増殖して新たな感染症を起こすこと．カンジダやアスペルギルスが増殖して起こる真菌症や，大腸の常在菌である *Clostridium difficile*（クロストリジウム・ディフィシレ）の増殖によって，下痢，腹痛，出血便が起こる偽膜性大腸炎が代表的である．

（3）口腔粘膜の微生物叢

頰粘膜表面からの剝離上皮細胞には，細胞あたりおよそ25個の細菌が付着しているにすぎない．レンサ球菌（mitis group など）が優勢である．

（4）プラーク（歯垢）の微生物叢

プラーク（歯垢：dental plaque）には1gあたり250億（$2.5×10^{11}$）個もの細菌が存在し，その構成細菌は形成時期によって異なる（⇒ chapter 11参照）．

（5）歯肉溝の微生物叢

歯肉溝内は，歯肉溝滲出液の洗浄作用や抗菌作用により，細菌の発育が

抑制されているが，歯肉縁下プラークの蓄積により歯周組織に炎症が起きると，歯肉溝は深くなり，歯周ポケットとよばれるようになる．歯肉縁下プラークには偏性嫌気性グラム陰性桿菌(*Prevotella*, *Porphyromonas*, *Fusobacterium*, *Bacteroides* など)やスピロヘータ(*Treponema*)が多く，深い歯周ポケットでは，これらの菌の比率は一層高くなっている．

2）口腔常在菌叢の変動

口腔微生物叢の変動に影響を与えるものには，宿主の健康状態，食習慣，年齢，口腔衛生状態などがある．これらの条件によって，構成細菌の数や種類が時々刻々と変化する．このような変化を口腔細菌叢の変遷とよぶ．また，口腔ケアによって，歯科医師や歯科衛生士は，口腔微生物叢を制御することができる．口腔常在菌叢の改善は内因感染症の治療や，予防で中心的な役割を果たしている．

（1）日内変動

口腔細菌の数は，咀嚼や嚥下によって絶えず変動している．24時間を通して観察すると，食事や睡眠などに伴ってリズミカルに変動しており，日内変動とよばれる．唾液中では一般に，食後は嚥下による洗浄効果のため細菌数が減少する．また，就寝中は唾液の流量が減少し，嚥下回数が減少するため，多量の細菌が集積する．そのため起床直後の唾液中の菌数はもっとも多い．

（2）年齢による変動

健常な胎児の口腔は無菌である．しかし，経腟分娩の場合，産道を通過することにより，産道の常在菌が口腔に侵入する．出生後すぐの新生児では通性嫌気性のストレプトコッカス *Streptococcus*，スタフィロコッカス *Staphylococcus* のほかに，デーデルライン桿菌とよばれる乳酸桿菌類や，ナイセリア *Neisseria*，ベイヨネラ *Veillonella* が分離される．これらの細菌のすべてが定着するのではなく，個人の口腔環境に適応できた細菌が生き残り，常在菌叢が形成される．この時期の近親者からの持続的な細菌の供給，とくに母親から垂直的に供給される細菌の種類と量は，新生児の常在菌叢形成に大きな影響を及ぼす．

その後，年齢が進むにつれて変化する口腔環境は，常在細菌の構成を変動させる要因となるが，最初のもっとも大きな口腔環境の変化は，乳歯の萌出である．乳歯の萌出により口腔内に硬組織が露出するようになると，口腔環境は多様化する．口腔内には歯の表面に定着するプラークの細菌〔ミュータンスレンサ球菌(*Streptococcus mutans*, *Streptococcus sobrinus*)，ナイセリア *Neisseria*，アクチノマイセス *Actinomyces*，ノカルディア *Nocardia*，ベイヨネラ *Veillonella* など〕だけでなく，歯肉溝も形成されるため，キャプノサイトファーガ *Capnocytophaga* や偏性嫌気性菌(フゾバクテリウム *Fusobacterium*，プレボテラ *Prevotella* など)がみられるようになる．

デーテルライン桿菌
(Döderlein's bacillus)
⇒ p.125参照

とくに，生後19か月から31か月の間は「感染の窓(Window of infectivity)」とよばれ，ミュータンスレンサ球菌の定着が，集中して起こるという報告がある．年齢が低い間は，唾液中の細菌数は比較的少なく，小学校低学年では1mlあたり10^6個程度だが，永久歯の萌出に伴って菌数は増加し，偏性嫌気性菌(セレノモナス *Selenomonas* など)や運動性菌(トレポネーマ *Treponema* など)の割合も一層増加する．

う蝕や歯周病により歯がすべて喪失すると(無歯顎)，ふたたび通性嫌気性菌が増加するが，義歯を装着すると偏性嫌気性菌，*Candida albicans*(カンジダ・アルビカンス)が分離されるようになる．

（3）習慣による変動

生活習慣は口腔常在菌叢の構成に影響を及ぼす．食習慣，とくに頻回の摂食や，多量の糖摂取は，全菌数を増加させるだけでなく，構成細菌の代謝を増加させ，代謝産物(酸)によるう蝕を誘発する．また，宿主の健康状態も口腔常在菌叢に影響を及ぼす．睡眠不足や不規則な生活習慣による免疫力の低下は，歯周ポケット内の細菌数の増加を招き，歯周病を増悪化させる．近年，薬物の副作用による唾液流量の低下による口腔フローラの変化や，抗生物質の長期服用に伴う菌交代現象による構成微生物の比率の変化など，服用する薬物が口腔常在菌叢に与える影響は大きい．

（4）口腔ケアによる変動

口腔清掃(セルフケア)は口腔常在菌叢の構成微生物の数，種類を減少させる．口腔清掃の技術，回数，用いる道具の種類によって，その効率は大きく変わる．また，PMTC(professional mechanical tooth cleaning)，スケーリング(scaling)，ルートプレーニング(root planing)などの歯科医師，歯科衛生士による専門的な口腔清掃(プロフェッショナルケア)は，口腔の微生物数，種類を減少させるだけでなく，慢性炎症組織や歯石の除去により，微生物が定着する場を減少させ，口腔環境の改善に役立つ．

> **PMTC**
> 専用器具を用いて口腔内を機械的に清掃すること．

10-3 口腔常在微生物叢を構成する微生物

口腔常在微生物叢を構成する微生物の種類や数は，個人により異なり，一定不変ではないが，多くのヒトに普遍的にみられるものもある．この項では口腔によくみられる微生物と，口腔に関連する疾患を引き起こす微生物を3つのドメインに分けて紹介する．

1）真核生物

（1）原生動物(原虫：protozoa)

口腔トリコモナス(*Trichomonas tenax*)はキスなどによって感染する洋ナシ状の原生動物で，歯周病患者や高齢者の歯肉縁下プラークで検出される．その病原性は不明であるが，誤嚥性肺炎に関与しているという報告がある．歯肉アメーバ(*Entamoeba gingivalis*)は，偽足を使って運動する不定

> **3ドメイン説**
> アメリカの細菌学者ウーズ(C.R.Woese)によって提唱された分類．生物を真核生物，真正細菌，古細菌に分ける．

形の原生動物．ミトコンドリアを欠き嫌気環境で発育する．口腔の衛生状態の悪化に伴って増加するが，その病原性は明らかになっていない．

(2) 真菌(fungi)

　Candida albicans（カンジダ・アルビカンス）は口腔に常在する代表的な真菌で，口腔のほかに腸，膣，気管からよく分離される．二形性真菌で，温度などの周囲の環境により形態を変える（図10-4）．室温ではフィラメント状の菌糸型(hyphae)，体温付近では発芽によって増殖する卵円形の酵母型(yeast)になることが多い．細菌に比べ栄養要求性が低く，グルコースとペプチドのみから成るサブロー(Sabouraud)培地で発育することができる．抗生物質に感受性がなく，治療には抗真菌薬が用いられる．

　通常病原性は低いが，AIDS患者などの易感染状態，不潔な義歯の装着，菌交代症（⇒ p.120参照）などにより口腔で数が増えると口腔カンジダ症や鵞口瘡，義歯性口内炎，口角びらんを引き起こす．

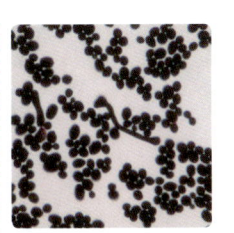

図10-4　二形性を示す *Candida albicans*

2) 真正細菌(bacteria)

　真正細菌はいわゆる細菌で，グラム陽性菌，陰性菌，マイコプラズマ，リケッチア，クラミジアなどを含む生物群である．真正細菌は地球上のあらゆる環境に存在しており，ヒトに病原性を示すものも多い．ここではヒトの口腔常在菌叢を構成する細菌とその簡単な特徴を挙げる．

(1) グラム陽性菌

＜偏性嫌気性菌＞

①クロストリジウム(*Clostridium*)

　土壌内部に多い桿菌で，ヒトでは腸内の酸素濃度が低い部位に生息する．口腔からの分離頻度はあまり高くないが，*C. histolyticum*，*C. tertium* などがみられる．

②ユウバクテリウム(*Eubacterium*)

　歯周ポケットから分離される桿菌．発育には高い嫌気度が必要であるものが多い．再分類が進んでおり，かつてこの属に含まれていた *E. timidum* は，*Mogibacterium timidum* に，*E. alactolyticum* は *P. alactolyticus* に属名変更された．

③シュードラミバクター(*Pseudoramibacter*)

　不定形の桿菌．*P. alactolyticus* は象牙質う蝕病巣や感染根管，歯周ポケットから分離される．

④ペプトストレプトコッカス(*Peptostreptococcus*)

　プラークや歯肉炎，歯周炎病巣のほか，女性性器，呼吸器，腸管で検出される球菌である．*P. anaerobius* は，口腔膿瘍や歯周ポケットからよく分離されるが，混合感染であることが多く，単独での病原性については不明な点が多い（図10-5）．

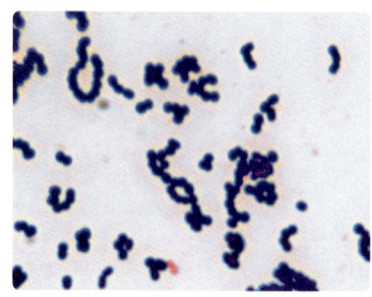

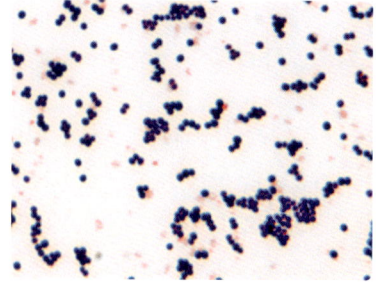

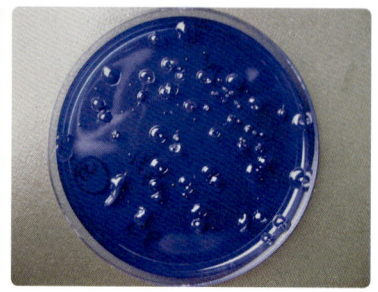

図10-5　*P. anaerobius* のグラム染色像　　図10-6　*S. aureus* のグラム染色像　　図10-7　ミチス・サリバリウス培地上のレンサ球菌のコロニー

＜偏性嫌気性以外の菌（好気性＆通性嫌気性菌）＞

①ブドウ球菌（*Staphylococcus*）

皮膚，鼻咽腔，腸，膣などには多く常在しているが，口腔常在菌としては少数派である．カタラーゼを産生して過酸化水素，活性酸素を分解できる．表皮ブドウ球菌とよばれる *S. epidermidis* と，血漿を凝固させるコアグラーゼを産生する *S. aureus* が，感染根管や根尖病巣から分離されるほか，菌交代現象の結果として，口腔から MRSA（メチシリン耐性黄色ブドウ球菌）が分離されることもある（図10-6）．

②レンサ球菌（*Streptococcus*）

レンサ球菌は，現在，大きく6つのクラスターに分けられている（⇒ p.79参照）．このうちヒトの口腔には主に，下に示す4つが多く常在しており，口腔レンサ球菌（oral streptococci）とよばれる．

口腔レンサ球菌の多くは血液寒天培地上でα型溶血を示す緑色レンサ球菌（viridans Streptococci）であるが，溶血性のない（γ型）ものもある（⇒ p.80の溶血性参照）．口腔レンサ球菌の選択培地としてミチス・サリバリウス（Mitis-Salivarius）培地が用いられる．ミチス・サリバリウス培地には，色素（トリパンブルーとクリスタルバイオレット）が加えられており，色素抵抗性の本菌は選択的に発育することができる．また，培地にはシュクロースが添加されており，形成されるコロニーの形態も菌種鑑別のヒントになる（図10-7）．

・ミチスレンサ球菌（mitis group）

プラーク，口腔粘膜，歯肉溝など口腔内に広く分布する *S. mitis* を代表菌とするグループで，*S. oralis*, *S. gordonii*，プラーク中に多く細菌性心内膜炎の原因になる *S. sanguinis*（旧 *S. sanguis*），肺炎の原因となる *S. pneumoniae*, *S. parasanguinis* など全13菌株が含まれる．

・ミュータンスレンサ球菌（mutans group）

シュクロースからグルコシルトランスフェラーゼ（glucosyltransferase）を用いて不溶性のグルカンを産生する．ほかに歯面への付着性，酸産生能，耐酸性などの多彩な齲原性を持つ（⇒ chapter12参照）．ミチス・サリバリ

カタラーゼ
過酸化水素（H_2O_2）から酸素と水を生じる反応を触媒する酵素．*S. aureus* に H_2O_2 をかけると発泡して酸素を生じる．

レンサ球菌の6つのクラスター
①pyogenic group
②mitis group
③mutans group
④anginosus group
⑤salivarius group
⑥bovis group

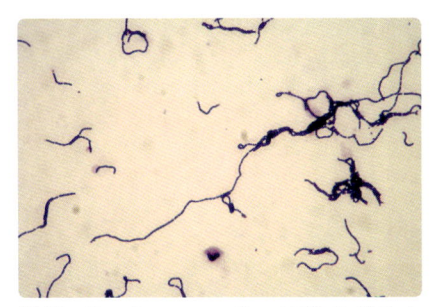

図10-8 *S. mutans* Rm-10株のグラム染色像：長い連鎖が観察される

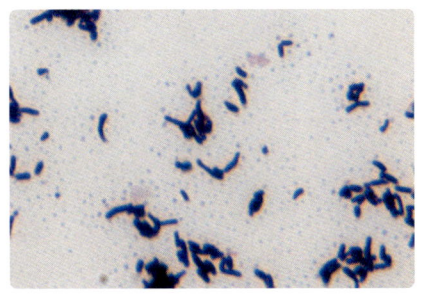

図10-9 *Corynebacterium* のグラム染色像

ウス培地上ではコロニー周囲に水滴様の多糖体を形成することがある．ヒトからは，古くからう蝕の原因菌として研究が進んでいる *S. mutans* と，実験動物に強いう蝕誘導能を示す *S. sobrinus* が分離される．*S. ratti*, *S. criceti* など全8菌種が含まれる（図10-8）．

・アンギノーサスレンサ球菌（anginosus group）

口腔膿瘍や根管内から分離されるほか，泌尿生殖器などに常在する．通常，比較的病原性は低いが，好中球の食作用に抵抗し，膿瘍は拡散傾向が強いことが知られている．消化器癌との関連性が指摘されている *S. anginosus* や，脳や肝臓などに重篤な膿瘍を形成する *S. intermedius*, 口腔，呼吸器に膿瘍を形成する *S. constellatus* の3菌種が含まれる．

・サリバリウスレンサ球菌（salivarius group）

ヒトからは *S. vestibularis* と，*S. salivarius* が分離される．とくに，*S. salivarius* は唾液中から多く分離され，シュクロースからフルクタン（レバン）を産生することから，ミチス・サリバリウス培地上では火山様に隆起したコロニーを形成する（図10-7参照）．

③腸球菌（*Enterococcus*）

物理的，化学的に強く，60℃の加熱に30分間耐える．根尖性歯周炎で，この菌が分離されると，根管治療に抵抗性し，疾患が難治化する傾向がある．ヒトの腸内からは *E. faecalis*, *E. faecium*, *E. flavescens* などが一般的に検出され，口腔内には *E. faecium* が多い．MRSAの治療薬であるバンコマイシンに耐性のものは，VREとよばれ，院内感染の原因菌として，注意する必要がある．

④ゲメラ（*Gemella*）

口腔からの分離頻度はあまり高くないが，アーリーコロナイザーとして働く球菌．溶血活性を有する *G. haemolysans* を含む．

⑤コリネバクテリウム（*Corynebacterium*）

棍棒状の桿菌で，菌体内に異染小体を持つ．プラーク中にみられる *C. matruchotii* は，旧名を *Bacterionema matruchotii* といい，カルシウムやリンの存在下で培養すると菌体内石灰化を起こすことから，歯石形成に関与

VRE
（vancomycin-resistant *Enterococcus*）
東南アジアでは養鶏が盛んで，鶏の健康維持のためさまざまな抗生物質を配合した飼料が多用されている．この結果，高度薬剤耐性菌が出現した．VREもそのひとつである．

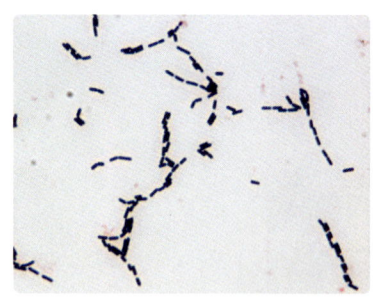

図10-10　*L. casei* のグラム染色像 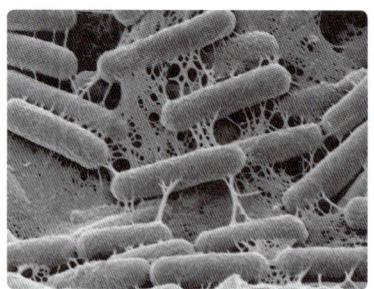　　図10-11　難治性根尖性歯周炎から分離したバイオフィルムを形成する *B. subtilis* 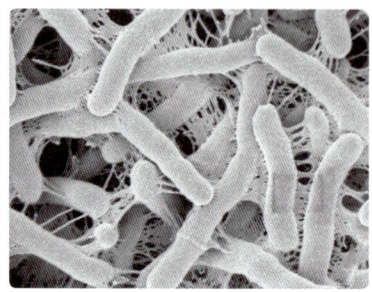　　図10-12　バイオフィルムを形成する *A. oris*

すると考えられている（図10-9）．

　⑥乳酸桿菌（*Lactobacillus*）

　耐酸性が強く一般に pH6.0以下でよく発育することから，選択培地の Rogosa SL 培地は酢酸で pH を酸性に調整されている．糖を発酵分解して乳酸を産生するホモ型乳糖発酵群と，乳酸とその他の酸を同時に産生するヘテロ型乳糖発酵群に大別される．女性生殖器に常在してデーデルライン桿菌（Döderlein's bacillus）とよばれる．グリコーゲンなどから乳酸を産生して膣内を酸性に保ち，外部からの病原菌の侵入，増殖を阻止する．口腔からは *L. acidophilus*，*L. casei*，*L. brevis*，*L. oris*，*L. salivarius*，*L. fermentum* などが分離され，とくに *L. acidophilus* と *L. casei* は，実験動物にう蝕を発生させることからう蝕原因菌として考えられた時代もあった（図10-10）．

　⑦バシラス（バチルス）（*Bacillus*）

　口腔内では仮寓菌として存在する．芽胞を形成し，環境抵抗性が強い．*B. subtilis* はバイオフィルムを形成し（図10-11），難治性根尖性歯周炎の原因となる（⇒ p.85参照）．

　⑧キューティバクテリウム（*Cutibacterium*）

　プロピオン酸を産生する不定形の桿菌で，口腔のほか，皮膚にも常在する *Cutibacterium acnes*（旧名 *Propionibacterium acnes*）がある．

　⑨アクチノマイセス（*Actinomyces*）

　放線菌とよばれる分枝する不定形桿菌．血清学的に分けられていたが，口腔では，放線菌症の主要原因菌の *A. israelii*，根面う蝕，歯肉炎の原因となる *A. viscosus* や *A. naeslundii*，最近，再分類によって新しくできた種の *A. oris*，*A. johnsonii* などが分離される．*Actinomyces* 属の細菌は通性嫌気性菌であるが，*A. israelii* は偏性嫌気性で，発育には嫌気培養が必要である．*A. oris*，*A. israelii* ではバイオフィルムを形成する株が報告されている（図10-12）．

　⑩ノカルディア（*Nocardia*）

　放線菌に分類される桿菌．初期プラーク中にみられ，病原性はあまり強

放線菌症（顎放線菌症）
口腔粘膜下または頚部皮下に，板状の硬結または顎骨骨膜下腫脹を生じる慢性膿瘍で，下顎角部に好発する．病巣は，多数の小さな膿瘍の集まりの周囲を肉芽組織が取り囲んでおり，内部には円形または球形で黄色のドルーゼ（菌塊）が含まれる．

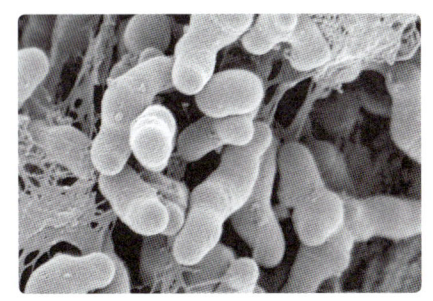

図10 - 13　*R. dentocariosa*

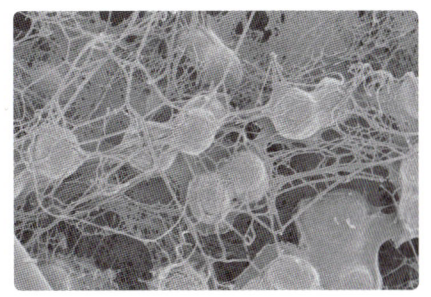

図10 - 14　バイオフィルムを形成する*R. mucilaginosa*

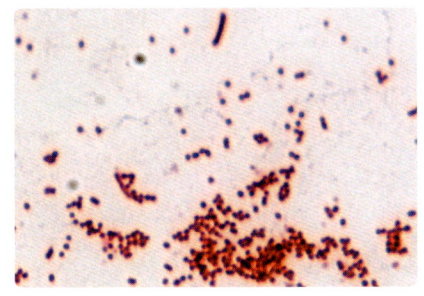

図10 - 15　*P. gingivalis*のグラム染色像：多形性が観察される

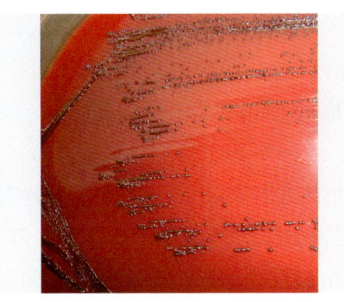

図10 - 16　血液寒天培地上での*P. gingivalis*のコロニー：黒色色素産生性が観察される

くないが，易感染宿主には日和見感染症の原因となる．

⑪ロシア（*Rothia*）

　唾液，口腔粘膜や象牙質う蝕病巣から検出され，日和見感染症の起因菌となる．多形性を示して分枝する桿菌の*R. dentocariosa*（図10 - 13）と，球形をした*R. mucilaginosa*が含まれる．常在菌叢や，難治性根尖性歯周炎病巣から分離された株には，菌体外多糖を産生し，バイオフィルムを形成するものがある（図10 - 14）．

（2）グラム陰性菌

＜偏性嫌気性菌＞

①バクテロイデス（*Bacteroides*）

　口腔だけでなく，腸管内や呼吸器，性器に常在菌として存在する桿菌．*B. fragilis*は，日和見感染症の原因菌で，とくに嫌気性菌感染症からは高頻度に分離される．

②ポルフィロモナス（*Porphyromonas*）

　球状ないし短桿菌で糖非発酵性である．血液寒天培地上で黒色色素（ヘマチン）を産生し黒色のコロニーを作る．線毛を持ち宿主組織に付着するほか，莢膜やトリプシン様活性を持つタンパク分解酵素（ジンジパイン）を産生する．ヒトの口腔では，歯周ポケットから分離される*P. gingivalis*，根尖性歯周炎から分離される*P. endodontalis*が検出される（図10 - 15, 16）．

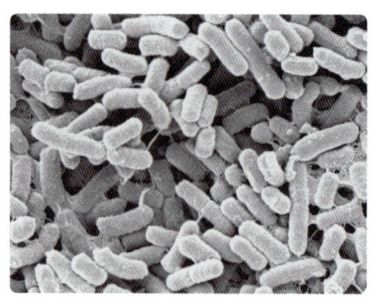

図10-17　*P. intermedia* 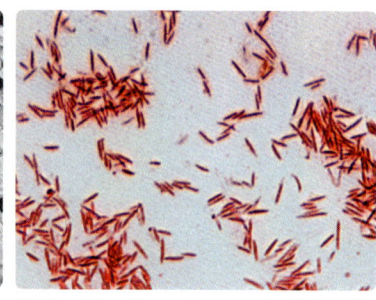　　図10-18　*F. nucleatum* のグラム染色像 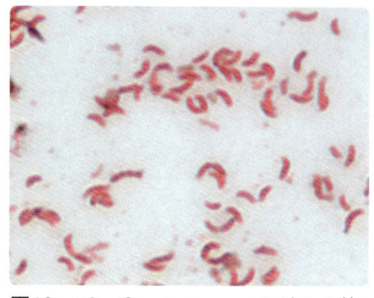　　図10-19　*S. sputigena* のグラム染色像

③プレボテラ（*Prevotella*）

糖を中程度発酵し，多形性を示す桿菌で，口腔だけでなく腸内からも多く分離される．疾患とのかかわり合いが深いのは *P. intermedia* と *P. nigrescens* である．妊娠期関連歯肉炎，思春期関連歯肉炎だけでなく急性壊死性潰瘍性歯肉炎，慢性歯周炎，根尖性歯周炎や，口腔膿瘍など口腔の各疾患から高頻度かつ，高比率で分離される．黒色色素を産生する種と，非産生の種がある．*P. nigrescens* は女性ホルモンを利用して発育することができ，思春期や妊娠期には歯周ポケット内で増加することが知られている．ほかに，*P. melaninogenica*, *P. ruminicola*, *P. denticola*, *P. oralis*, *P. oris*, *P. buccalis* など多くの種が含まれる（図10-17）．

④タンネレラ（*Tannerella*）

システインプロテアーゼなどのタンパク分解酵素のほか，シアリダーゼ，spAタンパク，ヘマグルチニン，s-layer，細胞剥離因子など多彩な病原因子を産生する．かつては *Bacteroides forsythus* とよばれていた *T. forsythia* は，歯周ポケットから高頻度に分離され，歯周病の高リスクファクターのひとつとして認識されている．

⑤フゾバクテリウム（*Fusobacterium*）

歯周ポケットから高頻度に分離される紡錘状の桿菌．代謝産物として大量の酪酸を産生する．*F. nucleatum* は他の多くの細菌と共凝集し，プラーク内でアーリーコロナイザーとレイトコロナイザーの橋渡しをする中心的な役割を持つ．成熟プラークでは，球菌と共凝集したコーンコブを形成する．*Prevotella*, *Treponema* とともにワンサン感染症（Vincent's infection）の原因となり，急性壊死性潰瘍性歯肉炎，壊疽性口内炎，水癌（noma）から多く分離される（図10-18）．

⑥セレノモナス（*Selenomonas*）

運動性を有する桿菌．歯周ポケット内で増加する *S. sputigena* は，特徴ある三日月型をしている（図10-19）．

⑦トレポネーマ（*Treponema*）

口腔スピロヘータ（spirochete）に分類される．本属の細菌の多くは，

プレボテラの分類

かつて *Bacteroides intermedius* に分類されていたこの菌は，*P. intermedius* と *P. corporis* に属名が変更された．その後 *P. intermedius* は *P. intermedia* に種名が変わり，さらにDNAの相同性の違いから，*P. intermedia* と *P. nigrescens* に再分類された．

図10-20 口腔スピロヘータのフォンタナ鍍銀染色像

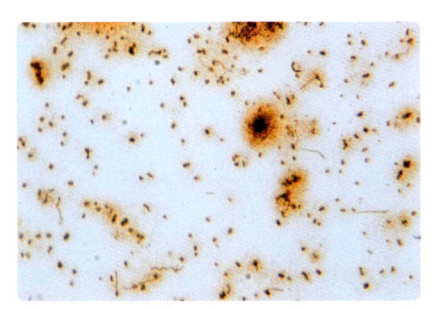

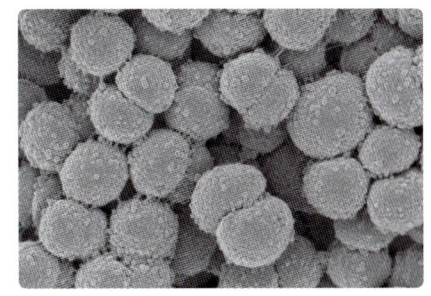

図10-21 口腔から分離したソラマメ状のNeisseria

　培養条件が厳しく，培養が困難または，不可能なものが多いが，T. denticola は培養可能で，ペリプラズム鞭毛（軸糸）を持ち，キリモミ状に運動する．口腔スピロヘータにはほかに，T. macrodentium, T. orale, T. pectinovorum, T. scoliodontium, T. socranskii, T. vincentii がある．歯周ポケット内に生息するほか，フゾバクテリウムとともにワンサン感染症の病巣部からも多く分離され，トリプシン様酵素，免疫応答抑制因子など多くの病原因子を産生する（図10-20）．

　⑧レプトトリキア（Leptotrichia）
　歯垢中から分離される L. buccalis は，巨大な桿菌で，易感染宿主に重篤な日和見感染を起こすことが報告されている．

　⑨ベイヨネラ（Veillonella）
　グラム陽性菌のタイプのゲノムを持つが，グラム陰性菌が持つ外膜も有しており，グラム染色ではグラム陰性に染色される．V. parvula は，乳酸塩やピルビン酸塩などの他の細菌の代謝産物を利用して発育し，代謝産物として酢酸，プロピオン酸を産生する．ほかに V. atypical, V. dispar などがあり，プラーク中ではアーリーコロナイザーとしての働きを持つ．

＜偏性嫌気性以外の菌（好気性＆通性嫌気性＆好二酸化炭素性菌）＞
　①ナイセリア（Neisseria）
　ソラマメ状の球菌．強い病原性は報告されておらず，粘膜から離れると数時間で感染性を失うが，プラーク形成の際にはアーリーコロナイザーとして働き，初期プラークから多く分離される．日本人の5～10％の口腔内に常在しているといわれており，口腔からは全21種中 N. sicca, N. flava, N. subflaba, N. mucosa など9種が分離される（図10-21）．

　②アグリガチバクター（Aggregatibacter）
　好二酸化炭素性の短桿菌．かつては Actinobacillus 属に分類されていた A. actinomycetemcomitans は，線毛を持ち上皮細胞に付着するほか，外毒素のロイコトキシン（白血球毒）や細胞膨化致死毒素の産生による免疫系からの保護，ベジクル（またはブレッブ：Bleb）の形成など多彩な病原性を持っている．無菌動物に接種すると骨吸収を誘導することから，歯周病の成立，

好二酸化炭素性菌
培養環境に5～10％のCO_2があるとよく増殖する．

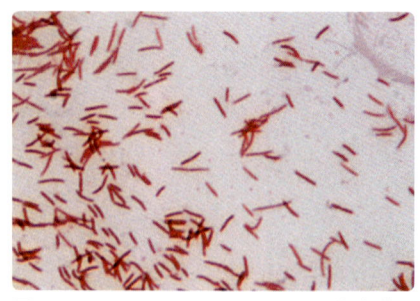

図10-22 *C. ochracea* のグラム染色像 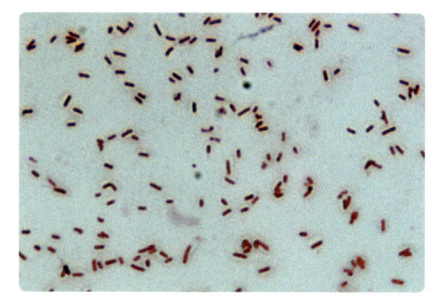　　図10-23 *C. rectus* のグラム染色像

進行に重要な働きをしていると考えられている．

③キャプノサイトファーガ（*Capnocytophaga*）

鞭毛は持たず運動性はないが，培地上で滑走する性質を持ち，広がった扁平なコロニーを形成する．発育に二酸化炭素を必要とする松葉状の細長い桿菌．口腔では *C. ochracea*，*C. gingivalis*，*C. suptigena* などが知られ，バイオフィルムを形成する株があることが報告されている（図10-22）．

④カンピロバクター（*Campylobacter*）

鞭毛を持つ運動性の弱い微好気性桿菌．*C. rectus* は，旧名を *Wolinella recta* といい，急性期の歯周病などで増加がみられる（図10-23）．

⑤エイケネラ（*Eikenella*）

E. corrodens は腸や歯周ポケットから分離される通性嫌気性の桿菌．上皮細胞への強い付着性や，LPS の活性が強く，その病原性に注目が集まっている．

（3）マイコプラズマ

マイコプラズマは自己増殖可能な最小の微生物で，生物学的には細菌に分類されるが，細菌が持つ細胞壁を持たない．そのため形態は不定形で，多形性を示し，ペニシリン，セフェムなどの細胞壁合成阻害の抗菌薬には感受性がない．口腔内に常在するマイコプラズマとしては *Mycoplasma salivarium* が多いが，マイコプラズマ肺炎の原因になる *Mycoplasma pneumoniae* も分離される．

3）古細菌

古細菌は始原菌ともよばれ，メタン産生菌，高度好塩菌，超好熱菌などが含まれている．一般的に，極限環境に生息すると考えられてきたが，通常の環境中にもいることが明らかになっている．ヒトの体内からも検出され，口腔内からはメタン産生菌の一種である *Methanobrevibacter oralis* が分離されており，歯周病や根尖性歯周炎，インプラント周囲炎との関連性も報告されている．分子生物学的な解析により，口腔には，ほかにも多くの種の古細菌が生息しているという報告もある．

参考文献

1) 吉田眞一ほか(編). 戸田新細菌学 第33版. 東京：南山堂, 2007.
2) 日本細菌学会用語委員会(編). 微生物学用語集 1版, 2007.
3) 福島久典ほか(編著). もっと 闘う細菌. 京都：永末書店, 2010.
4) 小川知彦ほか(編). 口腔微生物学 第3版. 東京：学建書院, 2010.
5) Oppenheim FG *et al*. Histatins, a novel family of histidine-rich proteins in human parotid secretion. Isolation, characterization, primary structure, and fungistatic effects on *Candida albicans*. J. Biol. Chem. 263：7472-7477, 1988.
6) Caufield PW *et al*. Natural history of *Streptococcus sanguinis* in the oral cavity of infants：evidence for a discrete window of infectivity Infect Immun 68：4018-23 2000.
7) 山　満ほか. 上顎歯肉に発生した口腔トリコモナス症の一例. 歯科学報 110：141-146, 2010.
8) Yamane K *et al*. Identification and characterization of clinically isolated biofilm-forming gram-positive rods from teeth associated with persistent apical periodontitis J Endod. 35：347-52, 2009.
9) 中澤　太ほか. 口腔内偏性嫌気性糖非分解性細菌 *Eubacterium* その意義と展望. 北海道医療大学歯学雑誌 249-138, 2005.
10) Yamane K *et al*. Complete Genome Sequence of *Rothia mucilaginosa* DY-18 Sequencing, Article ID 457236, 2010.
11) Vianna ME *et al*. Identification and quantification of archaea involved in primary endodontic infections. J Clin Microbiol. 44：1274-82, 2006.

復習しよう！

1 唾液中のペルオキシダーゼの働きはどれか('08).
a　洗浄作用
b　抗菌作用
c　溶解作用
d　消化作用

2 口腔内で細菌が増殖しやすいpHはどれか('06).
a　3.0付近
b　5.0付近
c　7.0付近
d　9.0付近

3 唾液中の抗菌因子で正しいのはどれか．2つ選べ('00改).
a　アミラーゼ
b　リゾチーム
c　ペルオキシダーゼ
d　アルブミン

4 唾液成分とその働きとの組合せで正しいのはどれか('06).
a　リゾチーム ——— 潤滑作用
b　ラクトフェリン ——— 溶菌作用
c　ムチン ——— pH緩衝作用
d　分泌型IgA ——— 免疫作用

5 口腔内が細菌の発育に適する条件はどれか．2つ選べ('98).
a　湿潤状態である．
b　温度が37℃前後である．
c　pHが4～5である．
d　酸素分圧が一定である．

6 口腔粘膜へのウイルス感染を防御するのはどれか('05).
a　分泌型IgA
b　ペルオキシダーゼ
c　ラクトフェリン
d　リゾチーム

7 IgAで正しいのはどれか('09).
a　5量体である．
b　胎盤を通過する．
c　分泌型が存在する．
d　Ⅰ型アレルギーに関与する．

＜解答＞
1：b
2：c
3：b, c
4：d
5：a, b
6：a
7：c

chapter 11 バイオフィルム・・・プラーク

学習目標
- □プラークの形成過程を説明できる．
- □プラークの種類を説明できる．
- □バイオフィルムの性質を説明できる．

　プラーク（歯垢：dental plaque）は清掃が十分でない歯または補綴物表面に形成される細菌性沈着物である．70%以上は細菌であるが，細菌の産生物，食物残渣などのほか，歯肉の上皮細胞や好中球など宿主細胞も含んでいる（図11-1）．

11-1　プラークの形成過程

プラークは次のような過程を経て，歯面に形成される．

① 細菌の歯面への付着
- ・ペリクルの形成
- ・アーリーコロナイザーの付着
- ・マイクロコロニーの形成

② シュクロース依存性の多糖産生

③ レイトコロナイザーの定着（共凝集）

④ プラークの成熟化

1）細菌の歯面への付着

　歯の表面は，ペリクルに覆われている．ペリクルは，歯面を保護する働

ペリクル（獲得被膜）(acquired pellicle)
歯表面のハイドロキシアパタイトに唾液中の糖タンパクや高プロリン含有タンパクが吸着することによって形成される薄い（厚さ約0.3～1.0μm）被膜．歯面とペリクルの吸着は強固で，ブラッシングや洗口によって容易に除去することはできないが，PMTC，スケーリング，ルートプレーニングなどの機械的な清掃により取り除くことができる．しかし，ふたたび歯面に唾液が接すると，瞬時にペリクルが形成され始め，歯面を保護する．

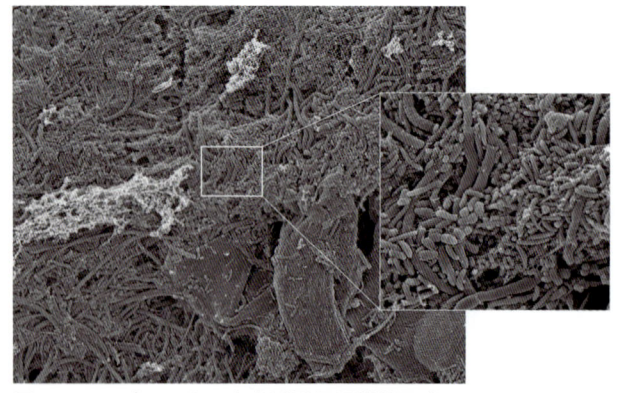

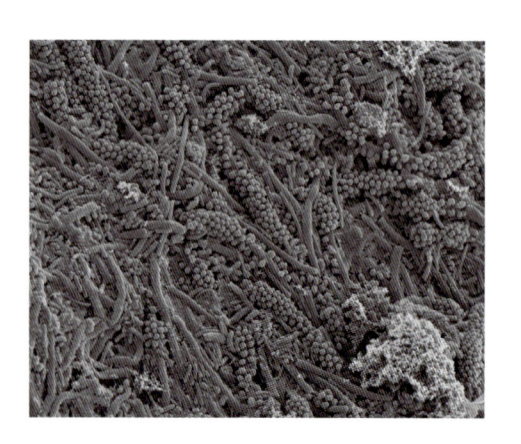

図11-1　プラークの走査型電子顕微鏡写真

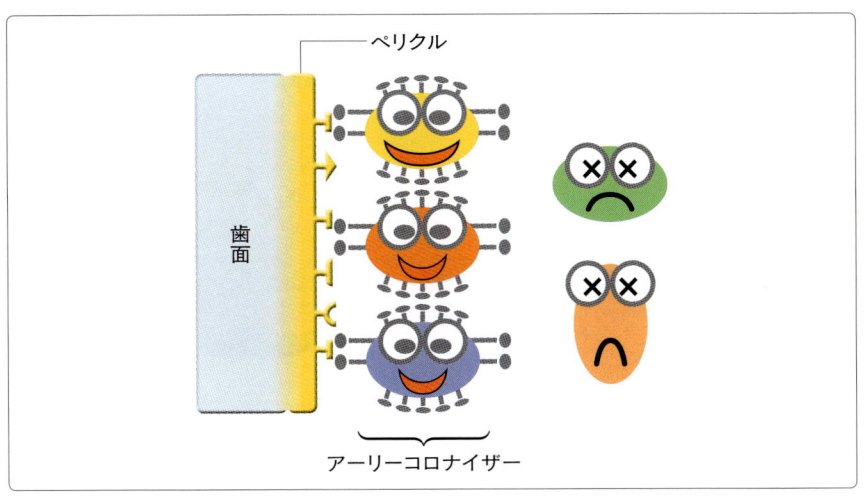

図11-2　歯面に付着できる細菌（アーリーコロナイザー）とできない細菌がいる

表11-1　アーリーコロナイザー

Streptococcus oralis/mitis グループ
Actinomyces
Gemella
Granulicatella
Neisseria
Prevotella
Rothia
Veillonella

きの一方で，細菌が歯面に付着する際の足場として働く．エナメル質の表面は非常に滑沢で，そのままでは細菌が付着するのが困難である．しかし，ペリクルに含まれる高プロリンタンパクや糖タンパクは，細菌の表層構造と結合する．

　アーリーコロナイザー（early colonizer）やイニシャルコロナイザー（initial-colonizer）とよばれる細菌は，ペリクルと結合できる表層構造を持つことにより，歯の表面に初期付着することができる．ほかにも，ファンデルワールス力や静電気的な結合力などが，細菌の歯面への初期付着に関与する．歯面に初期付着した細菌は増殖し，やがてマイクロコロニーとよばれる小さな塊を形成する．この時期のプラークはとても不安定で，唾液の洗浄作用によって簡単に剥がれ落ちてしまう（図11-2，表11-1）．

2）シュクロース依存性の多糖産生

　細菌の歯面への付着をより強固なものにするのは，レンサ球菌がシュクロースを基質に産生する不溶性グルカンである．レンサ球菌がグルコシル

ファンデルワールス力
電荷を持たない分子間に生じる弱い凝集力．

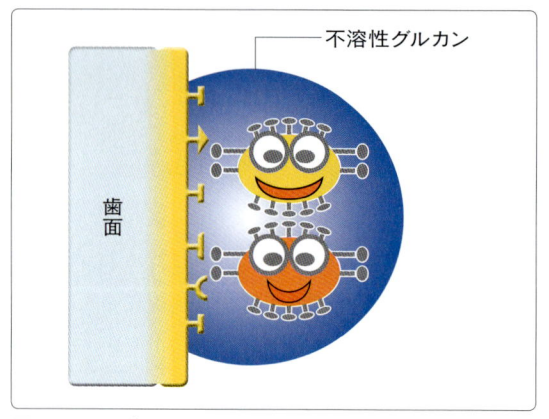

図11-3　プラークの形成は一般的にシュクロース依存性に起こる

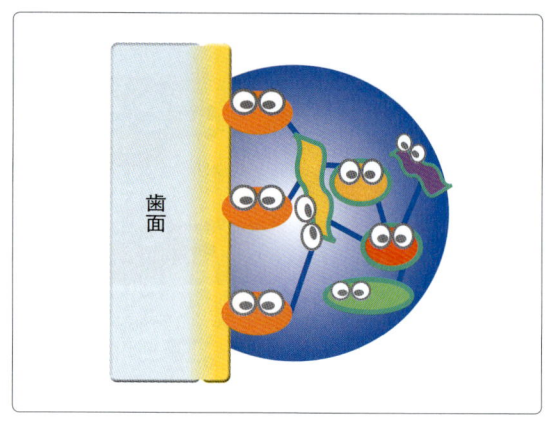

図11-4　共凝集により多種多様な細菌がみられるようになる

トランスフェラーゼ(glycosyltransferase：GTF)を用いて合成する不溶性グルカンは，プラークをより粘着性にする(⇒chapter 12参照)．このころのプラーク内にはレンサ球菌(*Streptococcus sanguinis* など)が多く，ナイセリア *Neisseria*，ロシア *Rothia*，アクチノマイセス *Actinomyces*，ベイヨネラ *Veillonella* なども他のレンサ球菌と同様にみられる(図11-3)．

3）レイトコロナイザーの定着

アーリーコロナイザーの初期付着と菌体外多糖の産生によって歯の表面に細菌が増殖すると，細菌間の特異的な凝集(共凝集)により，歯面に直接付着できない細菌もプラーク内にみられるようになる．共凝集は，同種の細菌間だけでなく，異種の細菌間でもみられ，中でもフゾバクテリウム *Fusobacterium* はさまざまな細菌との結合能を持ち，共凝集の中心となる(図11-4)．共凝集によってプラーク内にみられるようになるこれらの細菌は，レイトコロナイザー(late colonizer)とよばれ，多くの歯周病原細菌が含まれる．

4）プラークの成熟

プラークは増殖する細菌，産生される菌体外多糖，共凝集による新たな細菌の取り込みにより，時間の経過とともに厚みを増す．内部の酸素は通性嫌気性菌の代謝により消費され，深部の嫌気度が上がる．すると，線状細菌(糸状菌)，偏性嫌気性菌(プレボテラ *Prevotella*，ポルフィロモナス *Porphyromonas* など)，運動性菌(トレポネーマ *Treponema* など)が増殖する環境が整い，これらの細菌は経日的に増加する．運動性細菌の増加は，成熟したプラークの特徴であり，位相差顕微鏡を用いてプラークを観察し，運動性細菌の数の変化を捉えることで，口腔清掃の動機づけやセルフケアの評価に使う試みもなされている．

共凝集
coaggregation

形成後1週間を超えると，内部の細菌は，比較的安定するようになり，線状細菌に球菌が付着したコーンコブ（corn-cob）とよばれる構造がみられることがある（図11-1参照）．プラーク中の細菌が，唾液や歯肉溝滲出液中のカルシウムやリン酸，無機塩類を菌体内外に蓄積させると，それらは結晶化し，石灰化して歯石になる．歯石表面は凸凹が多く，新たなプラーク形成の足場になる．

11-2 プラークの種類

1）形成されてからの時間経過による分類

初期プラーク：形成初期のプラーク．アーリーコロナイザー（とくにレンサ球菌 *Streptococcus*，アクチノマイセス *Actinomyces*）が主体で，好気性菌，通性嫌気性菌を多く含む．

成熟プラーク：形成開始からある程度時間がたったプラーク．通性嫌気性のレンサ球菌，グラム陽性桿菌，偏性嫌気性菌など多種の細菌を多く含み，好気性のナイセリア *Neisseria* やノカルディア *Nocardia* などは少数になる．

2）形成される場所による分類

歯肉縁上プラーク（supragingival plaque）：歯肉縁上に形成されたプラークで含まれる細菌の種類は経時的に変化する．

歯肉縁下プラーク（subgingival plaque）：歯肉溝内もしくは歯周ポケット内のプラーク．これらの部位では酸素が少ないため，形成初期から成熟プラークのような細菌構成になることが多い．歯周ポケットが深い場合は，偏性嫌気性菌や運動性菌の割合が高くなり，炎症が起きているポケット内のプラークを観察すると，微生物以外にも，宿主の好中球などが多く含まれている．

11-3 バイオフィルム

1）バイオフィルムとは

バイオフィルム（biofilm）は，細菌と細菌自身が産生する菌体外多糖からなる構造体で多くの細菌がともに暮らすコミュニティーと定義されている．細菌は浮遊状態で存在することは少なく，固体表面に付着して増殖し，菌体外多糖や菌体外タンパクなどを産生して立体構造物（バイオフィルム）を形成する．バイオフィルム内はクオラムセンシングシステムという細胞密度を感知して情報を伝達するシステムが整い，水路や栄養路が張り巡らされ，多種の細菌によってコミュニティーが形成されている．

2）バイオフィルムの臨床的特徴

生体にバイオフィルムが形成された場合，除菌が困難になる．これは，

バイオフィルムのマトリックス
菌体外多糖のほかにタンパクや菌体外DNAなどが知られている．

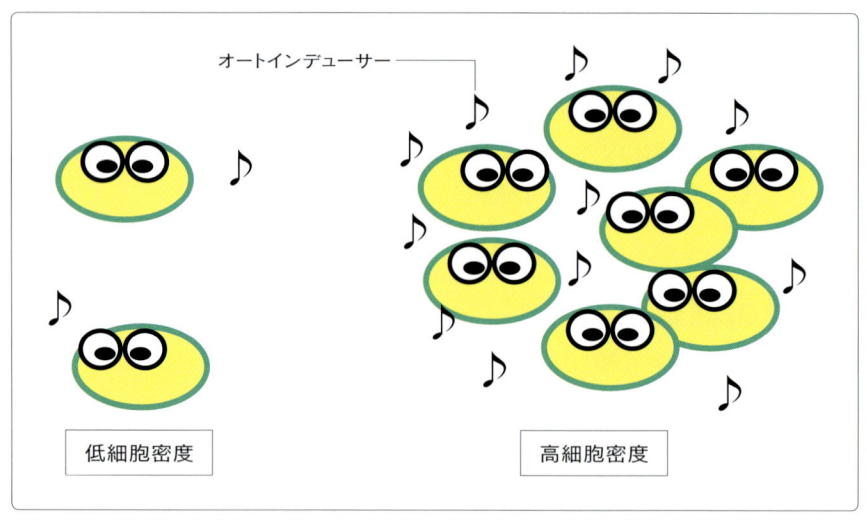

図11-5 細菌はクオラムセンシングシステムによって周りの細菌の密度を知る

細菌がバイオフィルムによって周囲の環境から自身を保護しているためで，とくに免疫系の細胞からのエスケープと，抗生物質や消毒薬への抵抗性の獲得は，バイオフィルム感染症が難治化する要因になっている．

(1) 免疫系の細胞からのエスケープ

菌体外多糖を産生してバイオフィルムを形成する細菌株と，産生しない株をヒトの好中球とともに培養すると，菌体外多糖を産生しない株は好中球に貪食されるが，菌体外多糖を産生する株は，ほとんど貪食されず，食作用に抵抗する．また，菌体外多糖による抗原性の変化は，特異抗体との反応を減少させ，免疫からの回避に役立つ．

(2) 抗生物質や消毒薬への抵抗性の獲得

バイオフィルム形成細菌は一般的に，抗生物質や消毒薬に抵抗性を持つ．これには主に2つの理由がある（図11-6）．

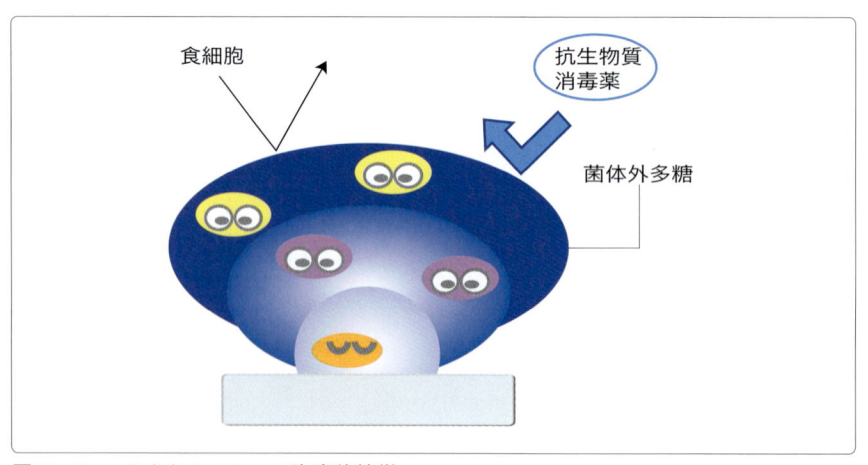

図11-6 バイオフィルムの臨床的特徴

> **クオラムセンシングシステム (quorum sensing)**
> 細菌は菌体の内外を自由に行き来することが可能な物質（オートインデューサー）を産生している．バイオフィルムが発達して内部の細菌細胞の密度が上がると，オートインデューサーの濃度も上昇する．オートインデューサーは遺伝子の転写調節因子でもあるため，バイオフィルム内部の細菌は遺伝子の発現パターンを変え，さまざまな物質や毒素を産生するようになる．このシステムによって細菌は，まるで周囲の細胞と話し合いをするかのように，細胞密度を感知して，それに合わせて変化する．クオラムセンシングシステムは，細菌同士の細胞間情報伝達機構と考えることができる（図11-5）．

①バイオフィルム内部には薬物が浸透しにくい

　菌体外多糖の多くは疎水性で，親水性薬物が浸透しにくい．したがって，バイオフィルムの外側の細菌が殺菌されても，内部の細菌は十分に殺菌できる濃度の薬物が届かず，生き残る．

②休眠状態の細菌の存在

　バイオフィルムの内部は外部に比べ，酸素量，栄養量が少ない．このような環境の違いを反映して，バイオフィルムの外側の細菌は豊富な酸素や栄養を使って，活発に増殖することができるが，中心部の細菌は代謝活性が低く抑えられており，休眠状態になっている．抗生物質の多くは発育の際に取り込まれ効果を発揮するものが多いので，休眠状態の中心部の細菌には効きにくい．

　このような理由で，バイオフィルムに薬物を作用させても，中心部の細菌は生き残り，環境が整えば増殖して，ふたたびバイオフィルムを形成する．この繰り返しによりバイオフィルム感染症は治療をしても再発を繰り返す．

3）プラークとバイオフィルム

　「プラークはバイオフィルムである」という概念が，ここ十数年前から広がってきている．プラークはシュクロース依存性に産生される菌体外多糖と，多数種の細菌からなる，歯面に形成されたバイオフィルムである（multi-species biofilm）．プラークが持つバイオフィルムとしての性質は**表11-2**のとおりである．プラークがバイオフィルムとして機能すると，通常の薬物を用いて除去することが困難になるため，ブラッシングなどのセルフケアのほか，歯科衛生士によるスケーリングやルートプレーニングにより物理的に除去する必要がある．

表11-2　プラークのバイオフィルムとしての特徴

歯面に付着している．
共同体を形成している．
クオラムセンシングシステムが存在する．
内部の細菌の遺伝子発現がバイオフィルムモードに変化している．
多数種の細菌からなる．
糖の摂取によって内部の細菌叢がシフトする．
環境に対して抵抗性を有している．

参考文献

1) 福島久典ほか(編著)．もっと 闘う細菌．京都：永末書店，2010.
2) Periasamy S and Kolenbrander PE. Central role of the early colonizer *Veillonell*a sp. in establishing multispecies biofilm communities with initial, middle, and late colonizers of enamel J Bacteriol 192：2965‐72, 2010.
3) Kolenbrander PE *et al*. Oral multispecies biofilm development and the key role of cell-cell distance Nat Rev Microbiol 8：471‐480, 2010.
4) Costerton JW *et al*. Bacterial biofilms: a common cause of persistent infections Science 21, 284(5418)：1318‐22, 1999.

復習しよう！

1 歯垢の多糖体を形成するのはどれか('09)．
a アミラーゼ
b インベルターゼ
c デキストラナーゼ
d グルコシルトランスフェラーゼ

2 歯石で正しいのはどれか．2つ選べ('09)．
a 内毒素を産生する．
b 歯垢付着の母体となる．
c 歯肉へ機械的刺激を与える．
d 歯周病原菌の栄養源となる．

3 ペリクルの主な成分はどれか('09)．
a ムチン
b 微生物
c 糖タンパク
d リン酸カルシウム

4 ペリクルの特徴はどれか('09)．
a 歯面を保護する．
b 細菌を多量に含む．
c 唾液中の糖が主成分である．
d ブラッシングで容易に除去できる．

5 プラークの形成で最も早く歯面に定着するのはどれか('09)．
a トレポネーマ
b アクチノマイセス
c カンピロバクター
d ストレプトコッカス

6 非水溶性グルカン形成に関与するのはどれか('08)．
a スクロース
b マルトース
c キシリトール
d パラチノース

7 歯垢で正しいのはどれか('06)．
a 構成成分の約70%は微生物である．
b 歯肉縁下歯垢は黒褐色である．
c 通常のpHは5.4である．
d 洗口で除去できる．

8 ミュータンスレンサ球菌の特徴はどれか．2つ選べ('07)．
a 耐酸性である．
b 偏性嫌気性である．
c 舌表面で優勢に存在する．
d 不溶性グルカンを合成する．

9 黒色色素産生嫌気性桿菌はどれか．2つ選べ('00)．
a プレボテラ・インターメディア
b ストレプトコッカス・ミュータンス
c アクチノバシラス・アクチノミセテムコミタンス
d ポルフィロモナス・ジンジバリス

＜解答＞
1：d
2：b, c
3：c
4：a
5：d
6：a
7：a
8：a, d
9：a, d

chapter 12 う蝕症と微生物

学習目標
- □ う蝕が細菌感染症であることを理解する．
- □ ミュータンスレンサ球菌のう蝕原性について学ぶ．
- □ う蝕の継発（続発）症として現れる疾患を整理する．

12-1 う蝕の定義

　う蝕（dental caries）は，細菌が産生する有機酸によって歯の硬組織であるリン酸カルシウム結晶〔ヒドロキシアパタイト $Ca_{10}(PO_4)_6(OH)_2$〕が溶け出すことによって生じる．酸によって骨や歯が溶けることを脱灰（だっかい）とよぶので，言い換えると細菌の酸による歯の脱灰現象となる．職業上，高濃度の酸を取り扱う場合にも歯の脱灰がみられるが，これは酸蝕症として区別されている．

　微生物とう蝕のかかわりについては，顕微鏡を発明したオランダのレーウェンフック（Antoni van Leeuwenhoek：1632〜1723）がプラークを顕微鏡観察し，う蝕の歯から採取した小さな虫が歯の痛みを起こすという報告を残している．細菌がう蝕を起こすという考え方は，1890年にコッホの一門であるミラー（W. D. Miller：1853〜1907）によって唱えられている（ミラーの化学細菌説）．実際に細菌がう蝕を引き起こす能力があることが実験的に証明されたのは，マクルーア（F. J. McClure）とヘーウィット（W. L. Hewitt）が1946年に行った実験が最初である．彼らは，2群のラットを用意し，片方には抗菌薬であるペニシリンを加えたう蝕誘発飼料を与え，もう一方にはペニシリンを含まない飼料を与えて25日間飼育した．すると，ペニシリンを含まない飼料を与えられたラット群では50％にう蝕が発症した（図12-1）．ペニシリンによって殺滅されるのは細菌だけなので，う蝕発症に細菌が関与していることが強く示唆される実験結果となった．

　1955年にオーランド（F. J. Orland）らは，無菌飼育ラット（右欄参照）にう蝕誘発性飼料（ショ糖の含量が高い飼料）を与えてもう蝕は生じないが，これにある種のレンサ球菌を接種（培養した細菌を与える）した場合にのみ，う蝕の発症がみられることを報告している（図12-2）．他の細菌ではう蝕を起こすことができなかった．このことから，口腔レンサ球菌の一部にう蝕を引き起こす能力が高い菌種が存在することが明らかとなってきた．細菌の持つ，う蝕を引き起こす能力のことをう蝕原性といい，これを持つ細菌をう蝕原性細菌とよぶ．

実験に用いる動物
普通環境で飼育されている「コンベンショナル動物」，管理の徹底した施設で飼育され，病原微生物を保有していないことが保証されている「SPF動物（specific pathogen freeの略）」と，まったく微生物を持たない「無菌動物」がある．無菌動物に実験的に特定の微生物を接種して，既知の微生物叢を持つ動物を作った場合は，「ノトバイオート動物」とよぶ．

これまでの研究で，実験的に歯の小窩・裂溝にう蝕を引き起こした口腔細菌としては，ミュータンスグループ，ミティスグループ，アンギノーサスグループ，サリバリウスグループのレンサ球菌，乳酸桿菌，アクチノミセス属菌が挙げられる．歯の平滑面では，ミュータンスレンサ球菌のう蝕原性が強く，ごくわずかにサリバリウスレンサ球菌にも認められている．

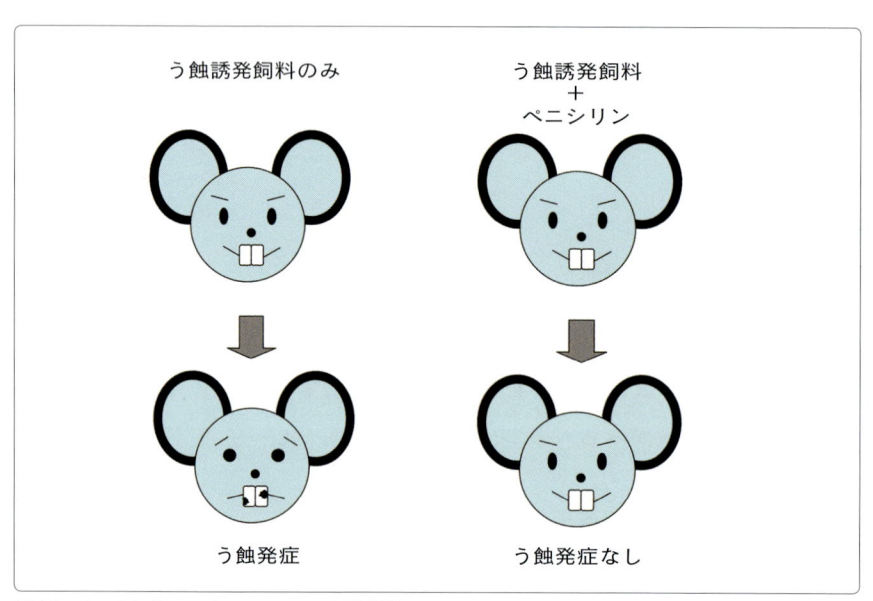

図12-1　McClureとHewittの実験概略

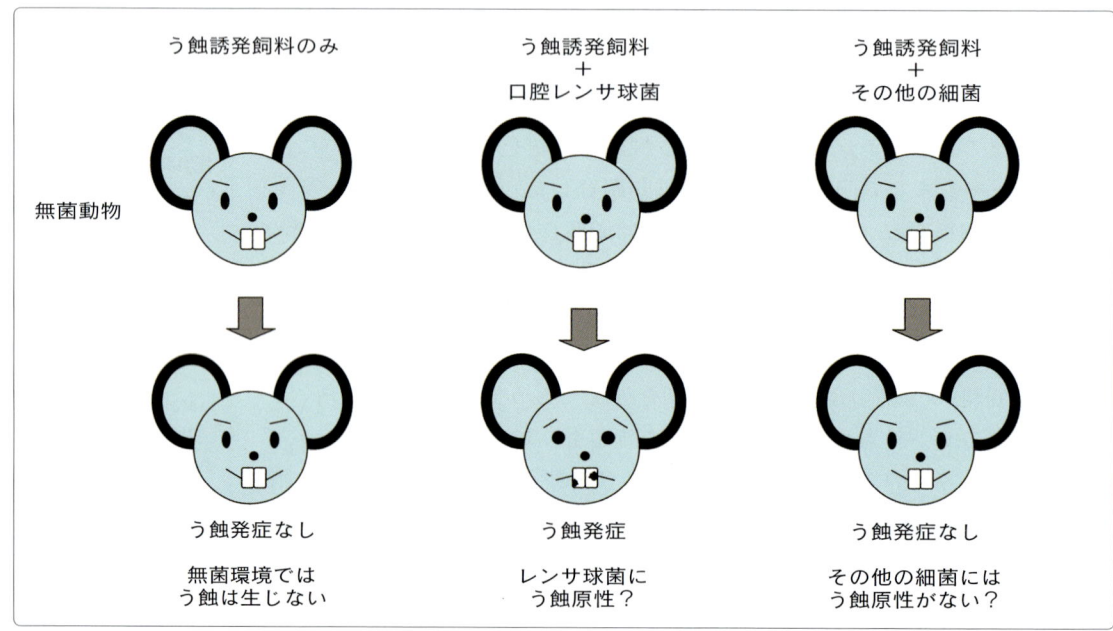

図12-2　Orlandらの実験概略

chapter 12 う蝕症と微生物

図12-3 ミュータンスレンサ球菌細胞表層にみられる超微細線維状構造の透過電顕像
微細線維状構造は細菌全周にみられるが，とくに顕著な部分を矢頭で示す．

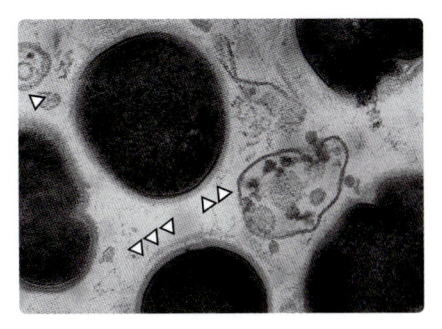

12-2 ミュータンスレンサ球菌のう蝕原性

1）エナメル質表面への接着

　ミュータンスレンサ球菌（S. mutans）は細胞表層に微細な線維状の構造物を持つ（図12-3）．これはタンパクと糖タンパクの複合体で，PAc（c型タンパク抗原）とよばれる．PAc は研究者により antigen I/II，P1抗原，B抗原などともよばれ，PAc は本菌が歯面に接着する際に重要な働きをする．

2）不溶性の菌体外多糖産生

　ミュータンスレンサ球菌はショ糖を用いて不溶性のグルカン（グルコースばかりが多数重合した多糖体）を形成する．この多糖合成を行うのがグルコシルトランスフェラーゼ（グルコース転移酵素）である．グルコースの結合は，α-1,3結合が多くなると水に溶けにくくなるとされている（図12-4）．

3）乳酸産生性

　ミュータンスレンサ球菌はグルコースのような糖を発酵基質としてエネル

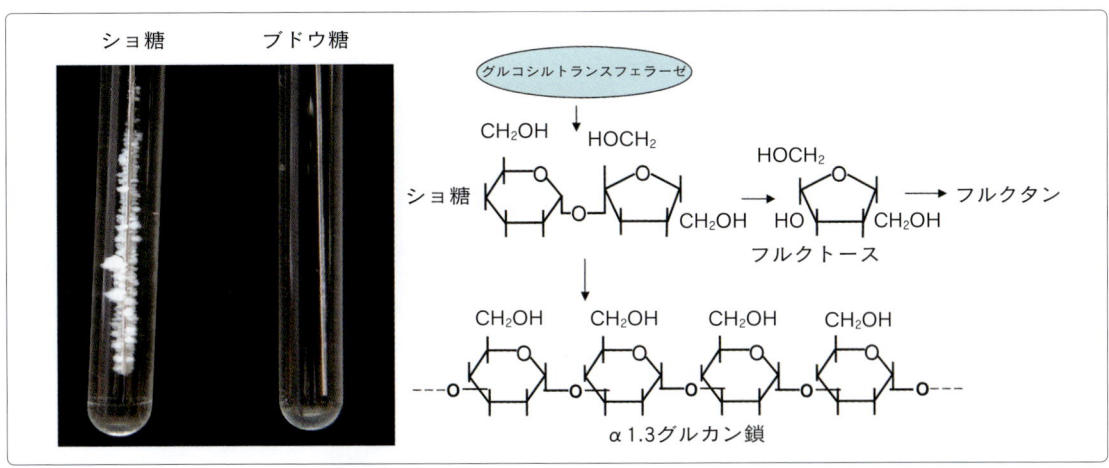

図12-4 ミュータンスレンサ球菌による実験的プラーク形成とグルコシルトランスフェラーゼの働き
ショ糖を加えた培地では，ミュータンスレンサ球菌は大量の不溶性グルカンを矯正線上につくる（左図）．ミュータンスレンサ球菌の一部のグルコシルトランスフェラーゼはα1,3結合主体の不溶性グルカンを重合する働きがある（右図）．この現象はブドウ糖を加えた培地中ではみられない（左図：ブドウ糖）．

ギーを獲得し，その代謝産物として乳酸を産生する．これがプラーク内に貯留し，歯面のpHが5.5以下になるとヒドロキシアパタイトの溶解が生じる．

4）耐酸性

多くの細菌は中性領域を好んで生息している．エナメル質が脱灰される臨界pH5.5以下では多くの細菌が解糖を行うことができず，エネルギー不足により増殖できない．ミュータンスレンサ球菌の場合，pH4.0の酸性環境で生育することができる．これは本菌が，エネルギーを使って水素イオンを細胞外に排出するポンプを持っているからである．

12-3　その他のプラーク細菌のう蝕原性

これまで述べてきたように，実験的に歯面にう蝕を起こす能力は，ミュータンスレンサ球菌群（*S. mutans, S. sobrinus*）で強いことが明らかにされてきた．しかしながら，小窩・裂溝や隣接面など，細菌が歯の表面にとどまりやすい部位では，歯面接着性と独自の菌体外多糖産生能力を持ち，代謝産物として酸産生性があれば，弱いながらもう蝕誘発能はプラーク中の細菌の多くにあると考えられる．歯面にごく初期に接着するアーリーコロナイザーの多くが菌体外多糖を作り，バイオフィルムを形成するので，このあたりの細菌がう蝕発症にかかわっている可能性もある（⇒chapter10参照）．

アーリーコロナイザー
⇒p.133参照

12-4　う蝕の継発症

歯の硬組織疾患であるう蝕は，エナメル質から象牙質に及び，象牙細管の細菌感染は歯髄に波及する（図12-5）．歯髄の感染は根尖へと広がり，時に全身に口腔細菌が原因の炎症病巣を形成することとなる（図12-6）．

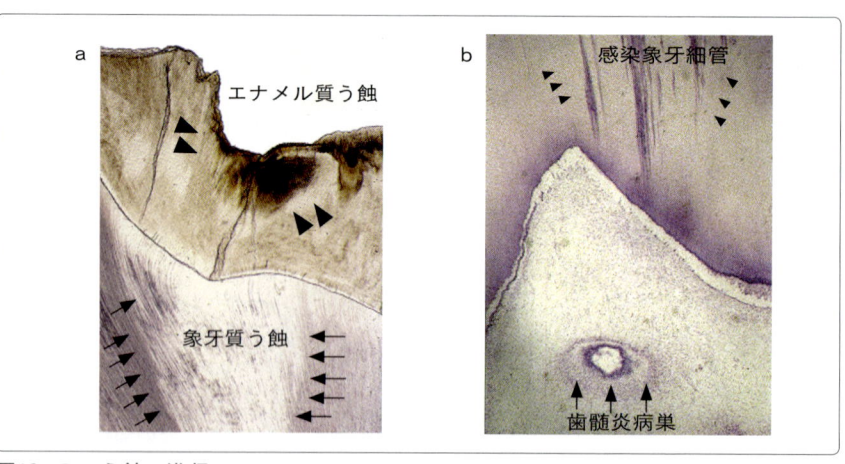

図12-5　う蝕の進行
a：う蝕罹患歯の研磨標本（エナメル質→象牙質），b：感染象牙細管と歯髄炎（象牙細管→歯髄）

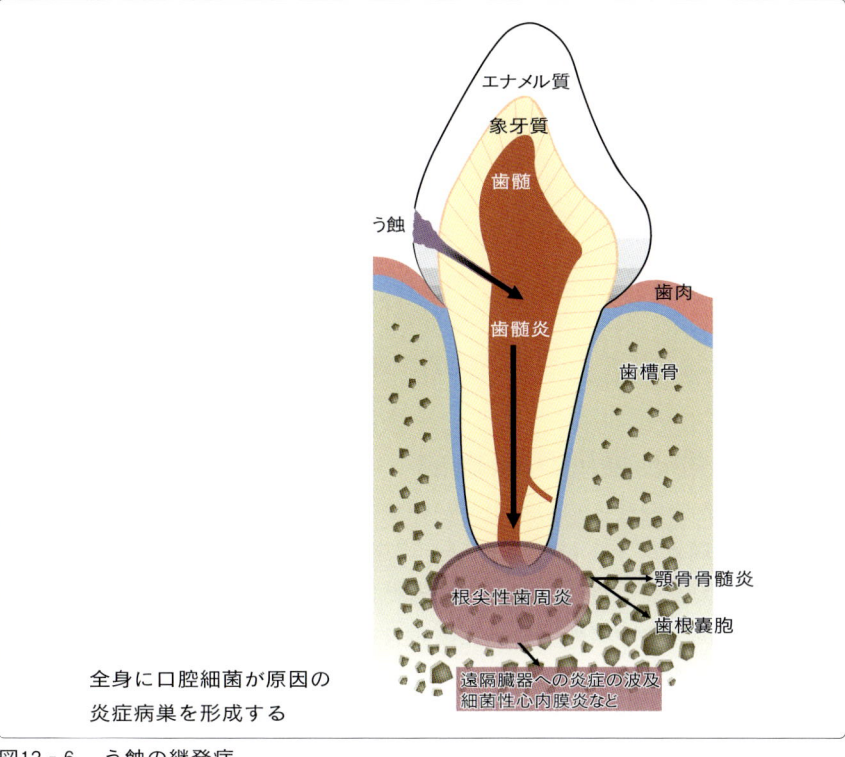

図12-6 う蝕の継発症

　根尖に波及した細菌が血流に乗り遠隔臓器に運ばれて，そこでふたたびバイオフィルム感染症を起こすことがある．口腔レンサ球菌(ビリダンスレンサ球菌)は細菌性心内膜炎の代表的な起炎菌である．このように，原病巣が遠隔の臓器の二次障害を引き起こすことを，病巣感染(focal infection)とよび，う蝕に継発する根尖病巣，智歯周囲炎，歯周病などが原因の場合を歯性病巣感染とよぶ．

復習しよう！

1　ストレプトコッカス・ミュータンスの歯面への付着因子はどれか．2つ選べ．
a　菌体表面のタンパク抗原
b　エンテロトキシン
c　ペリクル
d　不溶性グルカン

2　正しいのはどれか．2つ選べ．
a　口腔常在菌は主に食物中の細菌に由来する．
b　歯性病巣感染の原病巣として慢性根尖性歯周炎がある．
c　う蝕は内因感染症である．
d　口腔の化膿性炎の多くは外因感染である．

3　ミュータンスレンサ球菌の特徴はどれか．2つ選べ．
a　耐酸性である．
b　偏性嫌気性菌である．
c　舌表面で優勢に存在する．
d　グラム陽性である．

＜解答＞
1：a, d
2：b, c
3：a, d

chapter 13 歯周病と微生物

学習目標
- □ 歯周病が内因感染症であることを説明できる．
- □ 歯周組織の破壊機序が説明できる．
- □ 歯周病と全身疾患との関連が説明できる．

13-1 歯周病の病型と歯周病原細菌

　歯周組織の炎症が歯肉に限局した歯肉炎と，歯周組織全体（歯肉，歯根膜，歯槽骨，セメント質）に波及し，歯周ポケット（真性ポケット）が形成された歯周炎に分けることができる．歯肉炎はさらにプラーク性歯肉炎，思春期関連性歯肉炎，妊娠期関連性歯肉炎，急性壊死性潰瘍性歯肉炎など，歯周炎は慢性歯周炎，侵襲性歯周炎などの病型に分類される．

　妊娠期関連歯肉炎では増殖に女性ホルモンを利用する *Prevotella intermedia, Prevotella nigrescens* がよく検出される．また，**壊死性潰瘍性歯肉炎**では *Prevotella, Fusobacterium, Treponema* が検出され，ワンサン感染症と呼ばれる．**慢性歯周炎**では表13-1のような細菌が分離され，「red complex」と呼ばれる *Porphyromonas gingivalis, Tannerella forsythia, Treponema denticola* は，歯周病の重症化との関連がとくに強いと考えられてきた（Socranskyら）．また，欧米では（限局型）侵襲性歯周炎から白血球毒（ロイコトキシン）を産生する *Aggregatibacter actinomycetemcomitans* が分離されることから関連が注目されてきた．しかし，研究手法の発達により，歯周病患者の歯周ポケット内には，これまでに明らかになっているものよりはるかに多くの細菌が存在しており，そこには培養困難な細菌が数多く含まれていることがわかってきている．また，特定の病型から決まっ

表13-1 歯周ポケットから分離される代表的な細菌

Porphyromonas gingivalis（ポルフィロモナス・ジンジバリス）
Prevotella intermedia（プレボテラ・インターメディア）
Prevotella nigrescens（プレボテラ・ニグレセンス）
Aggregatibacter actinomycetemcomitans
　　（アグレガチバクター・アクチノミセテムコミタンス）
Treponema denticola（トレポネーマ・デンティコラ）
Fusobacterium nucleatum（フゾバクテリウム・ヌクレアタム）
Campylobacter rectus（カンピロバクター・レクタス）
Tannerella forsythia（タンネレラ・フォーサイシア）
Eikenella corrodens（エイケネラ・コローデンス）

た歯周病原細菌が分離されないことも多く，歯周病の病型対歯周病原細菌という構図は大きな転換点を迎えている．

13-2　細菌が歯周病を起こす仕組み

1）内因感染症としての歯周病

歯周病がプラーク中の細菌によって起こされる内因感染症であることは，無菌動物で証明されている．細菌を保有していない無菌動物では，いくら生活習慣が悪くても，たとえ毎日煙草の煙を吹きかけても，歯肉炎や歯周炎は生じない．しかし，実験動物の皮下に，歯周病を持たないヒトから集めたプラーク（細菌）を接種すると，接種した部位に膿瘍が形成される．つまり，プラークは病原性を持つ（プラークの潜在的病原性）のである．プラークを構成する細菌は，口腔の常在細菌であり，個々の病原性は弱い．しかし，そのような弱毒菌でも多量に蓄積することで，歯周病を起こすようになり，逆に，歯口清掃の徹底や，プロフェッショナルケア，抗生物質の投与によってプラーク細菌が減ることにより，その症状は改善される．

内因感染症の発症には，宿主の抵抗力の減弱が必要条件である．したがって，自己免疫疾患やAIDSなどの免疫系の疾患，糖尿病などの全身性疾患，ストレス，飲酒，喫煙などの生活習慣，老齢を含む易感染宿主は，歯周病の悪化を助長する因子として働く．また，プラークを蓄積し易くする食片の圧入，不良補綴物，咬合の異常，歯列不正などの局所的な因子も歯周病を悪化させる可能性がある．

2）歯周組織の破壊

プラーク細菌の蓄積により歯周組織が破壊される仕組みには，細菌の産生する酵素や代謝産物による直接的な組織破壊と，炎症反応を介した間接的な組織破壊の2つの経路がある（図13-1）．プラークを構成するのは常在菌で，どの細菌も弱毒菌とよばれる病原性の弱い細菌であるが，産生する酵素や代謝産物は，歯周組織を構成する細胞を傷害するほか，結合組織のマトリックスを分解するものもある．

マトリックス
生体内において組織を構成する細胞と細胞の隙間を埋めたり，細胞と細胞を結合したりする物質．

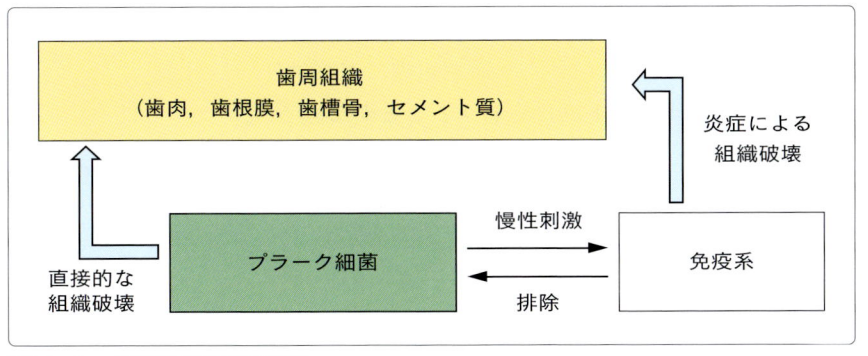

図13-1　歯周組織の破壊機序

このような直接的な組織破壊に加え，プラーク細菌に対して生じる炎症反応や免疫応答は，歯周組織を傷害する．プラーク細菌の慢性的な刺激や，それにより活性化した補体の作用により好中球などの食細胞が集積すると，リソソーム酵素，活性酸素が放出され，歯周組織の破壊が起こる．また，歯周ポケット内で細菌を貪食した抗原提示細胞は体液性免疫を始動し，抗体の産生を誘導する．産生された特異抗体と抗原が結合した抗原抗体複合物が，歯周ポケット内に持続的に存在すると，慢性的に補体の古典経路が活性化され，食細胞の集積が促されて周囲組織の破壊につながる．

　これらの一連の免疫応答の各段階で産生されるサイトカインは炎症を助長するだけでなく，破骨細胞を活性化し，歯槽骨吸収を誘導する．歯周ポケット内細菌の菌体，LPS，*Porphyromonas gingivalis* の線毛，グラム陽性菌由来のリポタイコ酸などの菌体成分がマクロファージ，線維芽細胞，血管内皮細胞，リンパ球などを持続的に刺激すると，IL-1，TNF-α，IL-6，IL-8，プロスタグランジンE2などの炎症性サイトカインが産生される．これら炎症性サイトカインは成熟破骨細胞への分化を誘導し，歯槽骨吸収を促進する．

　身体を守るための防御機構であるはずの免疫応答が，歯周組織に傷害的に作用するのはなぜだろうか．プラークの蓄積により，免疫系が細菌自身や菌体成分などの大量の刺激に，慢性的にさらされることで，細菌を個々に排除するのをあきらめ，細菌を住みかごと排除する方向に働いたと考えることができる．歯槽骨の吸収により歯が脱落すれば歯周ポケットもなくなり，そこに住む細菌も排除できるという防御法である．免疫系は，歯と周囲の組織，そこに蓄積されたプラークを丸ごと異物とみなして排除するのである．防御反応としては理にかなっているが，歯を失うことによる全身の健康への影響や，生活の質(QOL)の低下を考えると，このような事態は未然に防ぐ必要がある．

13-3　歯周ポケット内細菌の病原性

1）付着・定着性

　細菌は菌体表層にある線毛や，非線毛性の付着因子(赤血球凝集因子，レクチン様リガンドなど)で宿主細胞に付着，定着する．また，一部の細菌は他の細菌と共凝集する能力をも持つ．この作用により宿主組織に直接付着できなくても，他の細菌とともに歯周ポケット内に定着することができる．

2）組織侵襲性

　歯周組織で生き残るには宿主の免疫系からエスケープする必要がある．歯肉溝滲出液中には好中球をはじめとする免疫担当細胞や，多くの免疫関連物質が含まれる(⇒ chapter 11参照)．歯周ポケット内の細菌はこれらの免疫システムによる攻撃から身を守る手段を持っている．

リソソーム酵素
リソソームは細胞内に蓄積された不要物や，細胞外から取り込んだ物質を分解する小胞で，その内部に含まれている加水分解酵素．

LPS(リポポリサッカライド)
内毒素ともよばれるグラム陰性菌の細胞壁成分．

（1）莢膜（capsule）
　多糖などからなる莢膜は細胞壁の最外層に作られ，抗貪食作用を示す．また，菌体表面の抗原性を変化させることで免疫系からのエスケープを助ける．*Aggregatibacter actinomycetemcomitans* や *Porphyromonas gingivalis* などが持つ．

（2）粘性物質，菌体外多糖（glycocalyx, exopolysaccharide）
　歯周ポケット内には菌体外多糖を産生する細菌が多くの属，種にまたがって存在している．菌体外多糖は，粘性物質とよばれる菌体周囲の'ネバネバ'の主成分であり，バイオフィルムの重要な構成要素でもある（⇒ chapter 11‐3参照）．細菌は菌体外多糖に覆われることによって，食細胞からのバリアを獲得する．*Prevotella intermedia/nigrescens* など多くの細菌が産生する．

（3）s‐レイヤー（s-layer）
　菌体表層タンパクで莢膜と同様に食作用抵抗因子として働く．*Campylobacter rectus* が産生する．

（4）ロイコトキシン（leukotoxin）
　ロイコトキシンは好中球や単球，一部のリンパ球に作用する外毒素で，これらの細胞を傷害することにより，免疫を阻害する．*Aggregatibacter actinomycetemcomitans* にロイコトキシンを産生する株がある．

（5）スーパーオキシドディスムターゼ（SOD：superoxide dismutase）
　食細胞が産生する活性酸素は，貪食とともに殺菌の中心的な役割を果たしているが，スーパーオキサイドディスムターゼ（活性酸素分解酵素）を産生する細菌は，この活性酸素を分解して無効化することができる．*Aggregatibacter actinomycetemcomitans* や *Porphyromonas gingivalis* などが産生する．

（6）Igプロテアーゼ（Ig protease）
　細菌が産生するプロテアーゼはタンパク分解酵素で，免疫グロブリンを開裂（分解）するほか，補体も分解する．*Porphyromonas gingivalis*, *Prevotella intermedia/nigrescens*, *Tannerella forsythia*, *Treponema denticola*, *Capnocytophaga sp.* などが産生し，宿主免疫からの回避に役立っている．

（7）細胞侵入性
　歯肉の上皮細胞に侵入して細胞内に寄生できる能力である．一見すると正常細胞と変わらないので，免疫担当細胞は内部の細菌を容易に排除できない．*Porphyromonas gingivalis*, *Treponema denticola* が持つ能力である．

（8）免疫抑制因子
　歯周ポケットの中には，未知の免疫抑制機構を持つ細菌が存在する．*Treponema denticola* によって産生される酸化還元タンパクが，免疫抑制因子として働いているという報告がある．

3）酵素産生性

歯周ポケット内細菌が産生するコラゲナーゼ，ヒアルロニダーゼ，コンドロイチンスルファターゼなどの酵素は，コラーゲン，ヒアルロン酸，コンドロイチン硫酸など歯周の結合組織のマトリックスを分解し，病巣を拡大する．トリプシン，キモトリプシンなどのタンパク分解酵素（プロテアーゼ）は，組織を直接傷害し，上皮性付着，細胞同士の接着を破壊する．とくに，*Porphyromonas gingivalis* が産生するタンパク分解酵素は，ジンジパインとよばれ，強いトリプシン様活性を持つ．

急性期の歯周ポケットと，寛解期のポケットではこれらの酵素を産生する細菌の比率が異なり，活動部位でのコラゲナーゼ，DNase およびトリプシン産生株の比率は，非活動部位より高い．また，*Aggregatibacter actinomycetemcomitans* や *Porphyromonas gingivalis* はこれらの酵素を LPS とともにベジクル（小胞）中に閉じ込めて分泌することができ，菌体が入り込めないような狭い隙間に侵入して周囲組織を破壊する．

Prevotella intermedia/nigrescens には β-ラクタマーゼを産生する株があり，抗生物質を用いた治療に抵抗する．

4）菌体成分

歯周ポケット内には多くのグラム陰性菌が含まれており，これらの細菌の外膜を構成する LPS は，細胞毒として働くほか，補体の活性化，免疫担当細胞や血管内皮細胞を刺激して炎症性サイトカインの放出を誘導するなどさまざまな生物学的活性を有している．また，ポケット内のグラム陽性菌のリポタイコ酸や，細菌の細胞壁成分であるペプチドグリカンも多様な生体応答を惹起し，歯周組織傷害の原因となる．

5）代謝産物

細菌の産生する硫化物，窒素化合物，短鎖脂肪酸は歯周組織を直接傷害するほか，免疫応答を刺激する．またこれらの化合物は口臭の原因になることがある．

13-4 歯周病の細菌学的検査法

歯周ポケット内の細菌数や，そこに含まれる細菌種を知ることで，歯周病の現状や予後，リスクをある程度推測することができる．しかし，ポケット内細菌の分布には個人差があり，採取部位によっても含まれる細菌が異なるため，採取法や手技に十分注意して，単回だけの検査結果ではなく，継続的な観察をする必要がある．

1）顕微鏡によるポケット内細菌の観察

歯周ポケット内の細菌を直接観察する方法で，グラム染色などの染色を

ベジクル（vesicle）
細菌の外膜が剥がれ小さく丸まった構造物で，細胞壁の外膜の構造をそのまま有している．内部にはプロテアーゼをはじめとするさまざまな酵素活性物質が含まれている．

施し，1,000倍程度に拡大することにより，細菌の形態を知ることができる．定量には適さないが，位相差顕微鏡や暗視野観察法を用いると，細菌を染色することなしに，生きたまま観察することができ，細菌の形態だけでなく，運動性を確認することもできる．位相差顕微鏡はチェアーサイドで用いられることも多く，ブラッシングの動機づけなどに応用されている．

2）培養法

歯周ポケットから細菌を採取後，培養する方法で，得られた細菌を同定すれば，含まれる細菌の種や数を知ることができる．同定結果を得るまでには時間が必要であるが，個々の細菌の性質や病原性など多くの情報を得ることができる．また，ポケット内の偏性嫌気性菌は，採取後，直ちに嫌気環境に置く必要があり，中には現在では培養不可能な細菌も数多く存在しているため培養条件の設定と，結果の解釈に注意を要する．

3）酵素活性の測定

特定の細菌が産生する酵素を検出することで，その細菌の存在を確かめる方法である．*Porphyromonas gingivalis*, *Tannerella forsythia*, *Treponema denticola* が産生するトリプシン活性を持つ酵素を BAPNA，BANA を用いて検出する方法は，歯周ポケット内にこれらの細菌が存在することを知る目的で使用されている．

4）細菌 DNA の検出

歯周ポケットから採取した検体から DNA を抽出し，その細菌種のみが持つ特定の塩基配列(特異配列)に対するプライマーを用いて，PCR で DNA を増幅する方法である．増幅産物の量から相対的な菌数を推測することも可能で，*Aggregatibacer actinomycetemcomitans*, *Fusobacterium nucleatum*, *Prevotella intermedia*, *Porphyromonas gingivalis*, *Tannerella forsythia*, *Treponema denticola* などの菌種で臨床応用されている．

近年の分子生物学的手法の発達により，DNA シークエンシング(DNA の塩基配列を読むこと)の速度と正確性は，飛躍的に上がった．近い将来，歯周ポケット内の全細菌の DNA を解読することにより，その種類と数を短時間で個別に決定することができるようになる．検出された細菌によく効く薬物や，治療法を選択し，個人に対応したオーダーメイドの治療ができるようになるかもしれない．

13-5　歯周病と全身疾患

歯周病は「ヒトでもっとも感染者数の多い感染症」とされ，ギネス・ワールド・レコーズに掲載されている．歯科疾患実態調査によると，日本では50代の人の約半数が歯周病に罹患しているといわれている．直接的な証明

BAPNA(α-ベンゾイル-アルギニン-*p*-ニトロアニリド)，**BANA**(Nα-ベンゾイル-DL-アルギニン-β-ナフタルアミン)
合成トリプシン基質．トリプシンにより加水分解され，発色する．

プライマー
特定の塩基配列に結合するように設計されたオリゴ DNA．

PCR
(polymerase chain reaction)
ポリメラーゼ連鎖反応)：DNA の特定の領域を増幅する技術．

表13-2　歯周病と全身疾患や全身状態

脳血管障害	脳梗塞
心血管障害	細菌性心内膜炎
	狭心症
	心筋梗塞
バージャー病（閉塞性血栓性血管炎）	
誤嚥性肺炎	
低体重児出産・早産	
糖尿病	

は現段階では不十分ではあるが，近年の大規模な疫学的調査から，歯周病の発症，進行が**表13-2**に示すようなさまざまな全身疾患に関連することがわかってきており，健康を保つ方法としての歯周病予防，治療が注目を集めている．

歯周病が全身疾患を引き起こすメカニズムについては，依然不明な点が多いが，現在，主に2つの背景があると考えられている．1つ目は歯周病が細菌のリザーバー（供給源）として働く場合，2つ目は慢性の炎症が存在することによる負の影響である．

1）細菌のリザーバーとしての働き

慢性歯周炎はポケット内につねに多くの細菌を貯め込んだ状態であり，血中や気道に細菌を供給するリザーバーとして働く．慢性歯周炎の急性期や，スケーリング，ルートプレーニング直後，時にはブラッシング後にも，本来無菌であるはずの血液中に細菌が入り込んだ菌血症（bacteremia）が起きていることが報告されている．血液中に入った歯周ポケット内の細菌は，身体各部に移行しさまざまな疾患の原因になる．

歯周ポケット内細菌の一部は，血管壁に沈着して血管を詰まらせるだけでなく，それらの細菌の中には赤血球や血小板を凝集するものが存在し，周囲の血球を取り込みながら血流を障害する．アテローム性動脈硬化症病巣から *Porphyromonas gingivalis* や *Aggregatibacter actinomycetemcomitans* のDNAが検出され，バージャー（Buerger）病（閉塞性血栓性血管炎）患者の血栓からは *Porphyromonas gingivalis* や *Treponema denticola* などの細菌が検出されることがある．「歯周疾患とアテローム動脈硬化性血管疾患の関連性を肯定する明確なデータはない」というアメリカ心臓協会（American Heart Association）の見解もあるため，さらに多くの検証を必要とするが，歯周ポケット内の細菌は脳梗塞や狭心症，心筋梗塞，バージャー病に何らかの関連があると考えられる．

慢性歯周炎などの口腔の慢性感染症（原病巣）が，遠く離れた臓器の疾患（二次病巣）の原因となる場合を歯性病巣感染（odontogenic focal infection）とよぶ．とくに口腔常在細菌である *Streptococcus sanguinis* は血中から

分離され，心臓の内側にあり心臓弁も構成する心内膜に感染して細菌性心内膜炎の原因となる．*Porphyromonas gingivalis* や *Aggregatibacter actinomycetemcomitans* などの歯周ポケット内細菌も心内膜炎患者から分離されることがある．また，最近では，口腔の感染症を治療すると掌蹠膿疱症（掌蹠膿疱症心）の症状が改善することも報告されている．歯性病巣感染が，金属アレルギーとともに，この疾患の原因になっていることが推測されている．

嚥下障害を持つ者，寝たきりの患者，高齢者は，口腔の細菌を肺に吸い込む可能性が高い．このようにして起こる肺炎を誤嚥性肺炎といい，歯周病を持つ患者では，肺炎の頻度と重症度が高くなることが報告されている．

2）慢性炎症による影響

慢性歯周炎症病巣で，免疫担当細胞によって産生された炎症性サイトカインは歯周組織だけでなく，血液を介して全身に移行し，さまざまな症状をもたらす．

歯周病は低体重児出産や早産のリスクファクターとなる．慢性炎症はプロスタグランジンE2などのサイトカインを血中に，持続的に供給する．プロスタグランジンE2は正常分娩時には子宮筋を収縮させる働きを持つが，妊娠早期に作用すると，子宮収縮と子宮頚部の拡張が起きて低体重児出産や早産の原因になると考えられている．

慢性歯周炎が原因となって産生される炎症性サイトカインのひとつTNF-α（腫瘍壊死因子）は，標的臓器に作用して，インスリン（血糖値を下げる働きを持つホルモン）が効きにくい状態（インスリン抵抗性）にするといわれている．その結果，高血糖状態が続き，糖尿病を発症する．

最近の研究では，歯周ポケット内の細菌が産生する酪酸が，リンパ球内に潜伏しているヒト免疫不全ウイルス（HIV）を活性化し，AIDSを発症させる可能性があることが報告されている．

13-6 歯周病とインプラント周囲炎

近年，盛んに用いられるようになっているインプラント治療には，見た目や機能が天然歯により近い感覚を再現できるという利点と，インプラント周囲の組織が天然歯に比べ感染しやすいという欠点がある．メインテナンスの不良や上部構造物の形態不良，インプラント体の埋入時の操作不良によって，インプラントの周囲の骨や歯肉に炎症が起きた状態をインプラント周囲炎といい，歯周病と同様，インプラント体周囲に蓄積したプラークが原因となり，疼痛や腫脹，口臭などの不快症状を引き起こす．残存歯に歯周病があると，インプラント周囲からも同じ細菌が検出され，インプラント周囲炎の頻度も増加するという報告があり，歯周病を含めた，口腔細菌のコントロールは，インプラント治療の予後に大きな影響を及ぼす．

サイレントアスピレーション

高齢者では知らず知らずのうちに気管内に異物が入ってしまい，むせることなく誤嚥してしまう．これが肺炎（嚥下性肺炎，誤嚥性肺炎）の原因になる．麻痺や認知症のある方も要注意．

参考文献

1）吉田眞一ほか（編）．戸田新細菌学 第33版．東京：南山堂，2007．
2）日本細菌学会用語委員会（編）．微生物学用語集 1版．2007．
3）福島久典ほか（編著）．もっと 闘う細菌．京都：永末書店，2010．
4）小川知彦ほか（編）．口腔微生物学 第3版．東京：学建書院，2010．
5）Pye AD *et al*. A review of dental implants and infection J Hosp Infect 72：104-110 2009.

復習しよう！

1 口腔常在菌が原因で起こるのはどれか（'08）．
　a　胃潰瘍
　b　ジフテリア
　c　誤嚥性肺炎
　d　偽膜性大腸炎

2 辺縁性歯周炎にもっとも関連するのはどれか（'04）．
　a　グラム陽性球菌群
　b　グラム陰性球菌群
　c　グラム陽性桿菌群
　d　グラム陰性桿菌群

3 歯周病原細菌に共通する病原因子はどれか（'03）．
　a　溶血素
　b　タンパク分解酵素
　c　ロイコトキシン
　d　内毒素

4 歯周ポケット細菌叢の変化で歯周炎悪化に関与しないのはどれか（'02）．
　a　細菌密度の増加
　b　グラム陽性菌の増加
　c　運動性菌の増加
　d　口腔スピロヘータの増加

＜解答＞
1：c
2：d
3：d
4：b

chapter 14 口腔とその周辺部に病変が出現する主な疾患

学習目標
□口腔周辺に出現する感染症の種類と特徴を説明できる．

14-1 単純疱疹ウイルス感染症

単純疱疹ウイルス
⇒ p.95参照

1) 疱疹性（ヘルペス性）歯肉口内炎（図14-1）

- 原因：herpes simplex 1（HSV-1）の初感染
- 誘因：特定のものはないが，風邪などの熱性疾患のあとや栄養障害，重度のストレスなどにより発症することが多い．
- 症状：1〜3歳の小児に多く発症する．成人ではまれに重症化することがある．歯肉や口唇の発赤を伴った38℃前後の発熱が3〜4日続く．解熱するとほぼ同じ頃に舌や口唇に疱疹が出現し口内炎が多発する．痛みが強く，飲食が困難
- 診断：臨床所見，ウイルス抗体の検出など
- 治療：対症療法と抗ウイルス薬（アシクロビル：きわめて有効）の投与
- 経過：ほぼ10日前後で治癒

2) 口唇疱疹（口唇ヘルペス）（図14-2）

- 原因：herpes simplex virus 1（HSV-1）の感染．HSV-2の感染もある．
- 誘因：紫外線，有熱疾患，月経，疲労
- 症状：皮膚赤唇移行部に小水疱集簇→小膿疱化→びらん
  痂皮色素沈着
- 診断：病巣からのHSV検出，血清HSV抗体価上昇

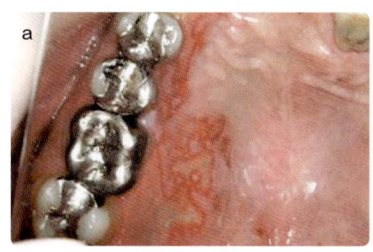

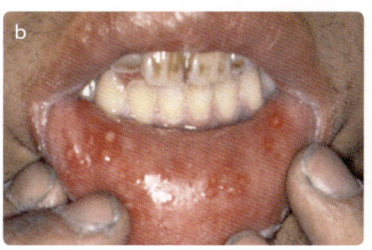

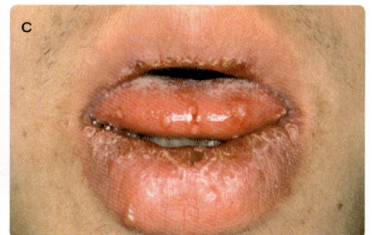

図14-1 疱疹性（ヘルペス性）歯肉口内炎

153

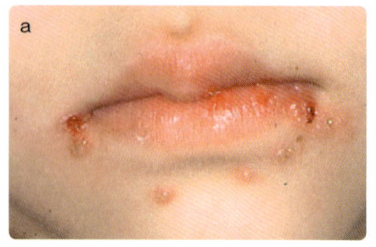

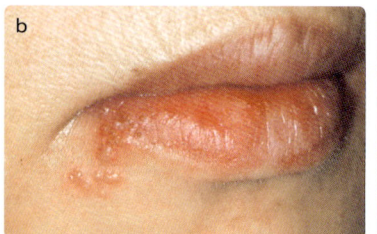

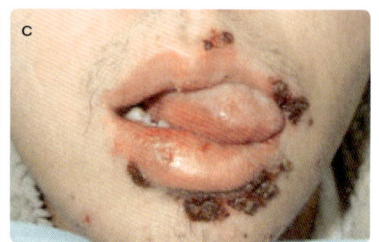

図14-2　口唇疱疹（口唇ヘルペス）

治療：対症療法（口腔内の洗浄と安静，鎮痛剤の投与）
　　　抗ウイルス薬（アシクロビル，Ara-A）軟膏，内服，静注
　　　二次感染予防で抗菌薬の投与
経過：10〜14日で治癒

14-2　帯状疱疹

1）水痘および帯状疱疹（図14-3, 4）

原因：水痘・帯状疱疹ウイルス
　　　varicella-zoster virus（VZV）の感染
　　　ほとんどが顕性感染で小児期に初感染（水痘；みずぼうそう）
　　　→神経節に潜伏感染→活性化し発症
誘因：栄養不良，過労，放射線照射，感冒，その他免疫力の低下
症状：前駆症状として感染領域の神経痛様疼痛，時に発熱
　　　三叉神経の神経支配領域に沿った水疱形成
　　　→びらん・潰瘍→痂皮→瘢痕　片側性に発症
　　　強度の神経痛様疼痛（治癒後も帯状疱疹後神経痛）
　　　肋間神経領域，坐骨神経領域にも好発
診断：神経領域の沿った疱疹（片側性）
　　　病巣からのVSV検出・分離，血清VSV抗体価上昇

水痘・帯状疱疹ウイルス
⇒ p.96参照

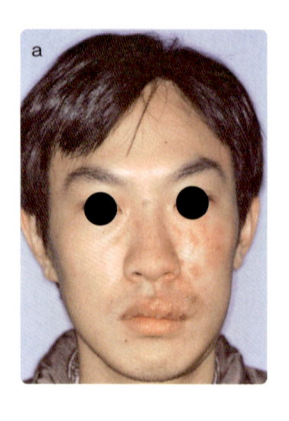

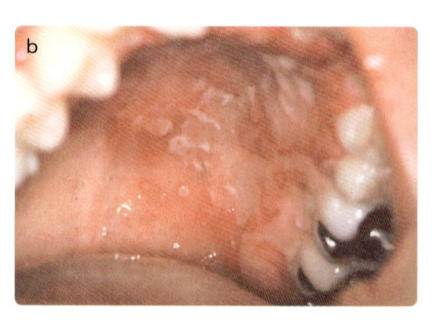

図14-3　帯状疱疹（三叉神経第2枝領域が罹患）

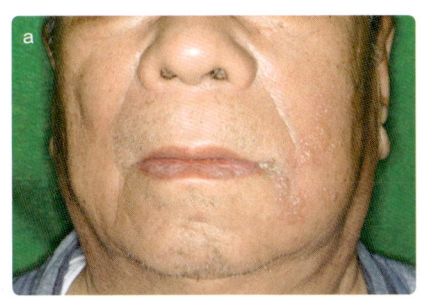

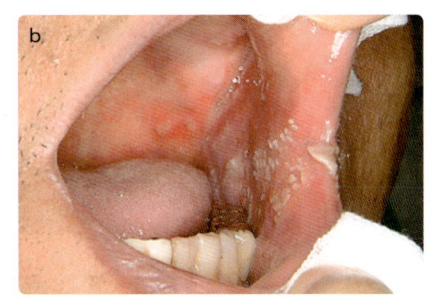

図14-4　帯状疱疹（三叉神経第3枝領域が罹患）

治療：抗ウイルス薬（アシクロビル，Ara-A）軟膏，内服，静注
　　　対症療法（抗安静，栄養補給，抗菌薬の投与）
　　　鎮痛処置（鎮痛剤，星状神経節ブロック）
経過：2〜3週間で治癒，疱疹後三叉神経痛

2）ラムゼイ・ハント（Ramsay Hunt）症候群（図14-5）

原因：varicella-zoster virus（VZV）の感染
症状：膝神経節（顔面神経）領域に出現
　　　①片側性顔面神経麻痺
　　　②外耳道周囲の疱疹（小水疱）
　　　③耳鳴り
　　　④めまい
　　　⑤味覚障害
治療：抗ウイルス薬（アシクロビル）の投与
　　　安静，栄養補給，鎮痛処置
　　　星状神経節ブロック

【付】顔面神経麻痺をきたす疾患
- Bell麻痺
- Melkersson-Rosenthal症候群（肉芽腫性口唇炎）
- 中枢性顔面神経麻痺（脳腫瘍，脳出血，脳梗塞）

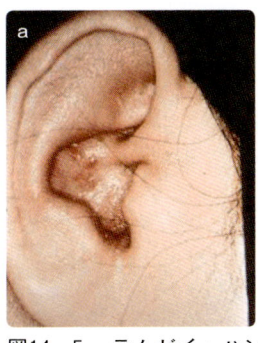

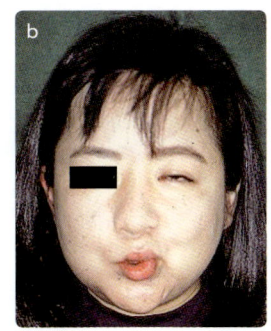

図14-5　ラムゼイ・ハント（Ramsay Hunt）症候群

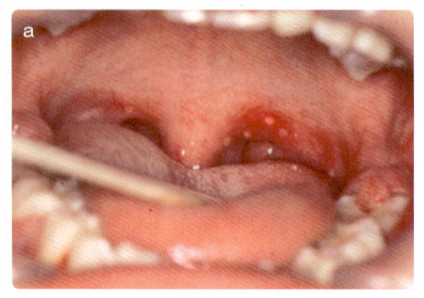

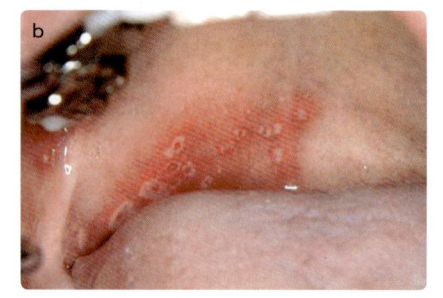

図14-6　ヘルパンギーナ（b：福岡歯科大学・池邉哲郎先生より提供）

14-3　ヘルパンギーナ（図14-6）

原因：コクサッキーウイルスA群
　　　コクサッキーウイルスA4（まれにA2, 5, 6, 8, 10）
症状：幼児に発症
　　　発熱を初発症状
　　　潜伏期2〜9日
　　　口腔後方部（口峡）に左右対称的な小水疱→アフタ
治療：対症療法，とくに栄養，摂水の管理
　　　二次感染予防に抗菌薬に投与
経過：10日で治癒

14-4　手足口病（図14-7）

原因：コクサッキーウイルスA16（A2, 4, 5, 10）
　　　エンテロウイルス71
症状：1〜5歳の幼児に発症
　　　口腔の小水疱→アフタ，皮膚，手，足底の水疱
治療：対症療法
経過：1〜2週間で治癒

コクサッキーウイルス
⇒ p.97参照

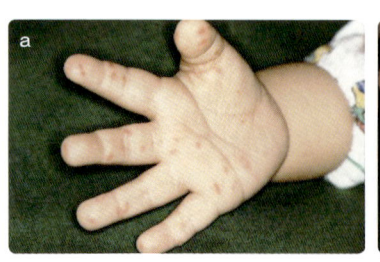

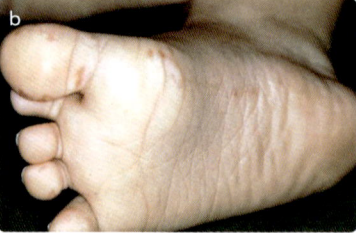

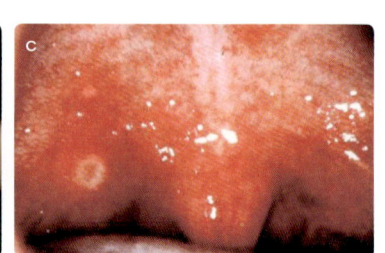

図14-7　手足口病（福岡歯科大学・尾崎正雄先生より提供）

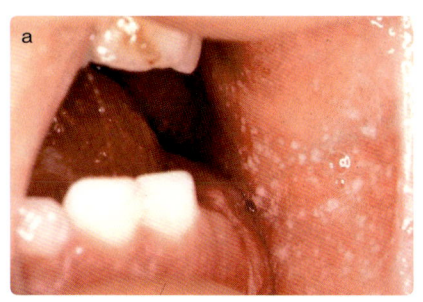

図14-8　麻疹（コプリック斑）（福岡歯科大学・尾崎正雄先生より提供）

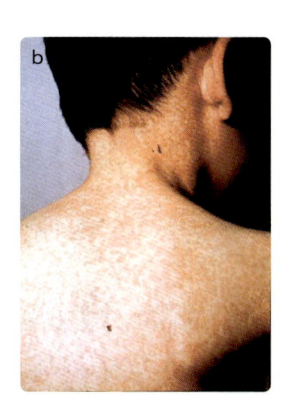

14-5　麻疹（コプリック斑）（図14-8）

原因：麻疹ウイルス(measles virus)の感染よる．抗体がない宿主に感染すると，ほぼ100%発症する．ウイルスの伝染力は強い．

症状：発熱とともに風邪に似た症状が出現する（カタル期）．発熱は典型的な場合は二峰性で，途中で短期間解熱する時期がある．最初の発熱は38〜39℃のことが多く，3〜5日間続く．最初の発熱が下がってくる頃，口腔内（頬の内側）にコプリック斑とよばれる細かな白色の発疹がみられる．このあとふたたび熱が上昇しはじめるのとほぼ同時に全身に発疹が出現する（発疹）．2度目の発熱はさらに高く40℃を超えることもある．

治療：対症療法，安静，細菌感染防止

経過：2週間前後の潜伏期間を経て回復まで3〜4週間

予防：生ワクチンの接種

麻疹ウイルス
⇒ p.98参照

14-6　壊死性潰瘍性歯肉口内炎（ワンサン口内炎）（図14-9）

原因：多くは慢性辺縁性歯肉炎が先行する粘膜表層の感染症で，紡錘菌やワンサンスピロヘータなどの嫌気性口腔常在菌の混合感染

誘因：局所や全身の感染防御機能の低下（感冒，疲労，体力の消耗，ストレス，白血病，無顆粒細胞症など）

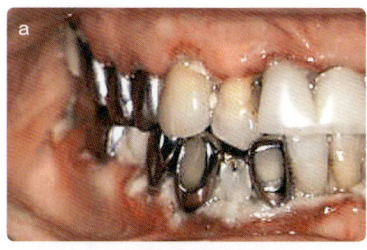

図14-9　壊死性潰瘍性歯肉口内炎

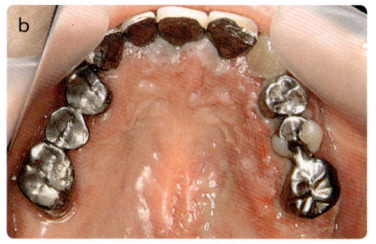

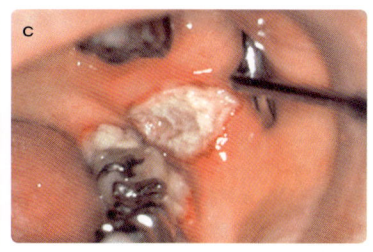

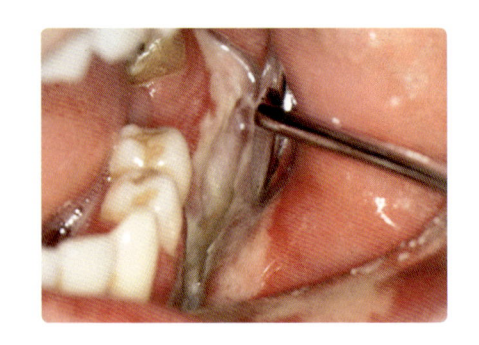

図14-10　壊疽性口内炎

症状：歯肉辺縁や歯間乳頭部の壊死，潰瘍を生じる．
　　　潰瘍面は灰白色の偽膜で覆われ，易出血性，強い接触痛
　　　口腔清掃不良，ひどい口臭
　　　歯肉に限局（壊死性潰瘍性歯肉炎）
　　　周囲粘膜に拡大（壊死性潰瘍性口内炎）
　　　病状が咽頭部まで進展（プラウ・ワンサンアンギーナ）
治療：抗菌薬，安静，栄養補給，全身状態の改善，局所の清掃

14-7　壊疽性口内炎（図14-10）

壊死性潰瘍→腐敗菌が感染し，広範囲の組織に壊死を生じる．
全身抵抗力が弱い小児に発症する．
壊疽は次第に広がり，顎骨の腐骨形成や皮膚の穿孔→水癌（ノーマ）

14-8　口腔カンジダ症（図14-11）

原因：*Candida albicans*（真菌）の感染による．
誘因：局所的には唾液の分泌減少，義歯，ステロイド軟膏，放射線照射

Candida albicans
⇒ p.75参照

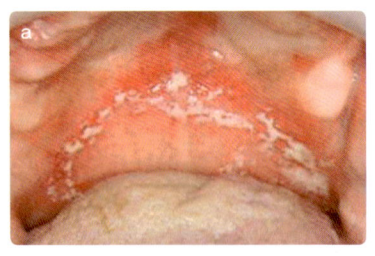

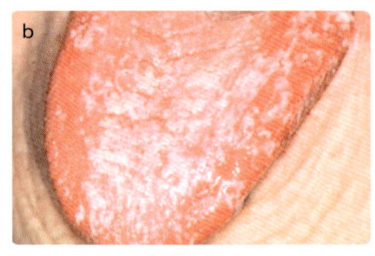

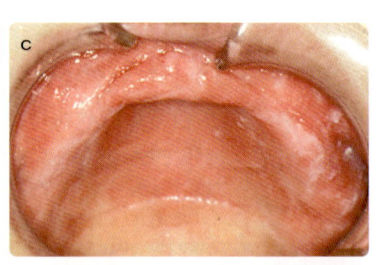

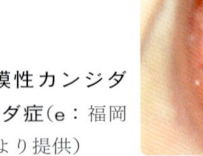

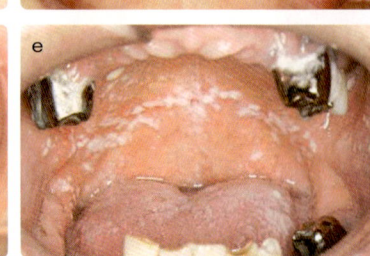

図14-11　a：急性偽膜性カンジダ症．b〜e：口腔カンジダ症（e：福岡歯科大学・池邉哲郎先生より提供）

全身的には抗菌薬やステロイドの長期投与，栄養障害，糖尿病，免疫力の低下している患者に発生（日和見感染）

1）急性偽膜性カンジダ症（鵞口瘡）

症状：口腔粘膜表面に剥離容易な乳白色苔状物が付着した病変
　　　白苔が剥離された粘膜は発赤し物がしみる．
　　　口角部→口角びらん
診断：拭ってとれる白斑，原因となる口腔内，全身的状態
　　　塗沫や分離培養でカンジダ菌の証明（PAS 染色，グロコット染色）
治療：抗真菌薬（アムホテリシンB，ミコナゾール）の内服
　　　局所応用（含嗽，ゲル，軟膏）
　　　抗菌薬やステロイドの中止を含む使用の再検討

2）慢性肥厚性カンジダ症

症状：苔状物が厚くなり，粘膜に固着し，粘膜上皮層の肥厚と角化亢進し，白板症に似た剥離困難な白色病変（カンジダ性白板症）
　　　舌背，口角に好発

3）萎縮（紅斑）性カンジダ症

症状：舌痛症や粘膜萎縮症（Plammer-Vinson 症候群，Hunter 舌炎，口腔乾燥症）との関連

復習しよう！

1 コプリック斑がみられるのはどれか．
a 麻　疹
b 風　疹
c 口唇ヘルペス
d 手足口病

2 感染予防のワクチンが開発されていないのはどれか．
a 麻　疹
b 帯状疱疹
c 手足口病
d インフルエンザ

3 抗ウイルス薬で治療可能な疾患はどれか．2つ選べ．
a インフルエンザ
b 口唇ヘルペス
c ヘルパンギーナ
d 風　疹

4 アムホテリシンBが有効な口腔感染症はどれか．
a 麻　疹
b 壊疽性口内炎
c 手足口病
d 口腔カンジダ症

＜解答＞
1：a
2：c
3：a, b
4：d

chapter 15 歯科衛生士の業務と感染症

1) 歯科診療所待合室と感染症

歯科診療所の待合室では，患者の口腔感染症以外にも注意を払う必要がある．①インフルエンザのような呼吸器系の患者，②メチシリン耐性ブドウ球菌(MRSA)感染者や保有者などについて，院内感染を注意する必要がある．

2) 歯科診療室と感染症

(1) 歯科診療補助と感染症

診療補助で歯科衛生士は，③検査や治療の際に，病原体を含む患者口腔内に直接触れる機会も多い．さらに，歯科医師による④エアタービン操作では，空気中に細かい飛沫となり，感染源の血液や唾液が含まれる口腔液が診療室内に拡散する．一方，エアタービン使用の際，歯科衛生士は，⑤バキュームを使い，発生源近くで感染性飛沫を吸引することによって，汚染拡大を大幅に防いでいる(図15-1)．

(2) 歯科予防処置と感染症

う蝕や歯周病などの口腔感染症予防のために，⑥PMTC(professional mechanical tooth cleaning)や，⑦スケーリング・ルートプレーニングが行われる．超音波スケーラーの使用の際は，エアタービンと同様に，飛散防止が必要である．このほか，う蝕予防の処置として，歯の耐酸性を高めるために⑧フッ化物が歯に塗布される．また，近年では，歯科衛生士は誤嚥性肺炎予防のために，⑨高齢者や要介護者の歯と口腔粘膜の清掃(口腔ケア)を専門的に行う．

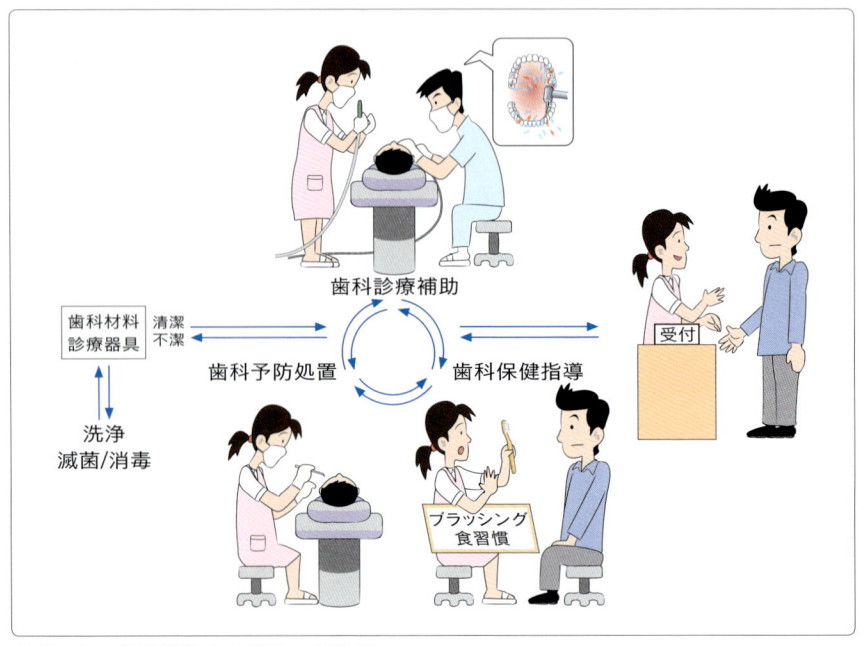

図15-1 歯科衛生士の業務と感染症

唾液を介した感染
唾液も注意すべき感染源である．血液を含まない唾液から伝染性単核症，ムンプス，ヘルパンギーナ，手足口病などの感染が生じる危険性がある．また，結核患者の唾液や喀痰から結核が感染する可能性がある．

血液を介した感染
歯科臨床でもっとも注意すべき感染源は血液である．血液を介してB型，C型，またHIV感染が生じる危険性がある．また，梅毒も血液を介して感染する．

（3）歯科保健指導と感染症

　歯科予防処置と合わせて，歯科保健指導では，⑩う蝕や歯周病の予防のための歯磨き（ブラッシング）指導や，⑪日常の食習慣や栄養などの指導が行われる．

（4）使用済みの器具と感染症

　⑫血液や唾液で汚染された，鋭利な歯科治療器具や歯科材料などは，清潔・不潔（汚染）の観点から，消毒，洗浄，滅菌などが行われる．

3）歯科衛生士の業務と口腔および全身感染症とのかかわり

　上記の歯科診療所における歯科衛生士の感染症にかかわる作業を，治療や予防対象とする感染症と作業に伴う感染症の危険性に分けた（表15-1）．このように歯科治療や予防には際して，多くの場合に全身感染症の危険性を伴うことを忘れてはいけない．

4）歯科衛生士による感染症対策

　歯科衛生士は感染症防止のために，グローブ，マスク，白衣，帽子と上履きなど，さらに必要に応じてゴーグルを着用する．グローブを着用していても，血液や唾液などの感染性材料が付着したまま，不用意に物品に触れないよう注意が必要である．触れられた物品は，感染源として取り扱う必要があるためである．このように，個々の作業のどこに，どのような感染の危険性があるかを知り，つねに注意を払う必要がある．とくに，診療室内では口腔液の飛散を極力防止して，日常的に室内を消毒・清掃して清潔に保つ必要がある．

　歯科衛生士には，感染症学の習得が課せられている．歯科医療業務に際して，歯科衛生士は学んだ感染症に対する専門的な知識を活用して，全身を含む感染症対策を日常的に実践できる必要がある．

表15-1　歯科衛生士の業務と感染症との関係

業務など	感染症と関係する主な項目	治療や予防する感染	伴う危険
受付け	①呼吸器系の患者 ②MRSA感染者や保菌者		全身感染 全身感染
診療補助	③診療補助の際の患者の口腔粘膜との接触 ④エアタービンによる血液や唾液の拡散 ⑤バキュームによる飛沫口腔液の吸引	口腔感染 口腔感染 全身感染	全身感染 全身感染 全身感染
予防処置	⑥PMTC（professional mechanical tooth cleaning） ⑦スケーリング・ルートプレーニング ⑧歯面へのフッ化物塗布 ⑨高齢者や要介護者への口腔ケア	口腔感染 口腔感染 口腔感染 全身感染	全身感染 全身感染 全身感染 全身感染
保健指導	⑩口腔清掃法（ブラッシング）指導 ⑪食習慣や栄養の指導	口腔感染 口腔感染	
その他	⑫汚染器具や材料消毒，洗浄，滅菌	全身感染	全身感染

巻末付録

微生物・免疫学実習

> 　本書を通じて，口腔はもとより全身の感染症治療に果たす歯科衛生士の重要性を学んだ．また，感染症に対する理解を深めることが，歯科衛生士の業務上，いかに大切であるかも感じていただけたと考える．本章では，主に細菌を扱う実習を行うことで，目に見えない微生物に対する感染防御の基本を身につけることを目的としている．実習で体験する無菌操作ならびに不潔・清潔の厳密な区別は，臨床の場においても必ず役立つ．

微生物学実習

　実習は，微生物の取り扱いに習熟した専門家の指導のもとで適切な病原体(バイオセーフティレベル2まで)を使用し，適切な安全設備の整った施設で行う．また，実習3回目(15時間)までは，使用微生物を非病原性または無毒株に限ること．実習項目のすべてを行うことが望ましいが，必要に応じて適宜省略してもよい．

　実習室では細菌を取り扱うので感染のおそれがある．ガスバーナー，熱湯，薬品類を用いるので，火傷，火災事故などを起さないよう，インストラクターの指示に従って慎重に行動すること．

(1)実習における遵守事項
- ☐ 清潔な実習衣，マスク，帽子を着用する．髪は帽子の中に入れる．
- ☐ 実習中は実習室の窓やドアを閉めること．
- ☐ 実習台の上を常に整頓し，必要なもの以外は置かない．
- ☐ バーナーの火は必要なとき以外は消す．
- ☐ 実験終了後(とくに細菌取り扱い後)は必ず手指消毒すること．
- ☐ 感染性廃棄物は所定の容器に入れ，滅菌処理すること．
- ☐ 細菌による汚染が生じた場合は，動かずにインストラクターに知らせること．
- ☐ 許可なく実習室から出ないこと
- ☐ 実習終了時にはあと片付け，火元確認，手指ならびに着衣の消毒を行い退室すること．

(2)消毒薬の準備
　①手指消毒用に0.2%ベンザルコニウム塩化物(オスバン)液，0.02%クロルヘキシジングルコン酸塩(ヒビテン)液，速乾式アルコール等をインストラクターの指示に従い準備する．
　②着衣の消毒，実習台の清拭用に0.5%ベンザルコニウム塩化物液を用意し，噴霧器に充填しておく．
　③微生物による汚染事故に備えて，3%局方フェノール液，10%次亜塩素酸ナトリウム液等を用意し，噴霧器に充填しておく．

(3)実習器具の滅菌と培地の準備
　これからの実習で使用する器具は表に示す方法で滅菌する．培地は，次に示す調製法を参照に，必要な分量を作製する．

実習器具の準備

器　具	滅菌方法
コンラージ棒（ガラス製）	紙（滅菌袋）かアルミ箔に包んで乾熱滅菌
ピペット（ガラス製）	吸い口に綿栓を詰め，滅菌缶（滅菌袋）に入れるか，紙で巻いて乾熱滅菌
マイクロピペットチップ	滅菌袋に方向を揃えて入れ，シーラーで封じたあとオートクレーブ処理，もしくはピペットスタンドに立てオートクレーブ処理
エーゼ・ナーゼ（プラスチック製）	滅菌袋に方向を揃えて入れ，シーラーで封じたあとガス滅菌
釣菌用竹串またはプラーク採取用爪楊枝	30本程度を，尖端を紙で包んでからアルミ箔で包み，乾熱滅菌
シリコン栓付矯正線（人工プラーク形成試験用）	アルミ箔で包んでオートクレーブ処理

（4）培地作製

培　地	組成と調整	滅菌方法
生理食塩水	NaCl 8.5g，蒸留水1,000ml を三角コルベンに入れ完全に溶解	ネジ付き試験管に9ml もしくは10ml ずつ分注しキャップをする．半回転キャップを緩めオートクレーブ処理
TSB（トリプチケースソイブロス）	TSB（BBL）30g，蒸留水1,000ml を三角コルベンに入れ完全に溶解	ネジ付き試験管（小）に5ml ずつ分注しキャップをする．半回転キャップを緩めオートクレーブ処理
5％グルコース添加TSB 5％スクロース添加TSB	TSB 15g，蒸留水500ml に対してグルコース25g を加えて溶解する．スクロース25g を加えたものも準備する．	モルトン栓付試験管に10ml ずつ分注し，115℃でオートクレーブ処理する．
TSA（トリプチケースソイアガー）	TSA(BBL) 40g，蒸留水1,000ml を三角コルベンに入れよく混ぜ，湯煎にかけて溶解	ネジ付き試験管に20ml ずつ分注しキャップをする．半回転キャップを緩めオートクレーブ処理．シャーレに注ぐ．
HIB（ハートインフュージョンブロス）	HIB（日本ベクトン・ディッキンソン）25g，蒸留水 1,000ml を三角コルベンに入れ完全に溶解．	ネジ付き試験管（小）に5ml ずつ分注しキャップをする．半回転キャップを緩めオートクレーブ処理．
HIA（ハートインフュージョンアガー）	HIA（日本ベクトン・ディッキンソン）40g，蒸留水 1,000ml を三角コルベンに入れよく混ぜ，湯煎にかけて溶解	ネジ付き試験管に20ml ずつ分注しキャップをする．半回転キャップを緩めオートクレーブ処理．シャーレに注ぐ．
マンニット食塩培地	マンニット食塩寒天培地（ニッスイ）89g，蒸留水1,000ml を三角コルベンに入れよく混ぜ，湯煎にかけて溶解	ネジ付き試験管に20ml ずつ分注しキャップをする．半回転キャップを緩めオートクレーブ処理．シャーレに注ぐ．
ミチス・サリバリウス寒天培地(MSA)	MSA(Difco) 90g，蒸留水1,000ml を三角コルベンに入れよく混ぜ，湯煎にかけて溶解（溶けにくいので注意）	ネジ付き試験管に20ml ずつ分注しキャップをする．半回転キャップを緩めオートクレーブ処理．シャーレに注ぐ．
バシトラシン添加ミチス・サリバリウス寒天培地（MSB寒天培地）	MSA90g，スクロース150g，蒸留水1,000ml を三角コルベンに入れよく混ぜ，湯煎にかけて完全に溶かす．	115℃，15分間オートクレーブ処理後，50℃温浴中で保温し，前もって調製済みのバシトラシン液(0.2unit/ml)を加えて攪拌し，分注する．培地は2週間以内に使用する．
サブロー寒天培地（Sabouraud agar）	サブロー寒天培地（ニッスイ）65g，蒸留水1,000ml を三角コルベンに入れよく混ぜ，湯煎にかけて溶解	ネジ付き試験管に20ml ずつ分注しキャップをする．半回転キャップを緩めオートクレーブ処理．シャーレに注ぐ．
ロゴサ SL 寒天培地（Rogosa SL agar）	ロゴサ SL 寒天培地(Difco) 75g，蒸留水1,000ml を三角コルベンに入れよく混ぜ，湯煎にかけて溶解	1.32ml の氷酢酸を加えふたたび3分間湯煎．しばらく冷ましたのち直接シャーレに注ぐ（オートクレーブ処理しない）．

注意：実習に先立って，インストラクターがデモンストレーションを行うので，よく見てから，指示に従って行動すること．

1）細菌のグラム染色

供試菌：大腸菌 *Escherichia coli*　黄色ブドウ球菌 *Staphylococcus aureus*
　　　　枯草菌 *Bacillus subtilis*　カンジダ菌 *Candida albicans*

1．ガスバーナーに火をつけ，酸化炎(外側)と還元炎(内側)がきれいに分かれるように調整する．
2．コルネット鉗子でスライドグラスを保持し，ガスバーナーの火口上を通す(片面3回)．ガラス鉛筆で枠(4枠)と学籍番号を記入する．
3．白金耳を用いてスライドグラスの枠に水滴を落とす．
4．白金耳を酸化炎に入れ，赤くなるまで熱し火炎滅菌する．
5．白金耳が冷めたら，寒天培地上の細菌集落から釣菌し，枠内に塗抹する(十分に広げる)．
6．白金耳は確実に火炎滅菌する．
7．自然乾燥後，細菌を火炎固定する(塗抹面を上にして，ガスバーナーの火口上を3回ゆっくり通す)．
8．染色：ゲンチアナ紫を枠一杯に滴下し，1分間染色する．
9．ゲンチアナ紫を捨て，ルゴール液を枠に注ぎ，1分間作用させる．
10．ルゴール液を捨て，無水エチルアルコールを注ぎ，45秒間脱色する．
11．直ちに流水で十分水洗する．
12．パイフェル液を注ぎ，3分間染色する．
13．流水水洗，乾燥
14．鏡検：100倍の油浸レンズを用いて観察する．グラム陽性菌は濃紫色に，グラム陰性菌はピンク色に染まる．

スケッチ

2）細菌・真菌の熱抵抗性試験

<準備>
供試菌：大腸菌 *Escherichia coli*　黄色ブドウ球菌 *Staphylococcus aureus*
　　　　枯草菌 *Bacillus subtilis*　カンジダ菌 *Candida albicans*

・供試菌を24〜48時間平板培地で培養し，生理食塩水にて$10^{8～9}$ cells/ml の浮遊液を調製する．あらかじめ100℃に調整した恒温槽とクラッシュアイスの入ったトレイを準備しておく．

1．5 ml の TSB（もしくは HIB）が入ったネジ付小試験管を1群5本，計20本準備する．
2．各試験管に下図のように菌名と実験条件を記入し，オートクレーブ処理する試験管には滅菌インジケーターテープを張っておく．

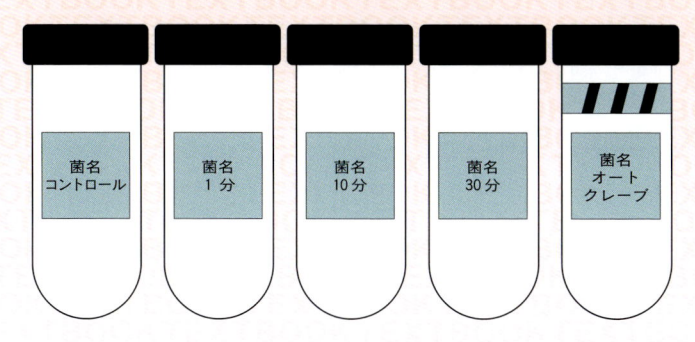

3．5本の試験管に100 μl ずつ菌液を接種する．
4．100℃，1分，10分，30分間処理し，作用時間が終わると直ちに氷中で冷却する．コントロール，オートクレーブ処理した試験管とともに37℃，72時間培養する．
5．肉眼で結果を判定する．発育の認められた試験管を(＋)，発育していない試験を(－)とする．供試菌間での熱抵抗性の違いについて考察する．

細菌・真菌の熱抵抗性試験結果

処理条件＼供試菌	大腸菌	黄色ブドウ球菌	枯草菌	カンジダ菌
コントロール				
100℃　1分				
100℃　10分				
100℃　30分				
オートクレーブ処理				

考　察

3）消毒効果の判定

＜準備＞

供試菌：大腸菌 *Escherichia coli*　黄色ブドウ球菌 *Staphylococcus aureus*
　　　　枯草菌 *Bacillus subtilis*　カンジダ菌 *Candida albicans*

- 供試菌を24〜48時間平板培地で培養し，生理食塩水にて$10^{8〜9}$cells/mlの浮遊液を調製する．
  消毒薬：①３％フェノール，②２％グルタールアルデヒド，③0.2％ベンザルコニウム塩化物液，④0.02％クロルヘキシジングルコン酸塩液，⑤３％オキシドール，⑥70％エタノール，⑦生理食塩水（コントロール）
- 10mlの各消毒薬と生理食塩水の入った試験管を準備する．

1. テーブルごとに４つのグループにわかれて，１つの消毒薬の効果を４菌種について実験する：消毒薬，コントロール，希釈用（生理食塩水10ml）の各試験管と寒天平板に図のようにマークを入れる（図は大腸菌の例）．

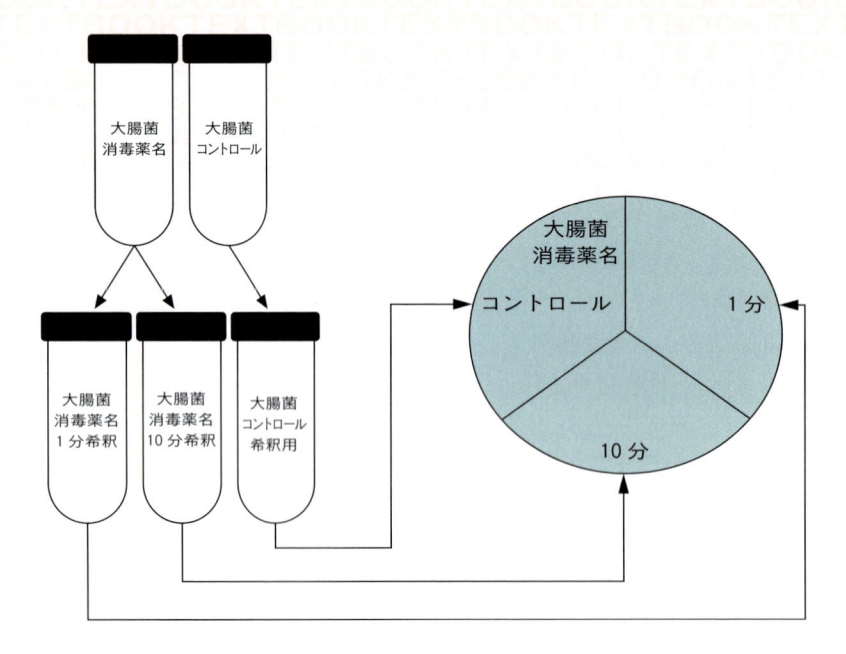

2. 消毒薬，コントロール試験管に菌液200μlをマイクロピペットで接種する．ボルテックスミキサーでよく撹拌する．

3. 接種１分後と10分後に菌液を加えた消毒薬から100μlをマイクロピペットでとり，希釈用試験管に入れ，ボルテックスする．コントロールからも10分後に100μlとり同様に希釈する．

4. 希釈菌液20μlを対応する寒天平板に滴下し，コンラージ棒で塗沫する．

5. 37℃，72時間培養する．

6. 発育したコロニーを肉眼で観察し，コントロールと比較してコロニー数が減少している場合を消毒効果あり（＋），著しい減少がある場合を（＋＋），発育がみられない場合を（＋＋＋）として評価する．発育がコントロールと変わらない場合は，消毒効果なし（－）とし，次の評価表に記入する．各供試菌に対するすべての消毒薬の効果について考察する．

消毒効果の判定

消毒薬 \ 供試菌	大腸菌 1分	大腸菌 10分	黄色ブドウ球菌 1分	黄色ブドウ球菌 10分	枯草菌 1分	枯草菌 10分	カンジダ菌 1分	カンジダ菌 10分
3％フェノール								
2％グルタルアルデヒド								
0.2％ベンザルコニウム塩化物液								
0.02％クロルヘキシジングルコン酸塩液								
3％オキシドール								
70％エタノール								

考　察

4）細菌の抗菌薬感受性

＜準備＞

供試菌：大腸菌 *Escherichia coli*　黄色ブドウ球菌 *Staphylococcus aureus*
　　　　枯草菌 *Bacillus subtilis*　カンジダ菌 *Candida albicans*

供試菌を24〜48時間平板培地で培養し，生理食塩水にて$10^{8〜9}$ cells/ml の浮遊液を調製する．
抗菌薬感受性ディスク（1菌種につき8枚）

　　　①アンピシリン　　②セファレキシン
　　　③ミノサイクリン　④エリスロマイシン
　　　⑤カナマイシン　　⑥オフロキサシン
　　　⑦バンコマイシン　⑧ポリミキシン

1．大腸菌，黄色ブドウ球菌，枯草菌の菌液100 μl を TSA（もしくは HIA）に滴下し，コンラージ棒で広げる．カンジダ菌はサブロー寒天培地に同様に接種する．
2．抗菌薬ディスクを火炎滅菌したピンセットでとり，平板上に置く．しばらく待って，蓋を下にして37℃，24時間培養する．
3．阻止円の直径を計り，感受性判定区分を判定する．

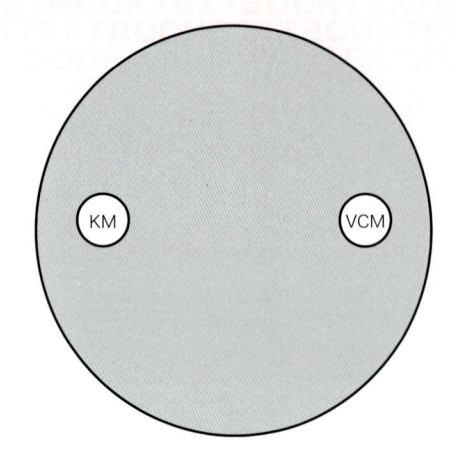

抗菌薬感受性試験

供試菌	ディスク記号	大腸菌 感受性	大腸菌 耐性菌	黄色ブドウ球菌 感受性	黄色ブドウ球菌 耐性菌	枯草菌 感受性	枯草菌 耐性菌	カンジダ菌 感受性	カンジダ菌 耐性菌
アンピシリン									
セファレキシン									
ミノサイクリン									
エリスロマイシン									
カナマイシン									
オフロキサシン10									
バンコマイシン									
アンホテリシン									

考　察

5）プラークの顕微鏡観察

・前夜から実習時間までブラッシングを停止する．

①プラークのギムザ単染色

1．スライドグラスに水を1滴とり，爪楊枝で採取したプラークを混ぜながら薄く塗沫する．
2．自然乾燥させ，メチルアルコールを滴下し3分間作用させる（化学固定）．
3．ギムザ染色液（ナカライテスク社）を塗沫面全体に滴下し，30分から1時間染色する．乾燥させないように注意し，染色液を適時追加すること．
4．流水で十分に洗う．
5．100倍の油浸レンズを用いて検鏡，スケッチする．細菌は紫青色に染まる．上皮細胞や好中球などの宿主細胞も観察することができる．

②プラークのグラム染色

1．スライドグラスに水を1滴とり，爪楊枝で採取したプラークを混ぜながら薄く塗沫し，自然乾燥ののち火炎固定する．
2．164ページ，1）細菌のグラム染色の項の8〜13の手順でグラム染色を行う．
3．100倍の油浸レンズを用いて検鏡，スケッチする．

③プラークのフォンタナ鍍銀染色

1．スライドグラスにガラス鉛筆で枠を書く．
2．準備しておいた爪楊枝の太い側で，水滴を落とす．
3．臼歯部の隣接面から爪楊枝を使ってプラークを採取し塗抹する．
4．乾燥後，ルーゲ氏液で3分間固定する（ホルマリンを含むので注意する）．
5．流水水洗
6．フォンタナの媒染液を塗抹面に十分滴下し，軽く湯気が出る程度に加温し，1分間染色する．決して沸騰させてはいけない．
7．流水水洗
8．アンモニア銀液をのせて30秒間加温染色する．
9．水洗・乾燥・検鏡

・剥離上皮に付着した細菌，好中球，らせん菌などがよく観察できる．

④プラークの位相差（暗視野）顕微鏡観察

　位相差顕微鏡は試料の厚さや屈折率の相違による透過光の位相のずれを，位相板というフィルターを使ってコントラストに変換する顕微鏡で，無固定，無染色で試料を作ることができる．そのため，細菌の運動性などを生きたまま観察するのに適している．暗視野コンデンサーを用いると，試料からの散乱光が観察できるので，背景が黒く，細菌などが白く浮かび上がって見える．やはり運動性の観察に適している．

1．薄手のスライドグラスに水を1滴のせ，爪楊枝で採取したプラークを混ぜながら薄く広げる．
2．カバーグラスをかけ，軽く押さえる．
3．カバーグラス周囲をマニキュアで封じる．
4．位相差（暗視野）顕微鏡観察を行い，運動性菌などをスケッチする．

＊　なお，試料作製に用いた爪楊枝，位相差顕微鏡観察用の未固定標本はオートクレーブ処理すること．

6）人工プラーク形成試験

<準備>
- 5％グルコース添加 TSB 5 ml の入ったモルトン栓付試験管　6本
- 5％スクロース添加 TSB 5 ml の入ったモルトン栓付試験管　6本
- 滅菌済みシリコン栓付矯正線
- pH 試験紙

1．5％グルコース，5％スクロースを添加した TSB 5 ml の入った試験管を6本ずつ用意する．被験者名と1〜5の番号を記入する．残りの1本は，細菌未接種とし，コントロールとする．
2．図に示すように，臼歯部隣接面より滅菌爪楊枝でプラークを採取し，1番の試験管壁に擦り付けるように溶かし込む．

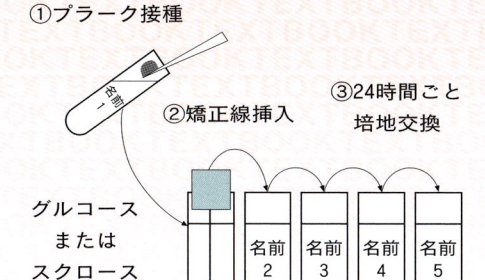

①プラーク接種
②矯正線挿入
③24時間ごと培地交換
グルコースまたはスクロース添加培地

3．矯正線を立て，モルトン栓をかぶせる．24時間ごとに矯正線を新しい培地に移す．
4．5日目に矯正線を10％ホルマリンで固定する（インストラクター）．矯正線上に形成されたプラークをスケッチする（⇒ chapter 12, 図12-4参照）．5日目の各培地の pH を測定する．

培　地	プラーク形成の様子	培地の pH	
		細菌未接種	培養菌液
5％グルコース添加 TSB			
5％スクロース添加 TSB			

7）ブラッシング前後での唾液中の細菌数測定

・被験者は前日から実習時間までブラッシングを停止する．

＜準備＞
・唾液採取用滅菌試験管
・滅菌コンラージ棒
・マイクロピペットと滅菌チップ

培地：CDC 嫌気性菌用血液寒天培地（BBL，市販生培地）　TSA 血液寒天培地（BBL，市販生培地）
　　　ミティス・サリバリウス寒天培地（MSA）　ロゴサ SL 寒天培地（RSL）
　　　サブロー寒天培地　マンニット食塩培地　バシトラシン添加ミティス・サリバリウス寒天培地（MSB 寒天培地）

希釈用生理食塩水（9 ml ずつ分注した唾液）

1．唾液採取用試験管と希釈用生理食塩水の入った試験管に 0〜5 の番号を記入する．
2．被験者は 0 の試験管に唾液を 2 ml 以上採取する．
3．唾液 1 ml をマイクロピペットでとり，1 番の試験管に加え攪拌（ボルテックスミキサー）する．この手順で10倍希釈系列を作る．
4．図に示すように培地を 3 等分し，CDC，TSA，MSA，MSB 寒天培地にはそれぞれ 5，4，3 番の試験管から 20 μl の唾液を接種し，コンラージ棒で広げる．RSL，サブロー，マンニット培地には 0，1，2 の試験管から同様に唾液を接種する．

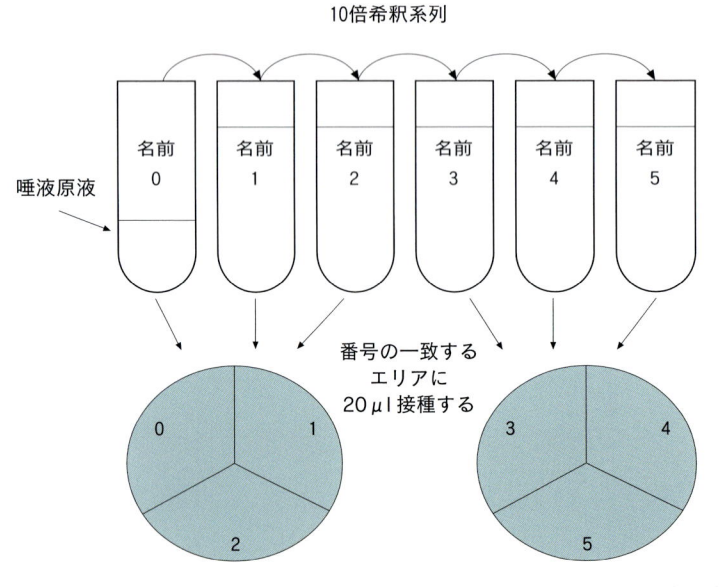

10倍希釈系列

唾液原液

番号の一致するエリアに 20 μl 接種する

RSL, マンニット, サブロー培地　　CDC, TSA, MSA, MSB 寒天培地

5．被験者はブラッシングをしたあと，唾液を新しい滅菌試験管に採取する．
6．上記の3〜4の操作を行う．
7．CDC 培地は嫌気培養，その他は好気培養する(37℃，72時間)．
8．コロニー数を数え，ブラッシング前後での菌数の変化を測定する．

ブラッシング前後での唾液細菌数の変化

培養条件	CFU/ml（ブラッシング前）	CFU/ml（ブラッシング前）
嫌気培養で発育したコロニー（CDC）		
好気培養で発育したコロニー（TSA）		
MSA 上で発育したコロニー		
RSL 上で発育したコロニー		
マンニット食塩培地上のコロニー		
サブロー培地上のコロニー		
MSB 寒天培地上のコロニー		

考　察

8）手指消毒効果の判定

＜準備＞
・TSA(もしくは HIA)培地(ひとり1枚)
・擦式手指消毒薬(ウェルパスなど)

1．平板培地裏面に分割線を入れ，手指消毒前・後と記入する．蓋には名前を記入しておく．
2．前と書いた部分に人差指，中指，薬指の3本を軽く押し付ける．
3．通常の手洗いを行ったのち，擦式消毒薬で手指消毒を行う．
4．消毒後の部分に同じ指を押し付ける．
5．48時間好気培養したのち，消毒効果を判定する．

9）空中微生物の捕捉

1．HIA(もしくは TSA)を準備する．
2．任意の場所で平板培地の蓋をとり10分間放置後，蓋をする．
3．蓋に採取場所を記入する．
4．平板培地の底を上にして，37℃で好気培養する．
5．発育したコロニーの数を数える．
6．発育したコロニーの形態，大きさ，色，辺縁の状態を観察し，記載する．
7．発育したコロニーをスライドグラスに塗抹して，グラム染色して観察する．

採取場所：＿＿＿＿＿＿＿＿＿＿＿＿＿＿＿
発育したコロニーの数：＿＿＿＿＿＿
コロニーのスケッチ(形態，大きさ，色，辺縁の状態，細胞の形態，グラム染色性)

<u>スケッチ</u>

<u>考　察</u>

10）ABO 式血液型判定（血球凝集反応）

＜準備＞
- 血液型判定用抗 A，抗 B 抗体
- アルコール綿花（イソプロパノールあるいはエタノール）
- ランセット
- 血球凝集板
- 検査用手袋（未滅菌）
- 止血用ばんそうこう

1．血球凝集板のホール 2 か所に，抗 A 抗体，抗 B 抗体を滴下する．抗体の入ったキャピラリーでケガをしないように注意する．
2．手袋を着用し，被験者のアルコール綿花で耳朶を消毒後，ランセットで突き，ランセットの片側で血液をとり，抗 A 抗体の中に混和する．ランセットの逆側の清潔部位でふたたび血液を採取し，抗 B 抗体の中に混和する．
3．採血部位に止血用ばんそうこうを貼る．
4．しばらく待ってから血液型を判定する．

血液型判定

血球凝集（＋/－で記入）		血液型判定
抗 A 抗体	抗 B 抗体	

考　察

索　引

ア

Actinomyces israelii
（アクチノマイセス・イスラエリ）　83
Aggregatibacter actinomycetemcomitans
（アグレガチバクター・アクチノミセテムコミタンス）　144, 147
Aspergillus fumigatus
（アスペルギルス・フミガーツス）　76
ATL　113
IgA／IgD／IgE／IgG／IgM　48
Ig プロテアーゼ　147
RNA ウイルス　25, 97
RS ウイルス　102
アーリーコロナイザー　133
アクチノマイセス　83, 126
アクネ桿菌　103
アグリガチバクター　129
アスペルギルス　32, 76, 102
アデノウイルス　96
アミノグリコシド系　68
アルコール類　60
アルデヒド類　59
アレルギー　51
　——反応　71
アレルゲン　51
アンギノーサスレンサ球菌　125
悪性転換　30

イ

EB ウイルス　96
イソプロパノール　60
イニシャルコロナイザー　133
インターフェロン　30, 45
インプラント周囲炎　151
インフルエンザウイルス　97, 102
インフルエンザ菌　89, 102, 105
異染顆粒（小体）　20
移植免疫　50
遺伝　24
萎縮（紅斑）性カンジダ症　159

院内感染　37

ウ

ウイルス　25, 94
ウエストナイルウイルス　99
ウエルシュ菌　83, 105
ウシ海綿状脳症　100
う蝕　139
　——の継発症　142

エ

ABO 式血液型判定　175
A型インフルエンザウイルス　97
A型肝炎ウイルス　97
Eikenella corrodens
（エイケネラ・コローデンス）　144
Epstein-Barr virus（EBV）　96
Escherichia coli
（エッシェリキア・コリ）　90
HBc 抗原　108
HBs 抗原　108
HBV　108
HCV　110
HIV　52, 110
HTLV-1　113
MHC 分子　47
MRSA　66, 69, 79
NK 細胞　45
STD　75, 104
s-レイヤー　147
エイケネラ　130
エイズ（AIDS）　110
エコーウイルス　97
エチルアルコール　60
エチレンオキサイドガス　58
エルシニア　105
エンテロウイルス　103, 156
エンテロコッカス　81
エンテロトキシン　79, 83
エンベロープ　27
壊死性潰瘍性歯肉口内炎　157

壊疽性口内炎　158
易感染宿主　88
液性防御因子　40
液体培地　23
炎症性サイトカイン　43
炎症反応　43
塩化ベンザルコニウム　61
塩化ベンゼトニウム　61

オ

O157：H7　90
オウム病　36, 102
　——クラミドフィラ　94
オートクレーブ　56
オゾン水　61
オプソニン　44
おたふく風邪　98
小川培地　83
黄色ブドウ球菌　77, 106
黄熱ウイルス　99
嘔吐毒　86

カ

Campylobacter jejuni
（カンピロバクター・ジェジュニ）　89
Campylobacter rectus
（カンピロバクター・レクタス）　144, 147
Candida albicans（カンジダ・アルビカンス）　75, 103, 117, 123, 158
ガス壊疽菌群　83
ガス滅菌　58
カタラーゼ　124
カプシド　26
カンジダ　32
　——症　75
カンピロバクター　89, 105, 130
　——腸炎　36
火炎滅菌　56
化学療法　63
　——指数　63
　——薬の副作用　72

INDEX

化膿レンサ球菌	80
鵞口瘡（がこうそう）	76, 123, 159
芽胞	20
外毒素	39
回帰熱ボレリア	93
回帰発症	95
開口障害	82
角膜炎起因アメーバ	75
拡散法	65
核酸	26
核様体	19
獲得被膜	132
獲得免疫	45
顎放線菌症	126
活性化T細胞	46
桿菌	16
乾熱滅菌	56
寒天培地	23
間接感染	36
感受性ディスク法	65
感染	34
──型食中毒	93, 105
──成立の条件	38
──防御機序	43

キ

Q熱	36
キノロン系	66
キャプノサイトファーガ	130
キューティバクテリウム	126
キラーT細胞	46
キンバリー事件	112
希釈法	64
北里柴三郎	13, 82
急性偽膜性カンジダ症	159
急性灰白髄炎	97, 104
球菌	16
共凝集	134
共存型感染	30
狂犬病	36
──ウイルス	99
狭心症	150
莢膜	20, 147
強酸性水	61
凝集反応	49

凝集付着性大腸菌	91
金属アレルギー	51
菌交代症	72, 120
菌体外多糖	147
菌体外毒素	39

ク

Chlamydia trachomatis	
（クラミジア・トラコマチス）	94
Clostridium botulinum	
（クロストリジウム・ボツリナム）	82
Clostridium perfringens	
（クロストリジウム・パーフリンジェンス）	
	83
Clostridium tetani	
（クロストリジウム・テタニ）	82
Cryptococcus neoformans	
（クリプトコックス・ネオフォルマンス）	
	76
クオラムセンシングシステム	136
クラミジア	94
グラム陰性桿菌	88
グラム陰性球菌	87
グラム陰性菌	17, 127
グラム染色	17
グラム陽性桿菌	81
グラム陽性球菌	77
グラム陽性菌	17, 123
グリコペプチド系	66
クリプトコックス	32, 36, 76
クリミア・コンゴ出血熱ウイルス	99
グルコシルトランスフェラーゼ	
	134, 141
グルコン酸クロルヘキシジン	60
グルタルアルデヒド	59
グレイ症候群	67
クロイツフェルト・ヤコブ病	100
クロストリジウム	81, 83, 123
クロラムフェニコール系	67
空気感染	35

ケ

ケミカルメディエーター	43
ゲメラ	125
下痢原性大腸菌	90

形質細胞	47
形質転換	70
形質導入	70
血清療法	54
結核	36, 83
限界 pH	116
原生動物	122
原虫	74, 122
原病巣	150
健康保菌者	36

コ

Corynebacterium diphtheriae	
（コリネバクテリウム・ジフテリエ）	85
コーンコブ	135
コクサッキーウイルス	97, 156
コッホ	13, 83, 86
コプリック斑	98, 157
コリネバクテリウム	85, 125
コレラ	103
──菌	92
コロナウイルス	99
コロニー	23
古細菌	130
枯草菌	85
誤嚥性肺炎	102, 120, 150
口腔カンジダ症	76, 158
口腔常在菌叢	119
口腔スピロヘータ	128
口腔トリコモナス	122
口腔レンサ球菌	79, 124
口唇ヘルペス	153
口唇疱疹	153
交差耐性	69
好中球	43
好二酸化炭素性菌	129
光学顕微鏡	17
高病原性トリインフルエンザウイルス	
（H5N1）	36, 98
抗ウイルス薬	30, 73
抗菌スペクトル	65
抗結核薬	68
抗原	46
──提示	47
抗酸菌	83

索　引

抗真菌薬	32, 73
抗体	48
──産生応答	48
抗毒素抗体	82
咬傷感染	34
後天性免疫不全症候群	110
高圧蒸気滅菌	56
混合ワクチン	53

サ

3種混合ワクチン	82, 85
SARSコロナウイルス	99
サイトカイン	43
サイトメガロウイルス	96
サブロー培地	76, 123
サリバリウスレンサ球菌	125
サルモネラ	91
──菌	105
──症	36
在郷軍人(legionnaires)	88
細菌	16
──性髄膜炎	104
──性赤痢	36
──の分類	78
細胞質膜	19
細胞傷害性T細胞	47, 50
細胞性防御因子	40
細胞性免疫	50
細胞変性効果(CPE)	29
細胞壁	19
最小殺菌濃度	65
最小発育阻止濃度	59, 64
最大希釈濃度	65
殺菌作用	64

シ

C型肝炎ウイルス	99, 109
C反応性タンパク	81
Pseudomonas aeruginosa	
（シェードモナス・エルギノーサ）	88
Shigella（シゲラ）	91
シェーグレン症候群	52
シスタチン	117
シックテスト	49
ジフテリア	102
──菌	85
シュードラミバクター	123
シンメルブッシュの煮沸消毒器	58
子宮頸癌ワクチン	96
次亜塩素酸ナトリウム	60
死菌ワクチン	53
死滅期	24
糸状菌	31
自然免疫	43
自己免疫寛容	52
自己免疫病	52
至適pH	116
志賀潔	91
紫外線滅菌	57
歯垢	120, 132
歯周病	144
──原細菌	144
歯周ポケット内細菌	146
歯性病巣感染	143, 150
歯肉アメーバ	122
歯肉縁下プラーク	135
歯肉縁上プラーク	135
歯肉溝滲出液	119
煮沸消毒	58
弱毒生ワクチン	53
受動免疫	53
受容体	46
腫瘍ウイルス	107
腫瘍免疫	50
重症急性呼吸器症候群	99
小児麻痺	104
消毒	58
常在微生物叢	40
猩紅熱	81, 102
食細胞	43
食中毒	102, 105
人獣共通感染症	36
心筋梗塞	150
侵入門戸	37
真核生物	74, 122
真菌	30, 75, 123
──症	31
真正細菌	77, 123
深在性カンジダ症	76
尋常性疣贅（じんじょうせいゆうぜい）	96
新型インフルエンザウイルス	30
新生児髄膜炎	104
腎症候性出血熱	99

ス

Staphylococcus aureus	
（スタフィロコッカス・アウレウス）	77, 117
Streptococcus mitis	
（ストレプトコッカス・ミティス）	120
Streptococcus mutans	
（ストレプトコッカス・ミュータンス）	39, 117
Streptococcus pneumoniae	
（ストレプトコッカス・ニューモニエ）	81
Streptococcus pyogenes	
（ストレプトコッカス・ピオゲネス）	80
Streptococcus salivarius	
（ストレプトコッカス・サリバリウス）	120
Streptococcus sanguinis	
（ストレプトコッカス・サングイニス）	120
スーパーオキシドディスムターゼ	147
スーパー抗原	47
スケーリング	122
スタセリン	117
スタンダードプレコーション	55
スルホンアミド類	68
水素イオン濃度	21
水痘・帯状疱疹ウイルス	96, 103, 154
水平感染	35
垂直感染	35
髄膜炎菌	87

セ

セファロスポリン類	66
セレウス菌	85, 86, 105, 106
セレウリド	86
セレノモナス	128
ゼンメルワイス	13
成人T細胞白血病	113
成分ワクチン	53
性行為感染症	75, 104

INDEX

静菌作用	64	腸球菌	125	トリインフルエンザ	15, 36, 98
石炭酸	61	腸チフス	91, 103	貪食	43
赤痢	103	腸内細菌科	90	**ナ**	
──アメーバ	75	聴力障害	72		
──菌	91	直接感染	36	*Neisseria gonorrhoeae*	
舌の微生物叢	120	沈降反応	49	（ナイセリア・ゴノローエ）	87
尖圭コンジローマ	96, 104	**ツ**		*Neisseria meningitides*	
先天性風疹症候群	98			（ナイセリア・メニンジティディス）	87
先天梅毒	93	ツベルクリン反応	51	ナイセリア	129
選択毒性	63	──試験	84	──属	87
線毛	19	つつが虫病オリエンチア	94	内因感染	37
ソ		通性嫌気性菌	124, 129	内毒素	39
		テ		納豆菌	85
鼠径リンパ肉芽腫	94			軟性下疳（なんせいげかん）	104
増殖可能温度域	21	DNA ウイルス	25, 95	──菌	89
増殖至適温度	21	DNA ジャイレース	69	**ニ**	
タ		T 細胞	45		
		T リンパ球	45	*Pneumocystis jirovecii*	
Tannerella forsythia		ディフェンシン	117	（ニューモシスチス・イロヴェチ）	76
（タンネレラ・フォーサイシア）	144, 147	デーデルライン桿菌	126	ニューキノロン系	66
タンネレラ	128	デーン粒子	109	ニューモシスチス	76
多価ワクチン	53	テタノスパスミン	82	──肺炎	68, 76, 102
唾液中の抗菌因子	116	テトラサイクリン系	67	二次病巣	150
唾液の緩衝能	116	デング熱ウイルス	99	二次免疫応答	48
唾液の微生物叢	120	デンタルプラーク	132	日本脳炎	105
大腸菌	90	手足口病	97, 156	──ウイルス	99
対数増殖期	24	低温殺菌	58	乳酸桿菌	126
帯状疱疹	96, 154	定常期	24	乳児ボツリヌス症	83
単球	43	電子線滅菌	57	**ノ**	
単純疱疹ウイルス	95	**ト**			
──感染症	153			ノカルディア	126
単染色	17	toll 様受容体（TLR）	43	ノロウイルス	97, 107
炭疽	36	*Treponema denticola*		能動免疫	53
──菌	85, 86	（トレポネーマ・デンティコラ）	144, 147	脳炎	105
チ		*Treponema pallidum*		脳梗塞	150
		（トレポネーマ・パリダム）	93	**ハ**	
チール・ネールゼン染色	84	トキソイド	53		
チフス菌	91	トキソプラズマ	75	*Bacillus anthracis*	
膣トリコモナス	75	──症	36	（バシラス・アンスラシス）	86
中毒反応	72	トラコーマクラミジア	94	*Bacillus cereus*（バシラス・セレウス）	86
中和反応	49	トリメトプリム	68	HAART 療法	111
腸炎ビブリオ	93, 105	トレポネーマ	128	varicella-zoster virus（VZV）	96, 155
腸管出血性大腸菌	90, 105	毒素型食中毒	82, 106	バーキットリンパ腫	96
腸管組織侵入性大腸菌	91	毒素原性大腸菌	90	バージャー病	150
腸管病原性大腸菌	90	特殊染色	17	バイオフィルム	126, 135

179

索　引

パイフェル	89
バクテリオフォージ	25
バクテロイデス	127
バシラス（バチルス）	85, 126
パスツール	13, 86
パスツリゼーション	59
ハッチンソンの3徴候	93
パラチフス	91, 103
ハロゲン類	60
バンコマイシン耐性腸球菌	69
ハンセン病	85
ハンタウイルス	99
はしか	98
肺炎桿菌	102
肺炎レンサ球菌	81, 102
肺結核	102
梅毒	104
──トレポネーマ	93
敗血症	86
培地	23
培養	23
媒介動物感染	35
媒介物感染	35
白血球	43
白癬	36

ヒ

BSE	100
B型肝炎ウイルス	97, 108
──検査	109
B細胞	45
Bリンパ球	45
Hib（ヒブ）	89
PCR(polymerase chain reaction)	84, 149
pH	21
PMTC	122
Vibrio cholerae（ビブリオ・コレラ）	92
Vibrio parahaemolyticus	
（ビブリオ・パラヘモリティカス）	93
ヒスタチン	117
ヒトTリンパ球向性ウイルス	113
ヒト型結核菌	83
ヒトパピローマウイルス	96
ヒト免疫不全ウイルス	110
ヒドロキシアパタイト	139

ビブリオ	92
ピロリ菌	90
日和見感染	37
皮膚糸状菌	32, 77
──症	36
飛沫核	84
飛沫感染	34
微生物の分類	74
百日咳	89, 102
表皮ブドウ球菌	79, 124
病原微生物	74
病後保菌者	36
病後免疫	48
病巣感染	143
標識抗体反応	50
標準予防策	55

フ

Fitz-Hugh-Curtis症候群	94
Fusobacterium nucleatum	
（フゾバクテリウム・ヌクレアタム）	144
Prevotella intermedia	
（プレボテラ・インターメディア）	144, 147
Prevotella nigrescens	
（プレボテラ・ニグレセンス）	144, 147
Proteus vulgaris	
（プロテウス・ブルガリス）	92
VRE	69
VRSA	69
ファージ	25
プール熱	96
フェノール	61
フゾバクテリウム	128
ブドウ球菌	77, 124
プラーク	120, 132
プラスミド	18
プリオン	100
ブルセラ症	36
プレボテラ	128
プロウイルス	110
不活化ワクチン	53
不顕性感染	34
不死化	30
風疹ウイルス	98
分泌型IgA	48, 118

ヘ

β溶血	80
β-ラクタム系	66
──耐性菌	66
Haemophilus ducreyi	
（ヘモフィルス・デュクレイ）	89
Haemophilus influenzae	
（ヘモフィルス・インフルエンザ）	89
herpes simplex virus(HSV)	95, 153
Peptococcus niger	
（ペプトコッカス・ニガー）	77
Peptostreptococcus anaerobisu	
（ペプトストレプトコッカス・アネロビウス）	77
Veillonella parvula	
（ベイヨネラ・パルビューラ）	87
ベイヨネラ	87, 129
ベーチェット病	52
ベクター感染	99
ベジクル	148
ペスト菌	92
ペニシリン	14
──類	66
ペプチドグリカン	19
ペプトコッカス属	77
ペプトストレプトコッカス	123
──属	77
ヘモフィルス属	89
ペリクル	132
ヘリコバクター・ピロリ	90, 102
ペルオキシダーゼ	117
ヘルパーT細胞	46
ヘルパンギーナ	97, 156
ヘルペスウイルス	95
ベロ毒素	90
偏性嫌気性桿菌	88
偏性嫌気性菌	123, 127
鞭毛	19

ホ

Bordetella pertussis	
（ボルデテラ・パーチュシス）	89
Borrelia recurrentis	
（ボレリア・リカレンティス）	93

INDEX

Porphyromonas gingivalis
（ポルフィロモナス・ジンジバリス）
　　　　　　　　　117, 144, 147
ボツリヌス菌　　　　　　82, 106
ポビドンヨード　　　　　　　60
ポリオウイルス　　　　　　　97
ポルフィロモナス　　　　　　127
ボレリア　　　　　　　　　　93
ポンティアック熱　　　　　　102
母子感染　　　　　　　　　　35
補体　　　　　　　　　　　　44
放射線滅菌　　　　　　　　　56
放線菌症　　　　　　　　83, 126
疱疹性(ヘルペス性)歯肉口内炎　153

マ

Mycobacterium tuberculosis
（マイコバクテリウム・ツベルクローシス）
　　　　　　　　　　　　　　83
Mycobacterium leprae
（マイコバクテリウム・レプレ）　85
Mycoplasma pneumoniae
（マイコプラズマ・ニューモニエ）　94
マイクロコロニー　　　　　　133
マイコトキシン　　　　　　　32
マイコバクテリウム　　　　　83
マイコプラズマ　　　　　94, 130
　──肺炎　　　　　　　　　102
マクロファージ　　　　　　　43
マクロライド系　　　　　　　67
マラリア原虫　　　　　　　　75
麻疹　　　　　　　　　　　157
　──ウイルス　　　　　　　98
慢性歯周炎　　　　　　　　151
慢性肥厚性カンジダ症　　　　159

ミ

ミチス・サリバリウス培地　　124
ミチスレンサ球菌　　　　　　124
ミュータンスレンサ球菌　124, 141
みずぼうそう　　　　　　　　96
三日はしか　　　　　　　　　98

ム

ムチン　　　　　　　　　　117
ムンプスウイルス　　　　　　98
無菌性髄膜炎　　　　　　　104
無症候性キャリア　　　　　109
無毒化毒素　　　　　　　　54

メ

メチシリン耐性黄色ブドウ球菌
　　　　　　　　　　　　66, 79
滅菌　　　　　　　　　　　　55
免疫　　　　　　　　　　　　42
　──寛容　　　　　　　　51, 52
　──グロブリン　　　　　　48
　──グロブリン療法　　　　54
　──病　　　　　　　　　　51
　──不全症候群　　　　　　52

ヤ

薬剤耐性プラスミド　　　　　70
薬物感受性試験　　　　　　　64
薬物耐性　　　　　　　　　　68

ユ

ユウバクテリウム　　　　　　123
誘導期　　　　　　　　　　　24

ヨ

予防接種　　　　　　　　　　52
陽イオン界面活性剤　　　　　61
溶血素　　　　　　　　　　　86
溶血毒　　　　　　　　　　　79

ラ

ライノウイルス　　　　　　　102
ラクトフェリン　　　　　　116
ラッサ熱　　　　　　　　　　99
ラムゼイ・ハント症候群　　　155
らい菌　　　　　　　　　　　85
らせん菌　　　　　　　　16, 93

リ

Listeria monocytogenes
（リステリア・モノサイトゲネス）　86
リケッチア　　　　　　　　　94
リスター　　　　　　　　　　13
リステリア　　　　　　　　　86
　──症　　　　　　　　　　36
リステリオリジン　　　　　　86
リゾチーム　　　　　　　　116
リボソーム　　　　　　　　　19
リポ多糖　　　　　　　　　　19
リンパ球　　　　　　　　　　45
流行性耳下腺炎　　　　　　　98
両性界面活性剤　　　　　　　61
緑膿菌　　　　　　　　　　　88
淋菌　　　　　　　　　　　　87
　──感染症　　　　　　　104

ル

ルートプレーニング　　　　　122

レ

Legionella pneumophila
（レジオネラ・ニューモフィラ）　88
Leptospira interrogans
（レプトスピラ・インターロガンス）　93
レーウェンフック　　　　　　12
レイトコロナイザー　　　　134
レジオネラ菌　　　　　　　　88
レジオネラ肺炎　　　　　　102
レトロウイルス　　　　　　　99
レプトスピラ　　　　　　　　93
　──症　　　　　　　　　　36
レプトトリキア　　　　　　129
レフレル培地　　　　　　　　85
レンサ球菌　　　　　79, 120, 124

ロ

ロイコシジン　　　　　　　　79
ロイコトキシン　　　　　　147
ロシア　　　　　　　　　　127
ろ過滅菌　　　　　　　　　　57

ワ

ワイル・フェリックス反応　　92
ワイル病　　　　　　　　36, 53
　──レプトスピラ　　　　　94
ワクチン　　　　　　　　14, 52
ワッセルマン反応　　　　　　50
ワンサン感染症　　　　　　128
ワンサン口内炎　　　　　　157

編者略歴

上西秀則（Hidenori Kaminishi）
1970年　宮崎大学農学部卒業
1972年　宮崎大学大学院終了
1996年　福岡歯科大学教授(機能生物化学講座 感染生物学分野)
2013年　福岡歯科大学名誉教授

井上博雅（Hiromasa Inoue）
1975年　埼玉大学理学部卒業
1980年　名古屋大学大学院終了
2010年　九州歯科大学教授(口腔保健学科 口腔環境学講座)
2017年　九州歯科大学名誉教授

山中武志（Takeshi Yamanaka）
1986年　朝日大学歯学部卒業
1990年　朝日大学大学院終了
2002年　大阪歯科大学准教授(細菌学講座)
2018年　大阪歯科大学医療保健学部准教授(口腔保健学科)

クインテッセンス出版の書籍・雑誌は，歯学書専用
通販サイト『**歯学書.COM**』にてご購入いただけます．

PCからのアクセスは…
歯学書 検索

携帯電話からのアクセスは…
QRコードからモバイルサイトへ

QUINTESSENCE PUBLISHING 日本

新・歯科衛生士教育マニュアル
微生物学

2012年1月10日　第1版第1刷発行
2019年2月15日　第1版第5刷発行

編　　集	上西秀則 / 井上博雅 / 山中武志
発 行 人	北峯康充
発 行 所	クインテッセンス出版株式会社
	東京都文京区本郷3丁目2番6号　〒113-0033
	クイントハウスビル　電話(03)5842-2270(代表)
	(03)5842-2272(営業部)
	(03)5842-2279(編集部)
	web page address　https://www.quint-j.co.jp/
印刷・製本	サン美術印刷株式会社

©2012　クインテッセンス出版株式会社　　　　　　禁無断転載・複写
Printed in Japan　　　　　　　　　　　　　　　　落丁本・乱丁本はお取り替えします
ISBN978-4-7812-0241-9　C3047　　　　　　　　定価は表紙に表示してあります